東醫生理病理學 圖表解

주 편 저

최 훈 · 최 전

편집위원

정상인 · 김대욱 · 김연수

유희태 · 박소영 · 이청학

박성훈 · 우혜숙 · 박경화

집문당

이 책은 中国北京中央民族大学 中国少数民族传统医学
国家教育部创新团队建设项目의 후원과 지지로 출판되었으며,
이에 진심으로 감사의 인사를 전합니다.

머리말

동의약학의 기초 학문 가운데 생리학과 병리학을 공부한다는 것은 건축물의 초석을 다지는 일과 같다. 아무리 아름답고 높은 건축물이라도 단단한 초석의 받침이 없다면 사상누각에 불과하듯이 생리학과 병리학 또한 꾸준한 공부를 통하여 단단히 기초를 다져야 한다. 동의학에서는 개론을 배운 이후 생리학과 병리학을 제대로 공부한 연후에 진단을 내린다. 이후 그에 따른 본초와 방제를 꾸리는데 이때 기초 공사라 할 생리학과 병리학 공부가 제대로 되지 않은 상태에서 진행된 진단이나 방제는 사상누각에 불과할 것이다.

저자는 지난 십 수년간 대학 강단에서 학생들을 가르쳐 오면서 한국에서 출간된 대부분의 동의학 관련 서적이 천편일률 서술형으로 저술되어 있어 학생들이 학문을 공부하는 데 어려워함을 보아왔다. 또한, 대부분의 책이 한문으로 저술되어 그 내용의 요점과 핵심을 파악하고 이해하는 데 어려움을 겪는 것 역시 보아왔다.

이에 저자는 지난 2010년 초봄에 대학 강단에서 강의 경험과 동의학에 입문한 지 30여 년간의 경험과 연구 결과를 바탕으로 서술형태의 형식을 과감하게 탈피하고 도표를 해석하는 방식을 새롭게 채용한 ≪동의병리학(도표해)≫을 저술한 적이 있다. 그런데 최선을 다한 결과물이 분명하지만, 생리학과 병리학을 같이 다루지 못했다는 안타까움이 남아있었다. 동의학에서 생리학과 병리학은 불가분의 관계가 있기 때문이다.

또한, 올해 한약사 국가고시에 한방 생리학과 한방 병리학이 추가로 고시 과목에 채택되어 기존의 ≪동의병리학≫을 수정 보완할 필요성이 있었다. 그리하여 ≪동의

병리학≫ 출간 이후 연구실의 후학들이 밤낮없이 조사한 자료와 졸업생들의 경험을 집약한 자료를 토대로 그 초안을 마련하였다. 이후 여러 달 진통 끝에 앞서 출간되었던 ≪동의병리학≫을 좀 더 보완하고 생리학과 병리학을 한 권의 책으로 엮은 것이 ≪동의생리병리학 도표해≫이다.

이 책은 크게 네 가지 특징이 있다.

첫째, 앞서 언급했듯이 ≪동의병리학≫에 기본을 두고서 생리학을 추가 개입하여 구성하였다. 따라서 한 권의 책으로 생리학과 병리학을 동시에 아우를 기틀을 마련하였다. 둘째, 기존 병리 도해표를 좀 더 이해하기 쉬운 방향으로 과감하게 수정하여 핵심 내용을 좀 더 빠르게 이해하도록 하였다. 셋째, 서술형태의 이론을 최대한 간략하게 도표화 하여 이해하기 쉽도록 하였다. 넷째, 앞서 출간된 ≪동의병리학≫이 기본인 만큼 좀 더 다양한 내용 구성을 통해 내용의 깊이를 더 했다.

지난 십여 년간의 대학 강단에서 강의를 통해 본인도 동의학 연구에 좀 더 진전된 성과들이 있었다. 하지만 여전히 깊이의 끝을 알 수 없는 학문이 동의학이다. 앞서 저술했던 책들을 수정 보완하여 또 다른 책이 나오게 되었지만, 이 역시 완성형이라고 말하기는 부족한 부분이 많을 것이다. 따라서 앞으로 더 학문에 정진하고 같은 길을 가는 동료, 선후배님들과 소통하여 완성형 동의학이 되도록 연구에 매진하겠다. 또한, 이 책이 동의학을 공부하는 후학들에게 또 다른 형태의 영감을 제공하여 학문에 정진할 기회가 제공되기를 바란다.

끝으로 이 책을 출판하기까지 애제자인 정상인은 편집위원장으로서 후배들을 도와 책으로 탄생하기까지 많은 보탬을 주었는데 개국 10주년을 겸하게 되어 고마움과 축하의 마음을 전한다. 아울러 함께 고생한 편집위원들, 그리고 재학 중인 강경표, 전진환 학생에게 진심으로 감사를 표하는 바이다.

2014년 7월에

최훈

차 례

동의생리학

제1장 東醫學總論

제2장 陰陽學說

제3장 五行學說

제4장 精·氣·神

제5장 藏象學說

제6장 氣·血·津液

제7장 經 絡

제8장 稟賦와 體質

동의병리학

제1부 病 因

제1장 總 論

제2장 外感性 病因

제3장 內傷性 發病因子

제4장 不內外因

제5장 發 病

제2부 病 機

제6장 內生五邪病機

제7장 基本病機

제8장 臟腑病機 / 215

부 록 : 病機十九條 / 263

동의생리학

제1장 東醫學總論

1. 東醫學의 개괄

東醫學이란 整體觀念 이론을 바탕으로 陰陽五行을 근본으로 하고, 臟腑·經絡·氣·血·津液理論을 기초로 하여, 辨證論治方法으로 臨床治療에 확실한 근거를 제공하는 특별한 의학 체계이다.

東醫學 이론은 춘추전국·秦漢시기에 형성되었다. 그 후, 역대 醫家들이 繼承, 整理, 歸納, 發展하여 점차 체계적으로 발전하였다. 東醫學 이론은 다음의 여섯 가지 특징으로 정리된다.

2. 東醫學의 형성 기초

1) 環境要素

東醫學의 始原은 황하유역 중·하류 일대의 중원지구(山西·陝西·河南)로 추정된다. 이곳의 기후는 사계절이 분명하나, 긴 여름이 특징이다. 여름의 특성은 전반기에는 熱이 강하고, 후반기에는 우량이 집중되어 濕한 행태이다.

일 년을 크게 다섯 단계로 나누어보면, 春・夏・長夏・秋・冬으로 분류할 수 있다. 봄은 따뜻하고, 여름은 덥고, 長夏는 습하고, 가을은 시원하고(乾燥), 겨울은 춥다. 이와 동시에 하루하루 낮과 밤이 반복적으로 바뀐다. 따라서 시간과 장소에 따른 風・熱・濕・燥・寒의 기후 변화는 자연계 생물의 生・長・化・收・長의 중요한 조건으로 작용한다.

2) 直觀理解

≪黃帝內經≫에 따르면, 식도 : 장도 = 1 : 35의 길이 비례가 성립한다고 기록하였는데, 이는 현대 해부학의 1 : 37의 길이 비례와 근사한 결과를 보인다.

또한, '心主血脈' 개념은 血液이 血脈 內에서 순환하는 것을 올바르게 이해한 것은 물론, 정맥・동맥에 대한 인식을 수립하였음을 확인할 좋은 사례이다.

3) 象의 推理

외부 환경과 情志 자극은 모두 인체의 외재적 현상으로 표출된다. 동의학은 이를 기반으로 인체 장부기관의 활동변화를 추론한다. 예를 들어, 肺가 호흡을 주관한다는 지식을 기초로 하여 감기가 걸렸을 때, 皮膚汗孔 開合의 失調로 인한 無汗과 鼻塞, 咽喉疼痛, 咳嗽, 呼吸通暢失調 등의 증상을 관찰하여 皮毛, 鼻咽, 肺가 서로 밀접한 관계가 있는 것으로 추론한 결과, '肺主皮毛'와 '肺開竅于鼻' 등의 이론이 형성되었다.

4) 直覺感悟

感悟란 개념을 깨닫는다는 의미이다. 그리고 이는 頓悟와 漸悟로 나누어 볼 수 있다. 頓悟란 갑작스레 깨닫는 것을 의미한다. 漸悟란 오랜 시간을 두고 차츰 깨닫는 것을 의미한다. 즉, 東醫學 이론이나 개념에 대해 고민하다 어떠한 자연현상을 통해 갑작스레 깨닫는 것과 오랫동안 고민하다 점차적으로 개념을 깨닫는 과정이 존재한다. 이로써 思惟를 통하여 음식물의 소화, 흡수 과정을 파악하였다.

5) 比類取象

陰陽五行 및 자연과 사회에 대한 이해를 바탕으로 인체의 생리·병리를 파악하는 것을 말한다. 예를 들어, 風의 성질은 輕淸上揚하고 따라서 肝이 舒暢하는데, 이를 '肝主疏泄'이라고 한다.

6) 文化要因

(1) 儒家

① 人을 근본으로 삼는다는 '人文精神'의 개념을 포함한다. ≪禮記·禮運≫에 이르기를, "人者, 天地之心也"라고 하였다. 즉, 자연계에서 사람이 중심이자 근본이 된다는 의미이다.

② 사람과 자연계는 상응해야 한다는 '天人合一'의 개념을 포함한다. ≪靈樞·邪客≫에서 이르기를, "人與天地相應也"라고 하였다. 즉, 사람과 자연은 하나의 공동(整)체라는 의미이다.

③ '中庸之道'의 개념을 포함한다. 송나라의 朱熹가 이르기를, "中者, 不偏不倚, 無過不及之名, 平常也"라고 하였다. 즉, 인체가 기혈음양 사이에 상대적 동태평형을 유지해야만 건강하다는 의미이다.

(2) 道家

① 마음을 비워야 한다는 '恬擔虛無 無爲而治'의 내용을 포함한다. 老子의 ≪道德經≫에서 이르기를, "無爲而無不爲"라고 하였다. 즉, 마음을 맑게 가라앉히고 잡념이 없게 하며 욕심이 없게 한다는 의미이다.

② 전통 도교는 丹을 중요시한다. 여기에서 丹이란, 약물을 제조하는 방법인 '연단술'과 호흡을 통해 마음을 다스리는 방법인 '단전호흡술'을 말한다.

(3) 佛教

東醫學 이론 형성에 밀접한 관계는 있지 않으나, 瑜伽功法은 養生 개념에 긍정적인 영향을 주는 것으로 그 의의가 있다.

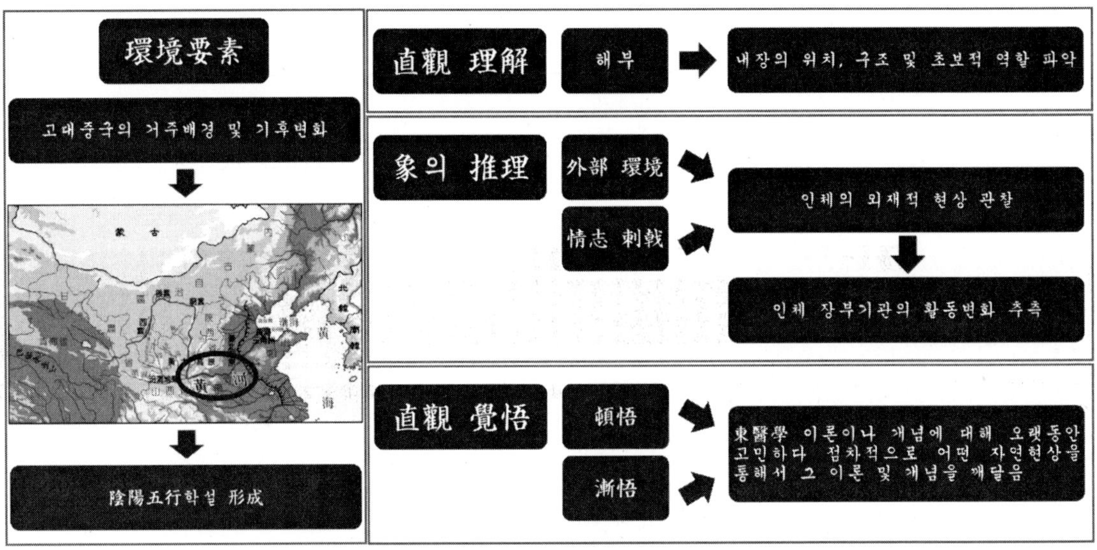

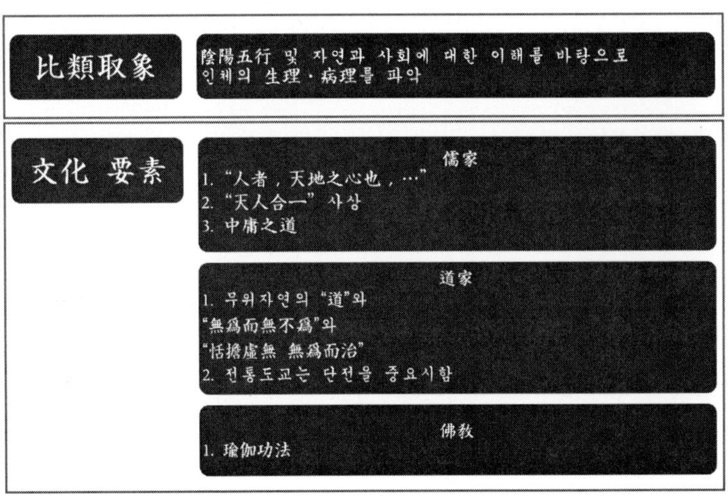

3. 東醫學의 대표적인 醫家와 著書

漢方 이론체계의 정립에 의의가 있는 의학서적으로는 ≪黃帝內經≫, ≪難經≫, ≪傷寒雜病論≫, ≪神農本草經≫ 등이 존재한다.

1) ≪黃帝內經≫

春秋戰國~秦漢時期(약 B.C 475~A.D 221)에 기록되었다고 예상된다. 다수 醫家가 의학 지식을 편집한 내용이다. 탁명은 黃帝이며 추측컨대 약 40명의 저자가 존재하였을 것으로 여겨진다.

≪素問≫과 ≪靈樞≫ 모두 각 81편으로 구성되어 있다. 내용으로는, 整體觀念을 기반으로 인체내부의 환경적 통일성을 밝히고 이를 해석하여 인체 해부 형태와 藏象經絡, 생리·병리적인 시각으로 질병에 대한 진단과 方治 등을 계통 분류하여 기술하였다.

韓方 이론 체계 형성의 초석이 되는 가장 대표적인 저서이다.

2) ≪難經≫

이른바, 扁鵲이라는 불리는 秦越人이 저술한 의서로 八十一難으로 구성되며 ≪黃帝內經≫의 섬소한 설명을 보충하여 그 의문점을 명쾌하게 풀어내었다. 주로 ≪黃帝內經≫의 藏象, 脈學 및 鍼灸 등의 방면에서 부족한 점을 보완하였다.

3) ≪傷寒雜病論≫

東漢말기(약 A.D 150~219)때 후세에 '醫聖'으로 알려진 張機(仲景)가 저자이다. ≪傷寒論≫, ≪金貴要略≫으로 구성되었다. ≪傷寒論≫은 22篇, 113方(현존 112方) 97조가 기재되어 있으며, ≪金貴要略≫은 25篇, 262首方, 40종의 질병이 기재되어

있다.

최초의 臨床 專問 著書로서, ≪傷寒論≫에는 주로 六經分證을 통한 辨證論治로 外感病을 치료하는 방법이 서술되어 있으며, ≪金貴要略≫에는 주로 臟腑病機理論을 통한 內傷雜病의 치료방법이 서술되어 있다.

4) ≪神農本草經≫

漢代 때 지어졌으며 神農이 저자이다. 365종의 약품이 수록되어 있다. 漢나라 이전 약물학의 이론지식을 체계적으로 정리하였다.

최초의 藥物學 專問 著書이다. 약품을 上・中・下로 분류하였고, 성질을 四氣(寒・涼・溫・熱)와 五味(酸・苦・甘・辛・鹹)로 세부 분류하였으며, 漢나라 이전의 약물학 지식을 정리하였다.

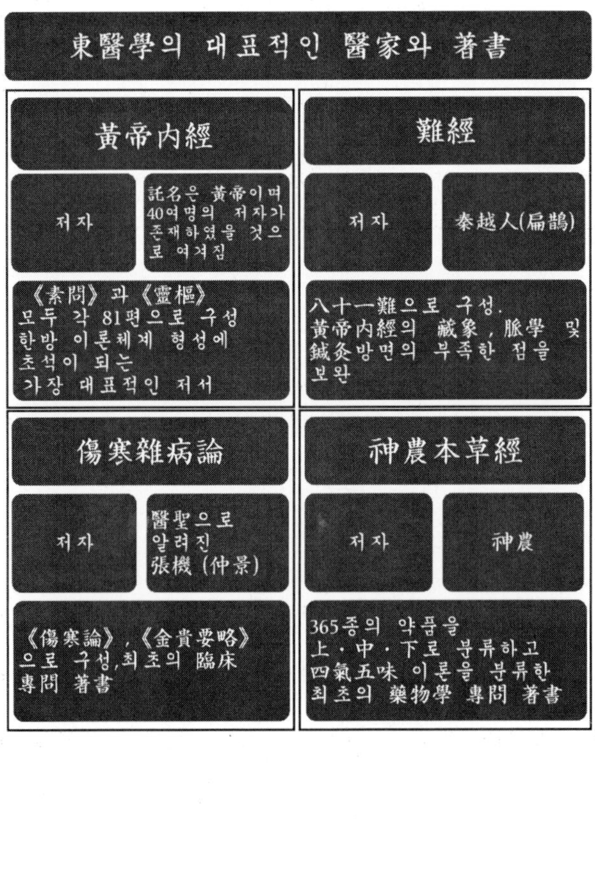

4. 시대별 東醫學 著書

1. 魏, 晉, 隋, 唐 시대

脈經

저자	王叔和
시대	晉

24종의 맥상에 대해 기록
최초의 脈學 전문저서

鍼灸甲乙經

저자	皇甫謐
시대	晉

현존 가장 오래된
침(鍼)과 뜸(灸)에 관한
전문저서

諸病源候論

저자	巢元方
시대	隋

魏,晉 이후의
의료경험을 집대성한
최초의 病因病機 전문저서

千金翼方

저자	孫思邈
시대	唐

방대한 의학 이론과
방제학을 담은
최초의 方劑學 전문저서

2. 宋, 金, 元 시대

	小兒藥證直訣	太平惠民和济局方	三因極一病證正方論
저자	錢乙	태의국 명의	陳言
시대	宋	宋	宋
	최초의 한방소아과 전문서	민간에서 상용하는 방제를 포함한 임상용 서적	三因學說의 설명

	補土派 代表	寒涼派 代表	攻邪派 代表
저자	李東垣	劉完素	張從正
시대	金, 元	金, 元	金, 元
	內傷脾胃, 百病由生	火熱論 외감병의六氣皆從火化 내상병의五志過極皆能生火	汗吐下삼법으로 사기를 공격하여 병을 치료함 "病有邪生" (병은 사기로부터 생김) → "邪去則而正安" (사기가 없어지면 편해짐)

3. 明, 清 시대

	本草綱目	溫熱條辨	溫熱論	醫林改錯
저자	李時珍	吳鞠通	葉天士	王清任
시대	明	明	明	清
	약용으로 쓰이는 대부분의 것을 자연분류하여 총1,892종의 약재가 망라됨	三焦辨證 創建	溫熱病의 발생과 기작 溫邪上受,首犯肺 逆傳心包 溫熱病의 衛氣營血辨證 이론을 創建	"瘀血理論"을 발전시킴

	醫貫	景岳全書	溫疫論
저자	趙獻可	張介賓	吳又可
시대	明	明	明
	명문학설	陽非有餘	戾氣說 溫疫의病因는"戾氣"이다. 일반적 六淫病邪와 다르게, 주로 口와鼻를 통해 들어오는 병을 다룸

5. 한국의 대표 東醫學 著書

醫方類聚		東醫寶鑑	
저자	집현전	저자	許浚
164종의 고전 의방서 수록		태의(太醫) 허준이 왕명을 받아 1613년에 內醫院에서 훈련도감의 改鑄甲寅字로 간행	
鄕藥集成方		**東醫壽世保元**	
저자	집현전	저자	李濟馬
1433년(세종 15)에 간행된 향약에 관한 의약서(醫藥書)		조선 후기의 의학자 이제마(李濟馬)가 저술한 사상의학서(四象醫學書)	

6. 東醫學의 특징

동의학의 이론체계는 整體觀念과 辨證論治라는 두 가지의 기본적인 특징이 있다.

1) 整體觀念

整體觀念이란 사물과 현상에 관하여 완정성과 통일성을 중시한 것으로, 독립적이지 않은 통일적 유기체를 말한다. 여기에서 유기체란 많은 부문이 일정한 목적 아래, 통일 조직화되어 그 각 부분과 전체가 필연적 관계가 있는 조직체를 뜻한다.

결론적으로, 東醫學에서 整體觀念은 인체 자체의 정체성과 인간과 자연 사이의 정체성을 함께 일컫는 개념이다.

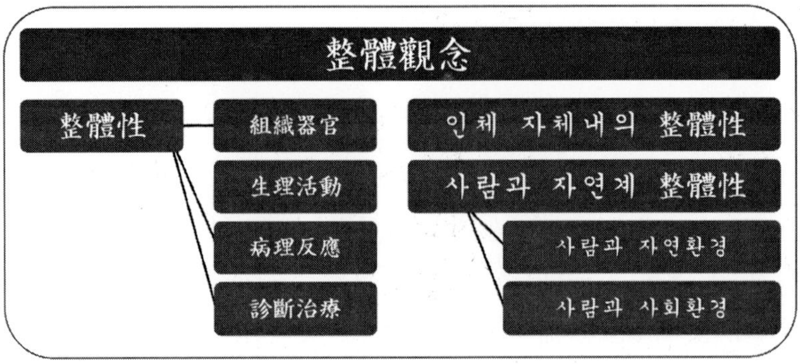

(1) 整體性

인체 내의 組織器官, 生理活動, 病理反應, 診斷治療 내용을 포함한다.

① 組織器官 : 五臟을 중심으로 六腑, 形體, 官竅, 情志활동 등의 부문과 연관되어 하나의 유기적 整體을 이루는 것을 말한다.

② 生理活動 : 臟과 臟 및 氣血津液 간의 相互依存, 相互制約, 相互爲用하여 相互協調平衡 상호협력적인 평형을 유지하는 것을 말한다.

③ 病理反應 : 陰陽五行이론의 바탕이 된 相互영향을 말한다.

④ 診斷治療 : 외부를 살피고 내부를 알아내는 것, 즉 전신 혹은 부분의 병리적인 변화를 분석하고 치료원칙을 정하는 것을 말한다.

(2) 인체 자체의 整體性

예를 들어 肝은 경락계통 및 기능 활동을 인체의 (六)腑, (五)體, (五)官, (九)竅 등 조직기관을 연관시켜, 肝을 핵심으로 삼는 계통을 구성(1)한다. 陰陽五行학설의 이론을 근거로 다른 장과 생리적 관계가 성립된다. 즉, 肝木은 脾土와 剋한 관계(2)이며(脾土를 剋하므로 脾胃의 受納·腐熟·運化·轉輸의 기능 활동이 유지됨), 受木은 腎水와 子母관계(3)이며(腎水로부터 滋養을 받음), 肝木과 心火는 母子관계(4)이며(肝火가 심하면 相生관계로 心熱이 일어날 수 있음), 下焦에 있는 肝木과 上焦에 있는 肺金은 昇降관계(5)이다(肝左昇, 肺右降이므로 升降動態平衡을 유지함).

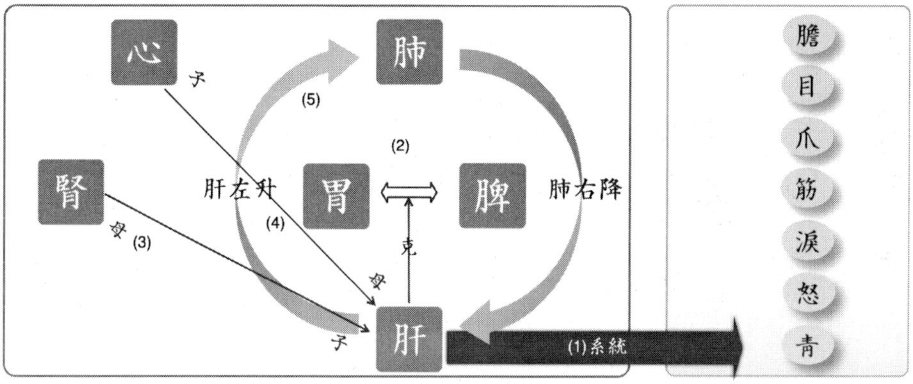

인체 자체의 整體性

(3) 사람과 자연계 整體性

사람과 自然환경, 즉 계절과 기후의 변화, 수・야간의 변화, 지역별 지리 특성과 관계가 있다. 또한, 사람과 社會환경, 다시 말하면 사회지위, 경제조건, 문화와 종교, 혼인, 가정, 인간관계 등과도 연관이 깊다.

a. 사람과 자연환경 整體性

① 사람의 자연환경변화에 대한 적응성 조절

四季變化란, 자연 법칙인 계절 기후에 대응하는, 적응 기전에 따라 발생하는 생리적 변화를 말한다. 즉, 겨울에는 多尿, 少汗한 특성과 여름에는 多汗, 少尿한 특성이 있음을 뜻한다.

晝夜變化란, 낮과 밤, 음과 양의 변화에 대응하는 인체 적응 기전이 생성됨을 의미한다. 주간에는 주로 활동적이고 야간에는 주로 정적인 것을 예로 들 수 있다.

地理區域이란, 지역별 기후와 생활환경 차이에 따라 인체의 생리 활동과 장기의 기능이 차이가 발생하는 것으로 체질적 특징과는 다르다. 中國의 江南은 濕熱이 많아 腠理疏松하고 北方은 燥寒하여 腠理致密하며, 東部는 東 자체가 肝을 주관하므로

肝火偏旺하는 한편, 西部는 西가 肺를 주관하므로 耐乏氧하는 행태이다.

② 자연 환경 변화에 따른 인체의 병리적인 영향

四季變化	자연 법칙인 계절 기후에 대응하는, 적응 기전에 따라 발생하는 생리적 변화
晝夜變化	낮과 밤, 음과 양의 변화에 대응하는 인체 적응 기전이 생성됨
地理區域	지역별 기후, 생활환경 차이에 따라 인체의 생리 활동과 장기의 기능의 차이가 발생함. 따라서 체질의 특징은 같지 않음

사람의 自然환경변화에 대한 적응성 조절

b. 사람과 사회 환경 整體性

인간은 복잡한 사회 환경 속에서 살아가므로 불가피하게 그 환경의 영향을 받는다. 그러므로 인간은 사회에 적응해야만 건강한 삶을 영위할 수 있다. 이러한 점을, 사람과 사회 환경의 통일성이라고 한다. 이와 반대로, 만약 인간이 사회에 적응하지 않으면 사회의 환경 요인이 주로 인체의 정신(情志)에 영향을 주어, 병리적인 변화를 일으킨다.

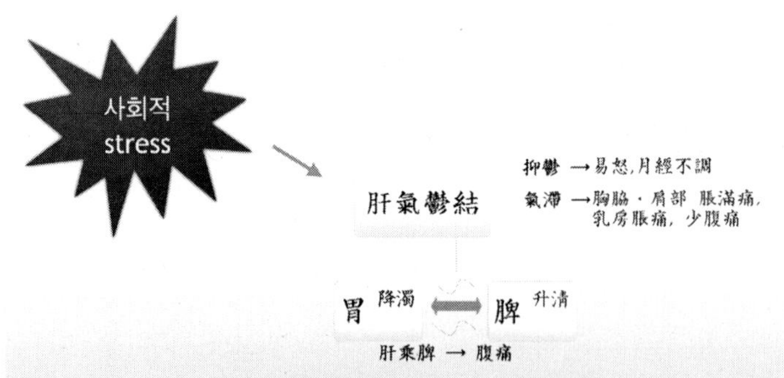

인간과 사회환경의 整體性

2) 辨證論治

辨證論治는 질병을 진단하여 치료하는 방법으로서, 辨證을 통해 治法을 확정하는 것을 말한다. 辨證은 질병의 본질을 명확하게 규명하는 과정으로, 四診을 통하여 얻은 증상과 體徵 등의 임상 자료를 동의학 이론에 근거하여 분석 도출함으로써 복잡한 病證의 발생 기전을 파악하는 과정을 말하고, 論治는 辨證한 결과에 근거하여 상응하는 치료원리 및 방법을 확정하는 것을 말한다. 따라서 辨證論治는 辨證을 통해 治法을 확정하고 치료하는, 동의학만의 독특한 방법론이라고 할 수 있다.

좀 더 세부적으로 살펴보면, 證은 질병이 발전되어 가는 과정 중의 어떤 단계에서 질병의 원인, 성질, 부위, 그리고 邪正관계 등 병리상태에 관한 개괄을 의미하며, 症은 질병이 발전되어 가는 과정 중에 표현되고 나타나는 개별적인 표면현상을 뜻한다.

證과 症의 차이는 證은 증상에 비해 전체적이고 본질적이며 정확하게 질병의 본질을 언급하는 반면에, 症은 病과 證의 기초요소가 되는 것을 말한다.

결과적으로 辨證論治는 辨證을 통하여, 질병의 본질을 명확하게 규명하고 이를 기반으로 병인, 병기에 따라 각각의 치료방법을 결정한다.

더 나아가 辨證과 辨病의 관계에서, 病은 특정 병인으로 일어난 특이적 반응, 즉 疾病의 개별적 성질을 나타내며, 證은 각종의 발병 원인에 의해 일어난 비 특이적 반응, 즉 疾病의 공통적 성질을 반영한다. 그러므로 辨病은 특정한 병인이 인체에 작용하여 나타나는 증상을 설명하는 방법이고, 辨證은 疾病의 본질을 파악하고 분석 도출하는 방법이라고 정리할 수 있다.

辨證論治	
證	질병이 발전되어 가는 과정 중의 어떤 단계에서 질병의 원인, 성질, 부위, 그리고 邪正관계 등 병리상태에 관한 개괄을 의미함
症	질병이 발전되어 가는 과정 중에 표현되고 나타나는 개별적인 표면현상을 말함
證와症 감별	證은 증상에 비해 전체적이고 본질적이며 정확하게 질병의 본질을 언급함. 症은 病과 證의 기초요소가 됨
辨	판별하고 분석하는 것을 의미함
辨證	질병의 본질을 명확하게 규명하는 과정으로 四診을 통하여 얻은 증상과 體徵 등의 임상자료들을 동의학 이론에 근거하여 분석도출함으로써 복잡한 病證의 발생 기전을 파악하는 과정을 말함
辨證論治	辨證求因,審因論治. 辨證을 통하여, 질병의 본질을 명확하게 규명하고 이를 기반으로 병인, 병기에 따라 각각의 치료방법 결정된다.

하나의 예로, 外感風寒表實證에는 惡寒, 發熱, 無汗, 周身盡痛, 舌淡苔薄白, 脈浮緊의 행태가 있다.

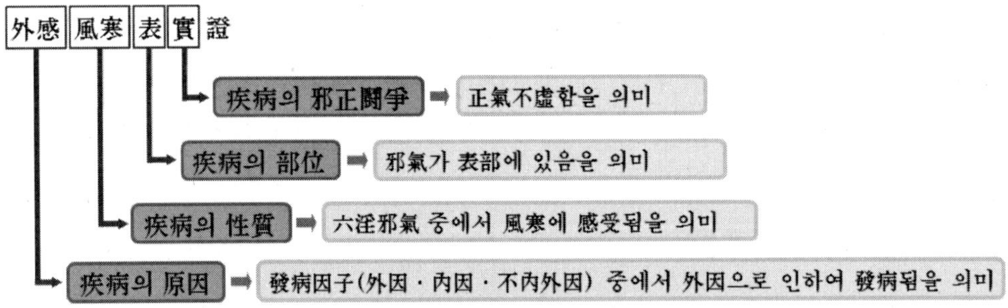

제2장 陰陽學說

1. 陰陽五行學說

陰陽五行學說은 자연을 인식하고, 자연 현상을 해석하며 자연 법칙을 탐구하는 학설로서 중국 고대철학의 주류이다. 사람도 자연계 사물의 하나이므로 동의학에서는 자연계의 여러 가지 현상을 인체에 빗대어 비교하였고, 그것이 의학이론으로 발전, 형성됨에 따라 陰陽五行學說은 동의학의 중요한 이론체계가 되었다.

2. 陰陽學說

1) 陰陽특성에 대한 인식

日照의 자연현상을 관찰하여 얻은 개념으로, ≪說文解字≫에서 "陰, 蔭也. 陽, 高明也"라고 하였듯이, 최초 음양 인식의 시발점은 태양 빛에 의한 양달과 응달의 관찰을 그 시초로 볼 수 있다.

다시 말하면, 陰陽學說은 상호 관련된 사물들의 상대적인 속성과 한 사물 내의 대립된 각각의 상호관계를 분석하여 자연계의 복잡한 변화 인자와 기본 법칙을 인식하고 파악하려는 일종의 宇宙觀이자 방법론이다.

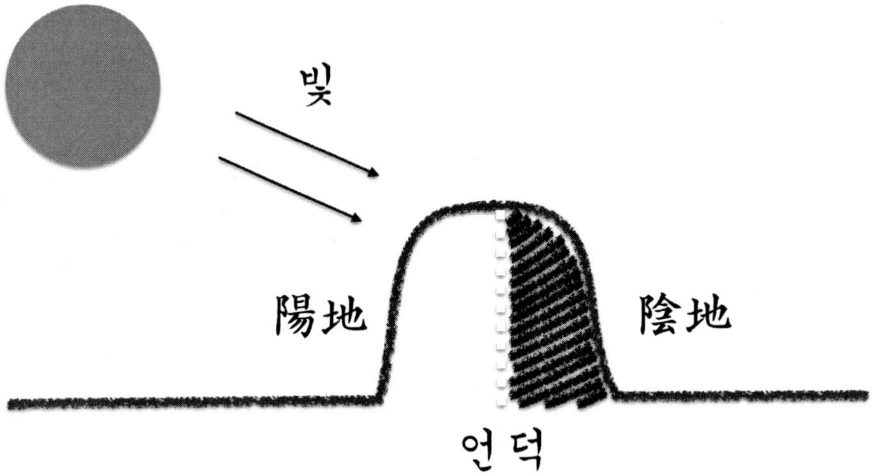

2) 陰과 陽

自然界에서 상호 관련된 사물 또는 현상, 즉 서로 대립하는 현상의 속성을 파악 및 분석하여 그 일련의 사고 과정을 개념화한 것이다. ≪素問·陰陽應象大論≫에서 이르기를, "陰陽者, 天地之道也, 萬物之綱紀, 變化之父母, 生殺之本始, 神明之府也. 治病必求於本"이라고 하였다. 이는, '陰陽이란 자연계의 방법론이고, 만물을 통제하는 綱紀이며, 변화의 근원이자 생사의 근본으로서, 神明이 모이는 곳이다. 따라서 병을 치료할 때에는 반드시 그 근본(음양)을 밝혀야 한다'라는 의미이다. 또한, ≪靈樞·陰陽系日月≫에서는 "陰陽者, 有名而無形"이라고 하였다. 즉 '陰陽이란, 이름은 있으되 형체가 없고, 형체는 없으되 그 이용은 존재한다'는 뜻이다.

3) 陰陽의 특성

普遍性·相關性·相對性·規定性을 포함한다.

① 普遍性 : 자연계에 대부분 존재하는 것 자체를 말한다. 즉, 남성과 여성, 태양과 달 등을 말한다.

② 相關性 : 상호 關聯性에 의한 것을 말한다. 남성과 여성의 관계는 상관성이 있으나, 태양과 남성은 그렇지 않다.

③ 相對性 : 독립적이지 않고 서로 의존적인 것을 말한다. 더 나아가 무한하게 陰陽을 나눌 수 있다. ≪類經 · 陰陽類一≫에서 이르기를, "陰陽者, 一分爲二也"라고 하였다.

④ 規定性 : 陰陽의 속성을 정하는 것을 말한다. 사물 또는 현상의 성질, 위치, 경향 등의 인자로 陰陽의 속성을 결정한다. ≪素問 · 陰陽應象大論≫에서, "天地者, 萬物之上下也; 陰陽者, 氣血之男女也; 左右者, 陰陽之道路也; 水火者, 陰陽之徵兆也; 陰陽者, 萬物之能始"라고 하였다. 이는, '하늘과 땅은 위와 아래다. 음양은 男氣女血로 분별한다. 좌우도 음양으로 나눌 수 있고, 또한 불(火)과 물(水)도 음양으로 분별한다. 음양은 만물을 이원화할 수 있다'는 뜻이다.

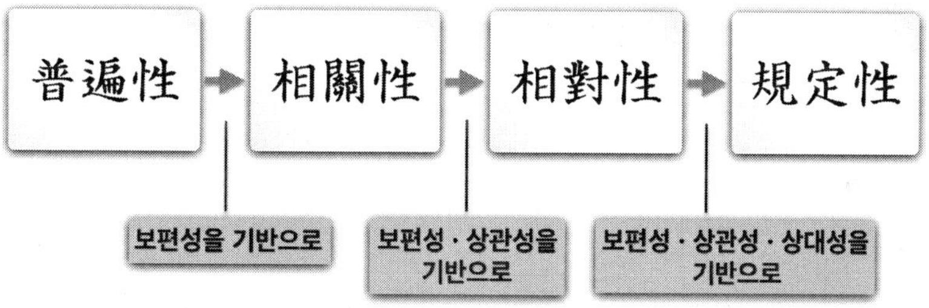

4) 陰陽의 기본내용

對立統一, 互根互用, 消長平衡, 相互轉化를 포함한다.

a. 對立統一

음과 양은 서로 상반된 속성이 있기에 相互制約, 相互배척함으로써 상대평형을 유지함을 말한다.

對立統一

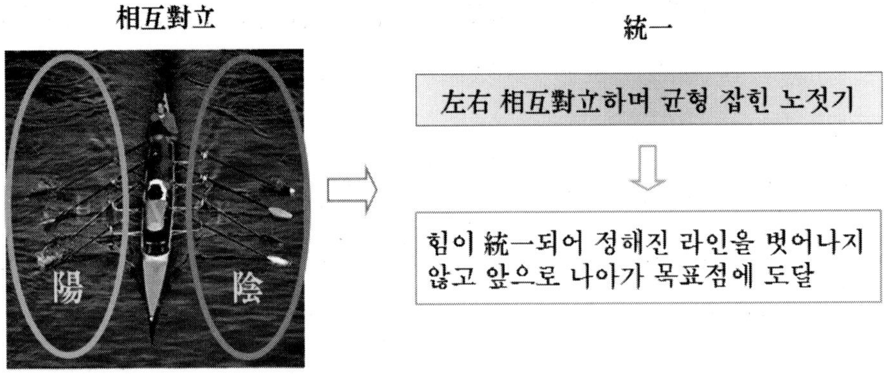

b. 互根互用

陰과 陽은 상대성이 있는 동시에 互根의 관계가 존재함을 말한다.

互根은 相互依存함을 뜻한다. 또한, 陰陽의 互用은 陰과 陽이 서로 제약할 뿐만 아니라, 서로 이용됨을 의미한다. 따라서 陰陽은 서로의 속성 자체는 상반되지만, 서로가 서로의 의존 전제가 되며, 상호이용되어 양적으로 상대적인 동태 평형 상태를 유지한다.

즉, “陽根于陰 陰根于陽 無陽則陰無以生 無陰則陽無以化”라고 말할 수 있고, 하나하나 따져보면 陽은 陰에 근간을 두고 있고 陰은 陽에 근간을 두고 있다. 陽이 없으

互根互用

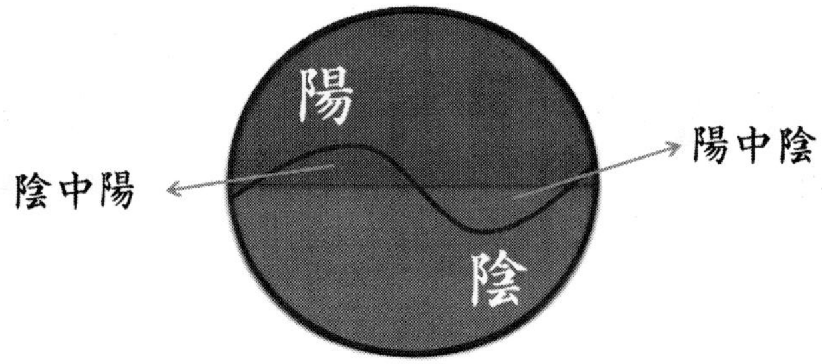

면 陰이 존재 할 수 없으며 陰이 존립 할 수 없다. 陰 독립적으로 객체에 존재할 수 없고, 陽 또한 독립적으로 성장할 수 없다. 이러한 상호 의존 관계를 陰陽의 互根과 互用이라고 일컫는다.

c. 消長平衡

陰陽 쌍방이 끝이 없는 消長運動을 통하여 상대적 평형 상태를 유지하는 것을 말한다. 두 가지로 나누어 살펴보면, 첫 번째로 陰陽 쌍방이 此消彼長, 彼消此長인 경우가 존재한다. 이는 인체 내의 음양은 자연계와 상대적인 대응관계로 이루어지는 것을 의미한다. 하루의 변화에 따라 消長運動하며, 陽은 陰에 대하여 과도하게 왕성하지 않고, 또한 陰은 陽에 조화롭게 대응하여 과도하게 침체되지 않는다. 그러므로 陰陽은 消長의 변화가 있지만 일정한 범위를 벗어나지 않고 동태 평형 상태를 유지함을 뜻한다.

消長平衡 A

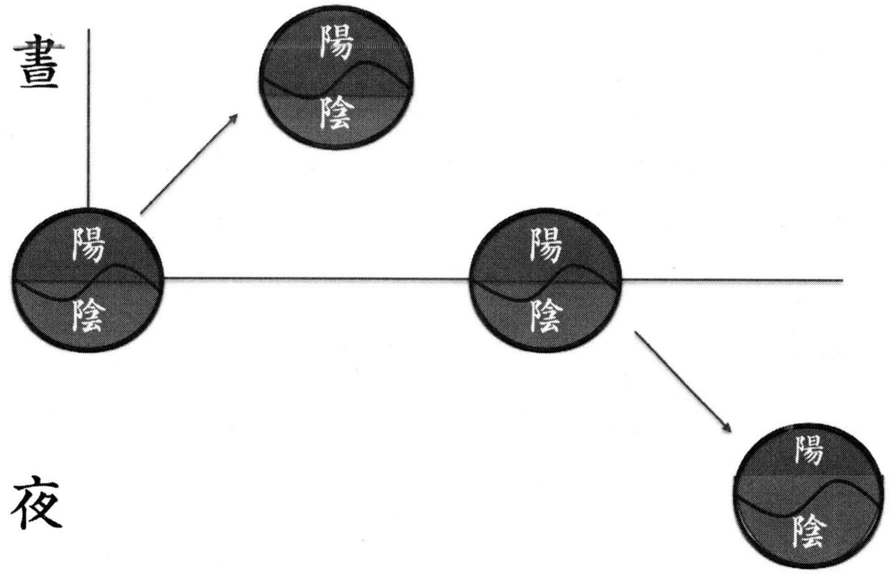

두 번째로, 陰陽은 서로가 此長彼長한다. ≪素問·陰陽應象大論≫에서 이르길, "陽生陰長, 陽殺陰藏"이라 하였다. 즉, '陽이 성장하면 이를 따라, 陰이 성장한다. 또한 陽이 줄어들면 陰도 같이 감소한다'는 의미이다.

消長平衡 B

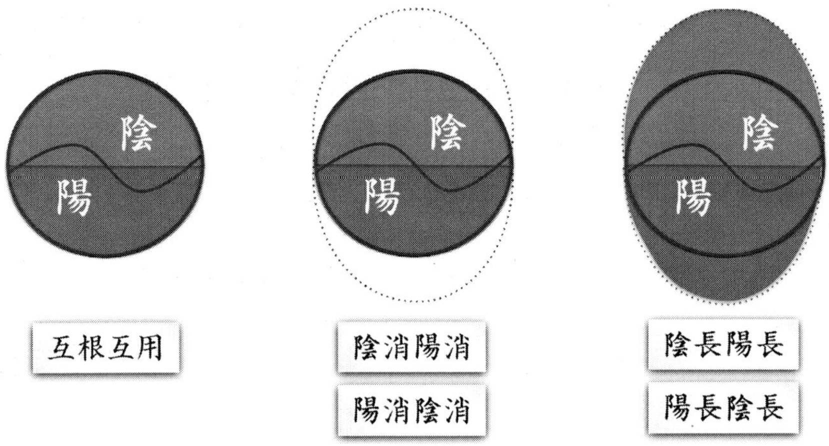

d. 相互轉化

陰陽이 일정한 조건에서 相互轉化할 수 있음을 의미하며 질적인 변화 과정으로 말할 수 있으면서, 속성의 변화에 속하는 것을 뜻한다. 즉 陰은 轉化해서 陽이 될 수 있고, 陽은 轉化해서 陰이 될 수 있다. ≪素問·陰陽應象大論≫에서 이르길 "寒極生熱, 熱極生寒"이라고 하였다. 이 뜻은 '寒이 그 끝에 달하면 熱을 生한다. 또한, 熱이 그 끝에 달하면 寒을 生한다'란 의미이다.

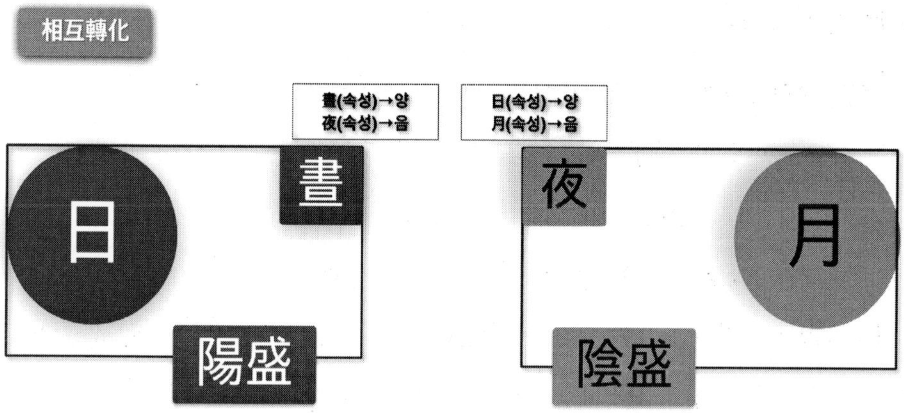

5) 陰陽의 인체 내 상대적 動態平衡

a. 臟 자체의 陰陽평형

肺는 자체적으로 陰陽평형을 유지한다. 陽으로는 宣發하는 기능과 陰으로는 肅降하는 기능이 동태평형을 유지한다.

肝 또한 자체적으로 평형을 유지한다. 陽으로는 疏泄하는 기능과 陰으로는 藏血하는 기능이 동대평형을 유지힌다.

心도 자체적으로 평형을 유지한다. 陽으로는 主神하는 기능과 陰으로는 血脈하는

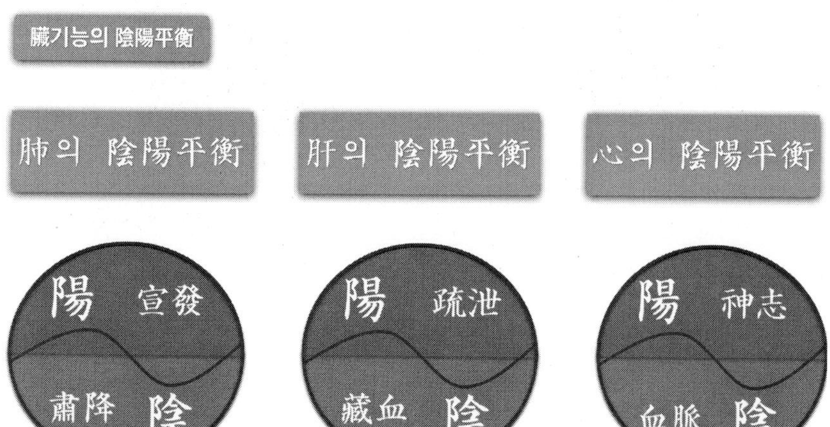

기능이 동태평형을 유지한다.

b. 臟과 臟의 陰陽平衡

肺와 肝의 陰陽평형은 肝이 肝左升하는 陽적 기능과 肺가 肺右降하는 陰적 기능으로 동태평형을 유지한다.

腎과 心의 陰陽평형은 腎이 上濟하는 陽적 기능과 心이 下溫하는 陰적 기능으로 동태평형을 유지한다. 이를 心腎相交의 관계에 있다고 말할 수 있으며, 腎陰은 上濟하여 心陰을 도와 心陽을 억제함으로써 心火의 지나침을 견제한다. 心陽은 下溫하여 腎陽을 도와 腎陰을 보온하여 腎水의 寒化를 견제한다. 즉 음양은 동태평형을 유지한다고 정리할 수 있다.

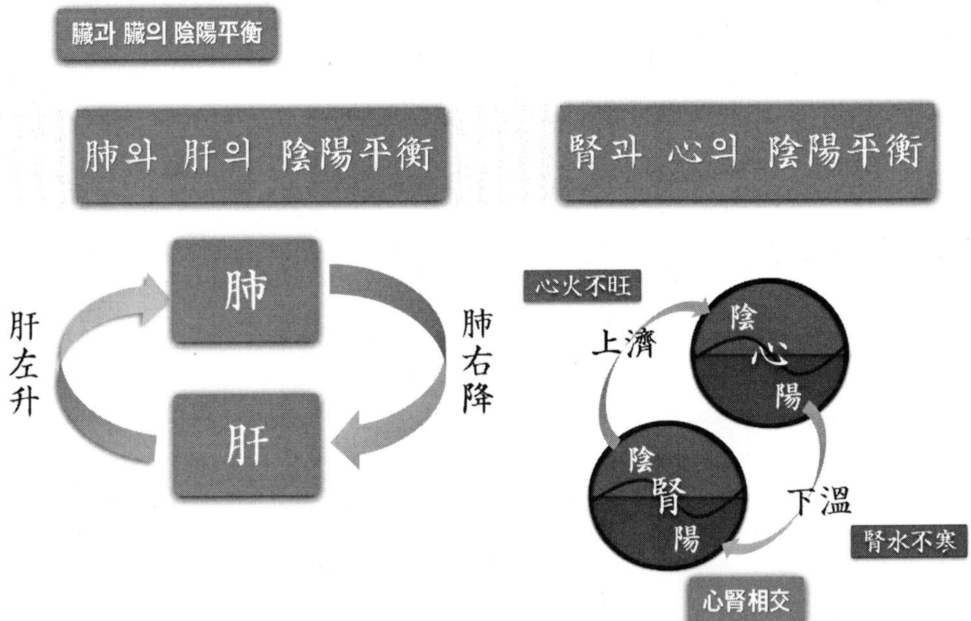

c. 臟과 腑의 陰陽平衡

胃는 受納, 腐熟, 降濁하고 脾는 運化와 升淸을 한다. 胃의 受納, 腐熟기능은 脾의 運化기능과 平衡을 이룬다. 胃의 降濁기능은 脾의 升淸기능과 평형을 이룬다. 더 나아가 胃의 喜濕惡燥는 脾의 喜燥惡濕과 平衡을 이룬다.

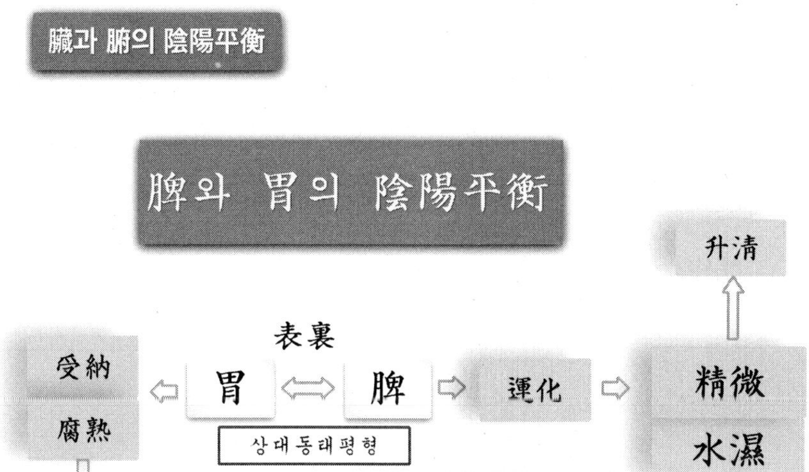

胃	脾
受納, 腐熟	運化
降濁	升淸
喜濕惡燥	喜燥惡濕

d. 동의학에서의 陰陽學說 응용

陰陽은 부위, 장부의 효능 그리고 경락에 따라 나뉠 수 있다.

A. 部位에 따라 ⇒

陽	上	表	등	四肢:外
陰	下	里	배	四肢:内

B. 臟腑효능에 따라 ⇒

<table>
<tr><td>陽</td><td colspan="5">부(腑) : 傳化物而不臟</td></tr>
<tr><td rowspan="6">陰</td><td colspan="2">장(臟)</td><td colspan="3">"臟精氣而不瀉"</td></tr>
<tr><td rowspan="5">무한분리</td><td rowspan="2">陽</td><td rowspan="2">心·肺</td><td>陽</td><td>心(陽中之陽)</td></tr>
<tr><td>陰</td><td>肺(陽中之陰)</td></tr>
<tr><td rowspan="3">陰</td><td rowspan="3">肝·脾·腎</td><td>陽</td><td>肝(陰中之陽)</td></tr>
<tr><td rowspan="2">陰</td><td>腎(陰中之陰)</td></tr>
<tr><td>脾(陰中之至陰)</td></tr>
</table>

C. 經絡에 따라 ⇒

陽	手足三陽(순행)→ 지체외측면	督脈→후등 정중선 (陽脈之海)
陰	手足三陰(순행)→ 지체내측면	任脈→흉복 정중선 (陰脈之海)

제3장 五行學說

1. 五行의 의미

≪易經≫에 이르기를, 五行이란 우주 만물의 다섯 가지 요소 간의 상호, 자생, 제약 관계로 만물 혹은 형상을 해석하는 것이라고 하였다. 다섯 가지 요소란 木・火・土・金・水이며 각 객체는 두 가지의 상관관계를 맺는데 이를 相生과 相克이라 일컫는다. 東醫學에서는 五行의 '생리적인 측면'에서 相生과 相克을 설명하고, '병리적인 측면'에서 相生과 相乘 및 相侮를 설명한다.

생리적 측면에서 相生은 하나의 요소가 다른 요소를 促進하거나 滋生, 助長하는 것이며, 相克은 하나의 요소가 다른 요소를 制約하거나 抑制하는 것이다. 또한 병리적 측면에서는 相生에 이상이 생긴 것으로 질병을 유발함을 뜻한다.

相乘은 정상적인 相克의 정도를 벗어나 상대적으로 太過한 상태를 말하며, 相侮는 相克의 관계가 반대되어 나타나는 反克 현상을 말한다. 즉, 相乘, 相侮는 五行 사이의 生克, 制化, 協助平衡이 파괴된 병리적 현상이다.

2. 五行學說의 의미

옛사람들은 木・火・土・金・水 다섯 요소의 기능으로 사물 혹은 형상의 속성을 귀납하여, 이러한 다섯 요소 간의 상호 자생, 제약의 귀류를 통해 만물 혹은 형상을 해석하였다.

3. 五行특성에 대한 인식

木・火・土・金・水 五行 인자로 四季五運六氣의 특징을 추상화하여 '曲直', '炎上', '稼穡', '從革', '潤下'의 개념을 설명하였다. ≪洪範・九疇≫에 이르기를, "오행은 水・火・木・金・土가 있다. 水는 물이라 하고, 火는 불이 타오르는 것이며, 木은 굽고 바른 것이고, 金은 점차 從革하는 것이며, 土에서는 뿌린 종자를 수확하고 밭을 겨리질한다"라고 하였다.

① '木曰曲直'의 曲은 彎曲으로 굽어 꺾어지며 숨겨진(隐秘) 곳을 뜻하며, 直은 伸直으로 외부로 막힘 없이 뻗어나가는 형태를 뜻한다. 즉, 木은 曲直하므로 온난하고 만물이 소생하는 봄의 生적 과정과 같은 특징이 있다는 의미이다.

② '火曰炎上'의 炎은 불빛이 위로 향하면서 성대한 형태를 뜻하며, 上은 번성하고 성대하고 크다는 것을 뜻한다. 즉, 火는 炎上하므로 불에 타듯 뜨겁고 만물이 성장하는 여름과 같은 특징이 있다는 의미이다.

③ '土爰稼穡'의 稼穡은 뿌린 종자를 수확하고 밭을 겨리질한다는 뜻이다. 즉, 土는 濕潤하며 무성하게 자란 식물이 익어가는 긴 여름(長夏)과 같은 특징이 있다는 의미이다.

④ '金曰從革'의 從은 순하다, 따른다는 뜻이며, 革은 고치다, 변하다(달라지다)라는 뜻이다. 즉, 金은 從革이므로 위로 솟구치는 뜨거운 열이 아래로 하강하면서

차가움으로 바뀌는 가을과 같은 특징이 있다는 의미이다.

⑤ '水曰潤下'의 潤은 濕潤이라는 뜻이 있으며, 下는 하강, 땅속으로 들어간다는 뜻이다. 즉, 水는 潤下하여 만물이 생기를 잃는 寒冷한 겨울과 같은 특징이 있다는 의미이다.

五行의 특성에 대한 인식

- **木**: **木曰曲直** 온난하고 만물이 소생하는 봄의 生적 과정과 같은 특징
- **火**: **火曰炎上** 불에 타듯 뜨겁고 만물이 성장하는 여름과 같은 특징
- **土**: **土爰稼穡** 습윤(湿润)하며 무성하게 자란 식물이 익어가는 긴여름과 같은 특징
- **金**: **金曰从革** 뜨거운 열이 차가움으로 바뀌는 가을과 같은 특징
- **水**: **水曰润下** 만물이 생기를 잃는 한랭(寒冷)한 겨울과 같은 특징

4. 사물 속성의 五行 분류

1) 取象比類法

取象이란 자연의 상을 그대로 받아들여 사물의 형상과 그 본질 및 특성을 반영하는 것을 뜻하고, 比類란 사물 각각의 특성에 따라 분류함을 의미한다. 따라서 取象比類法은 사물과 기후변화의 상관성에 따라 오행의 특성에 근거하여 분류 및 분석을 하는 방법이다. 取象比類法을 통해 五行을 方位配屬, 顏色配屬, 異生物配屬, 五臟配屬으로 분류할 수 있으며 그 내용은 다음과 같다.

a. 方位配屬五行

東方은 온난하고 만물이 소생하는 봄의 특성과 유사하므로 木의 속성이고, 南方은 불에 타듯 뜨겁고 만물이 성장하는 여름의 특성과 유사하므로 火의 속성이며, 西方은 위로 솟구치는 뜨거운 열이 아래로 하강하는 차가움으로 바뀌는 가을의 특성과 유사하므로 金의 속성이다. 또한 北方은 만물이 생기를 잃는 寒冷한 겨울의 특성과 유사하므로 水의 속성이며, 中原은 濕潤하며 무성하게 자란 식물이 익어가는 長夏의 특성과 유사하므로 土의 속성으로 본다.

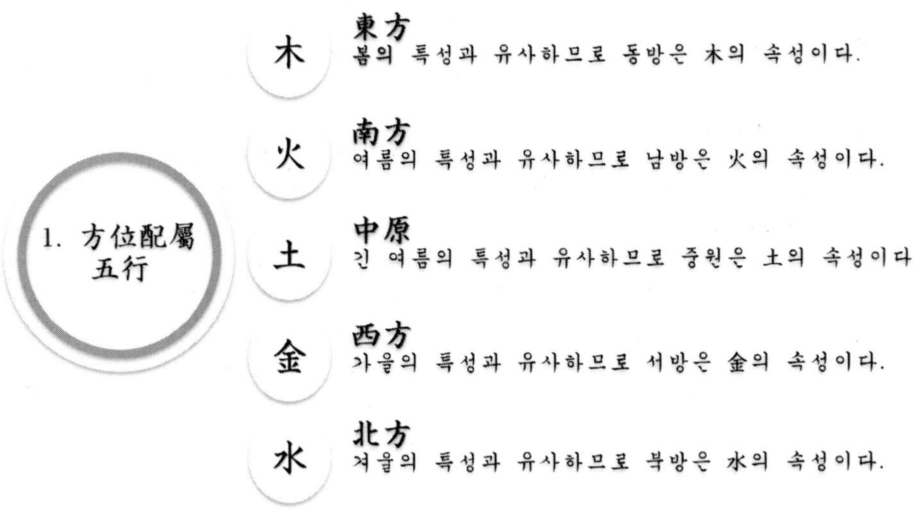
1. 方位配屬五行
木
東方
봄의 특성과 유사하므로 동방은 木의 속성이다.
火
南方
여름의 특성과 유사하므로 남방은 火의 속성이다.
土
中原
긴 여름의 특성과 유사하므로 중원은 土의 속성이다.
金
西方
가을의 특성과 유사하므로 서방은 金의 속성이다.
水
北方
겨울의 특성과 유사하므로 북방은 水의 속성이다.

b. 顔色配屬五行

春季는 만물이 자라나고 자연이 청록의 빛을 띠며 새순을 틔우므로 木의 속성이고, 夏季는 낮이 길고 밤이 짧으므로 일조량이 넉넉하며 밝아 火의 속성이며, 長夏는 만물이 열매를 맺고 녹색에서 황색으로 변하므로 土의 속성이다. 또한 秋季는 만물이 시들고 서리가 내려 땅이 白色이므로 金의 속성이고, 冬季는 낮이 짧고 밤이 길기 때문에 일조량이 매우 약하며 어두우므로 水의 속성으로 본다.

2. 顔色配屬五行

- **木** — **春季** 만물이 자라나고 자연이 청록의 빛을 띠며 새순을 틔우므로 木의 속성
- **火** — **夏季** 낮이 길고 밤이 짧다. 일조량이 넉넉하며 밝으므로 火의 속성
- **土** — **長夏** 만물이 열매를 맺고 녹색에서 황색으로 변한다. 황색이므로 土의 속성
- **金** — **秋季** 만물이 시들고 서리가 땅에 내린다. 땅이 백색이므로 金의 속성
- **水** — **冬季** 낮이 짧고 밤이 길다. 일조량이 매우 약하며 어두우므로 水의 속성

c. 五髒配屬五行

肝은 昇發하는 성질로 봄이 뻗어나가는 生적 특성과 유사하므로 木의 속성이고, 心은 溫厚하는 성질로 여름철의 뜨거운 기후 특성과 유사하므로 火의 속성이며, 脾는 運化水穀하는 성질로 長夏에 땅을 습하게 하는 특성과 유사하므로 土의 속성이다. 또한 肺는 肅降하는 성질로 가을철의 위로 솟구치는 뜨거운 열이 아래로 하강하는 차가움으로 바뀌는 특성과 유사하므로 金의 속성이고, 腎은 主封藏하는 성질로 만물이 생기를 잃는 寒冷한 겨울의 특성과 유사하므로 水의 속성으로 본다.

3. 五臟配屬五行

- **木** — **肝** 간의 昇發하는 성질은 봄이 뻗어나가는 특성과 유사하므로 木의 속성
- **火** — **心** 심의 온후하는 성질은 여름철의 뜨거운 기후 특성과 유사하므로 火의 속성
- **土** — **脾** 비의 運化水穀하는 성질은 긴 여름에 땅을 습하게 하는 특성과 유사하므로 土의 속성
- **金** — **肺** 폐의 肅降하는 성질은 가을철의 뜨거운 열이 차가움으로 바뀌는 특성과 유사하므로 金의 속성
- **水** — **腎** 신의 封藏하는 성질은 만물이 생기를 잃는 寒冷한 겨울의 특성과 유사하므로 水의 속성

2) 推演絡繹法

推演絡繹法은 일부 사물을 오행의 상관성에 근거하여 간접 추론으로 특이 사항들을 오행 요소와 관련 짓는 방법이다. 肝系統에 속하는 膽(表)·筋(主)·爪(華)·目(竅)·淚(液)는 木에 歸屬되고, 心系統에 속하는 小腸(表)·血脈(主)·面(華)·舌(竅)·脈(液)은 火에 歸屬되며, 脾系統에 속하는 胃(表)·肌肉(主)·唇(華)·口(竅)·涎(液)은 土에 歸屬된다. 또한, 肺系統에 속하는 大腸(表)·皮毛(主)·鼻(竅)·涕(液)는 金에 歸屬되고, 腎系統에 속하는 膀胱(表)·骨(主)·發(華)·耳/二陰(竅)·唾(液)는 水에 歸屬된다.

推演絡役繹法

木 肝계통
膽(表)·筋(主)·爪(华)·目(窍)·泪(液)→歸属木

火 心계통
小肠(表)·血脉(主)·面(华)·舌(窍)·脉(液)→歸属火

土 脾계통
胃(表)·肌肉(主)·唇(华)·口(窍)·涎(液)→歸属土

金 肺계통
大肠(表)·皮毛(主)·鼻(窍)·涕(液)→歸属金

水 腎계통
膀胱(表)·骨(主)·发(华)·耳, 二阴(窍)·唾(液)→歸属水

自然界					五行	人體界					
五味	五色	五氣	五方	五季		五臟	五腑	五官	形體	情志	五液
酸	青	風	東	春	木	肝	膽	目	筋	怒	淚
苦	赤	暑	南	夏	火	心	小腸	舌	脈	喜	汗
甘	黃	濕	中	長夏	土	脾	胃	口	肉	思	涎
辛	白	燥	西	秋	金	肺	大腸	鼻	皮毛	悲	涕
鹹	黑	寒	北	冬	水	腎	膀胱	耳	骨	恐	唾

5. 五行相生相克 규율

五行相生相克 규율은 '五行相生 규율'과 '五行相克 규율' 그리고 '五行制化勝複 규율'을 포함하는 개념이다.

1) 五行相生 규율

五行相生 규율의 개념은 生이 資生, 助長, 促進의 의미가 있어서 하나의 사물이 다른 사물에 대하여 資生, 助長, 促進작용을 한다는 의미이다. 순서는 木生火・火生土・土生金・金生水・水生木이라 할 수 있다. 즉, '生我'者가 母, '我生'者는 子로 보아 자신을 生한 것은 母의 관계이며, 자신이 生하게 한 것은 子의 관계가 된다. 따라서 相生關係는 母子關係이다.

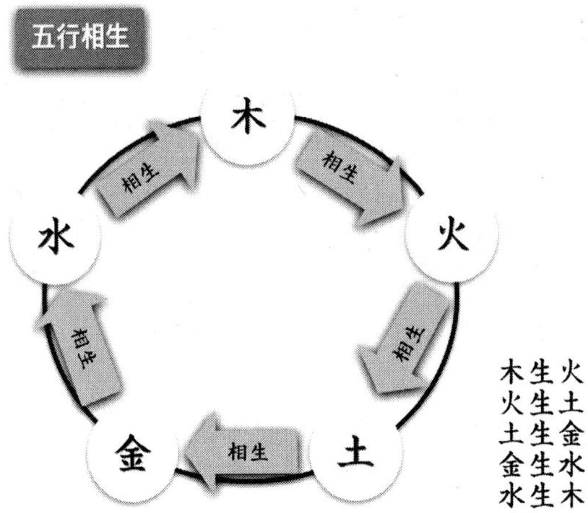

2) 五行相克 규율

五行相克 규율의 개념은 克이 克制, 抑制, 制約의 의미가 있으므로 하나의 사물이 다른 사물의 지나친 변화가 있을 때 정상적으로 억제하고 제약하여 안정화하는 효과를 부른다는 의미이다. 순서는 木克土·火克金·土克水·金克木·水克火라 할 수 있다. 즉, '我克'者는 '所勝', '克我'者는 '所不勝'으로 보아 내가 억제할 수 있는 인자는 所勝이라 하며, 나를 억제하는 인자는 所不勝이라 규정한다.

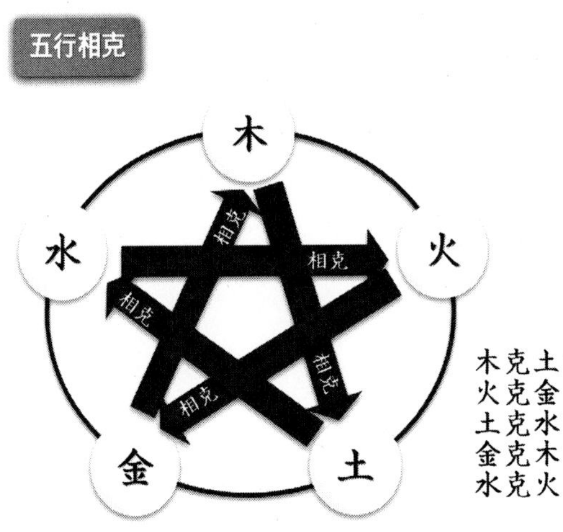

3) 五行制化勝複 규율

五行制化勝複 규율의 制는 治와 유사하므로 平和, 協調의 의미가 있으며 化는 化生, 變化의 의미가 있으므로 五行은 相互資生의 관계에 있을뿐더러, 또한 상호제약적 과정에 있으며, 전체의 균형과 조화의 상태를 유지하며 잘못이 없게 하며 만물의 생화를 유지한다는 의미이다. 순서는 木生火・火生土・土生金・金生水・水生木, 그리고 木克土・火克金・土克水・金克木・水克火라 할 수 있다. 또한, ≪類經圖翼・運氣上≫에 이르기를 "蓋造化之機, 不可無生, 亦不可無制。無生則發育無由, 無制則亢而爲害"라 하였다. 즉, 자연의 가변 법칙은 생이 존재치 아니하고서는 존립하지 못하며, 또한 제어가 존재치 아니하고서는 마찬가지로 존립할 수 없다. 생은 발육을 의미하고, 제어가 없으면 과하게 되어 도리어 해가 된다는 의미이다.

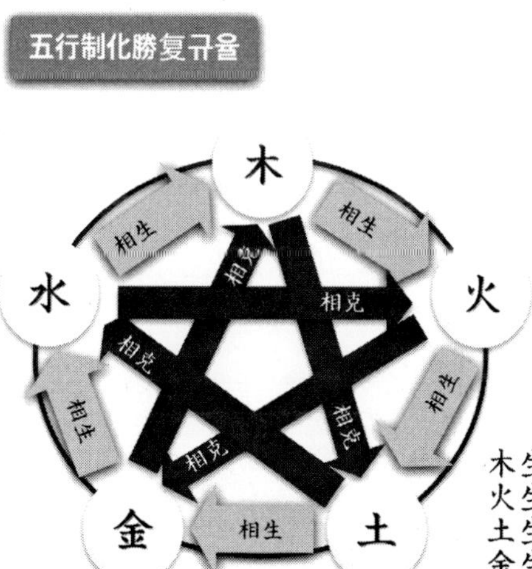

木生火 - 木克土
火生土 - 火克金
土生金 - 土克水
金生水 - 金克木
水生木 - 水克火

6. 五行乘侮 규율

五行乘侮 규율의 개념은 '五行相乘 규율'과 '五行相侮 규율'을 포함하는 개념이다.

1) 五行相乘 규율

五行相乘 규율의 개념은 乘이 淩(업신여기는 것)과 欺負(기만하는 것)를 의미하므로, 즉 相剋하는 관계에서 相剋을 가하는 정도가 과함을 뜻한다. 이러한 관계는 두 가지로 분류 되는데 太過에는 相剋을 가하는 개체가 지나치게 相剋하며, 不及에는 相剋을 받는 개체가 지나치게 약하여 相乘하게 된다. 순서는 木乘土·火乘金·土乘水·金乘木·水乘火라 할 수 있다. 相乘과 相剋은 서로의 순서가 일치하기는 하나 '相剋'은 五行 관계에서 정상적인 제한 조절이며, '相乘'은 五行 관계에서 지나친 太過의 개념이다.

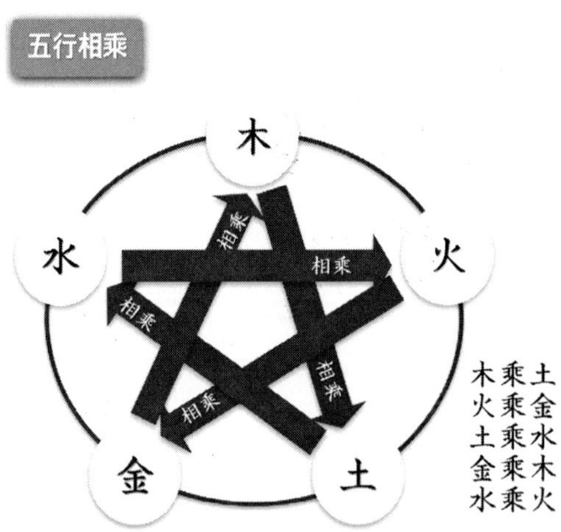

2) 五行相侮 규율

五行相侮 규율의 개념은 侮가 侮辱(모욕하는 것)과 犯上(대들고 반항하는 것)을 의미한다. 즉, 相剋하는 관계에서 相剋을 받던 상태에서 반대로 相剋을 가하는 상태가 됨을 뜻한다. 이러한 관계는 두 가지로 분류되는데 太過에는 원래 相剋을 받던 상태가 병세가 강성하여 반대로 相剋을 가하며, 不及에는 원래 相剋을 가하던 상태가 병세가 쇠약하여 반대로 相剋을 당하는 상태가 된다.

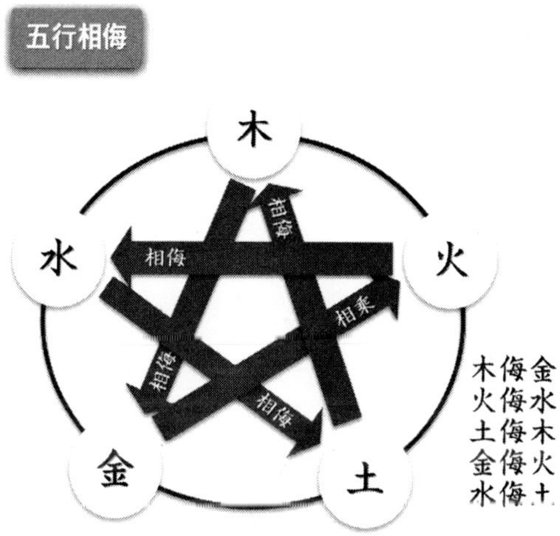

7. 五行의 인체 응용

1) 장부생리 기능 및 장부간 상호관계에 대한 설명

人體構造系統이란 각 상관 조직 기관들이 다섯의 계통적 연락을 중심으로 하여 오장의 형성이 완료한 것을 의미한다. 또한, 五臟的 生理功能特點의 예로 肝은 도달하는 것을 선호하나, 抑鬱하는 것을 싫어하며 昇發하여 뻗어나가는 성질이 있어서 봄이 生적 특성과 유사하므로 木의 속성으로 본다. 五臟과의 相互關係는 크게 相互相生, 相互制約, 生剋制化가 있다.

五行의 인체 응용

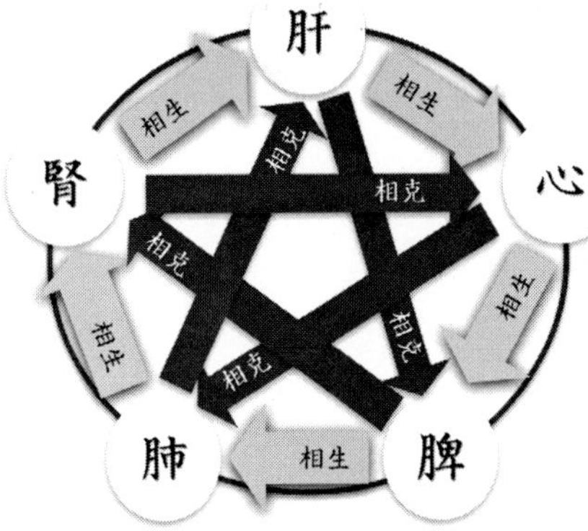

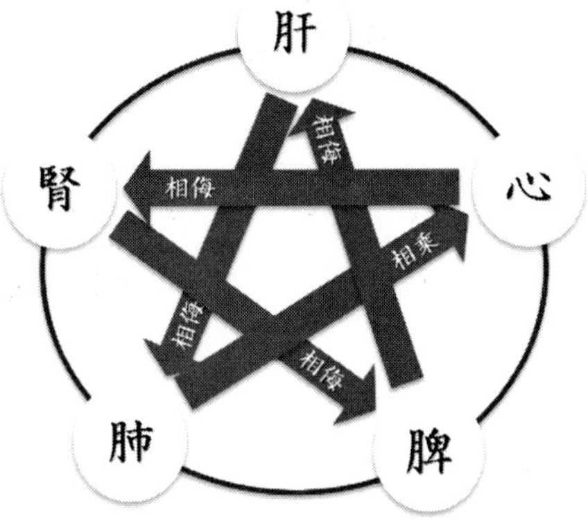

2) 장부의 병리변화해설

장부의 병리변화는 크게 相生, 相乘, 相侮로 분류할 수 있다.

a. 相生

母病及子와 子病累母가 있다. 母病及子란 母臟의 病이 子臟에 영향을 준다는 의미이며, 子病累母란 子臟이 母臟의 기를 훔친다는 의미이다. 예를 들어 母病及子는 肝이 木이고 心이 火라면, 肝과 心은 母子관계이므로 肝의 火가 강하면 心의 火도 강성해진다. 또 子病累母는 肝이 木이고 腎이 水라면, 肝과 腎은 子母관계이므로 肝의 火가 강하면 腎의 水를 소모한다.

b. 相乘

太過하여 相剋관계에 相剋을 가하는 개체가 지나치게 相剋하여 相乘하는데, 이러한 예로는 肝(木)이 강하면 脾(土)를 업신여기게(乘) 된다. 또한 不及하여 相剋관계에 相剋을 받는 개체가 지나치게 약하므로 相乘하는데, 이러한 예로는 脾(土)가 허하면 肝(木)이 업신여기게(乘) 된다.

c. 相侮

太過하여 相剋관계에 원래 相剋을 받던 상태에서 병세가 강성하여 반대로 相剋을 가해 相侮하는데, 예로는 肝(木)이 강하면 肺(金)가 모욕 받게(侮) 된다. 또한 不及하여 相剋관계에 원래 相剋을 가하던 상태에서 병세가 쇠약하여 반대로 相剋을 당해 相侮한다.

예시 1) 肝熱이 있을 때 : a) 相生 관계를 통해 心火를 왕성케 하며,

b) 腎水를 소모케 하고,

c) 脾土를 乘하고,

d) 肺金을 侮傷할 수 있다.

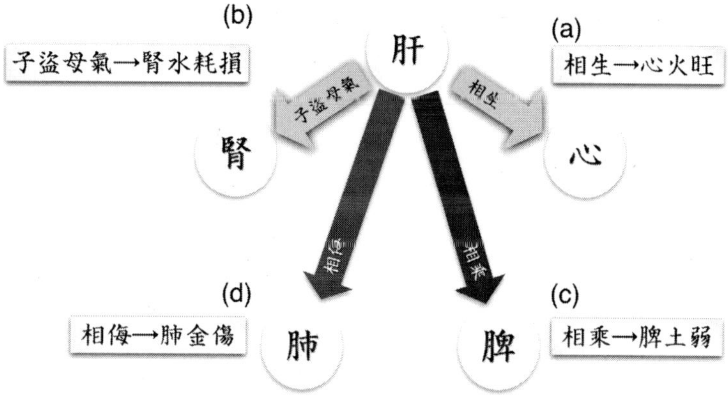

예시 2) 土虛木乘 : 脾土虛하면 平肝木 乘할 수 있다.

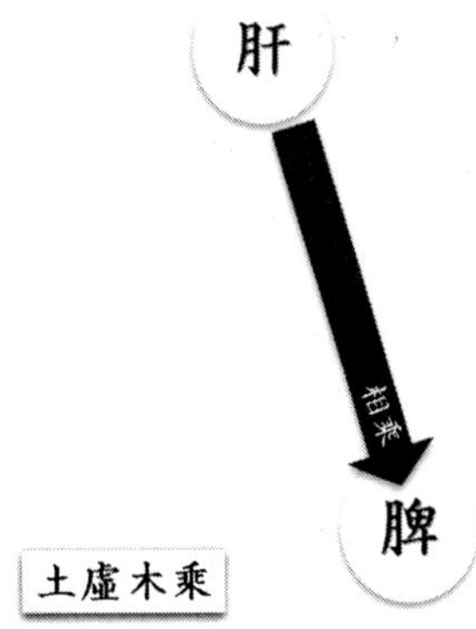

예시 3) 肝木刑金 : 肺金虛하면 平肝木 侮할 수 있다.

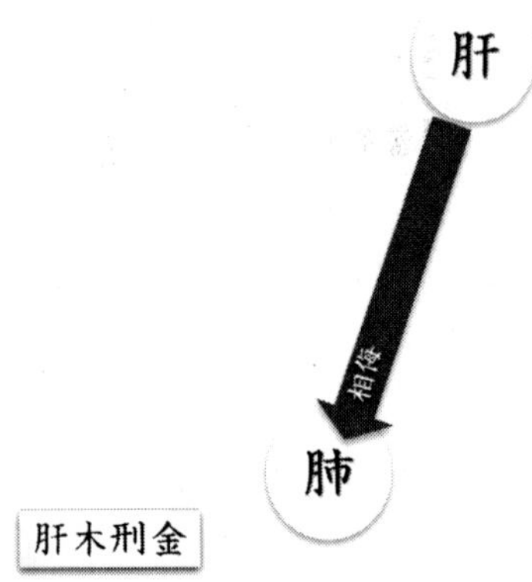

3) 疾病的 診斷

四診의 방법에 대해 ≪醫宗金鑑 · 四診心法要訣≫에 이르기를, "望以目察, 聞以耳占, 問以言審, 切以指參"이라고 하였다. 즉, '望'은 눈으로 살피는 것이고, '聞'은 귀로 듣는 것이며, '問'은 말로 묻는 것이고, '切'은 손으로 짚는 것이다.

4) 疾病的 治療

a. 治則과 治法

治則은 강한 것은 억제하고, 약한 것은 돕는 원리이다.

b. 五色 五味

五色으로 病이 있음을 알고, 五味로 병의 기원을 알아낸다.

c. 防止疾病傳變

≪難經・七十七難≫에 이르기를, "見肝之病, 則知肝當傳之與脾 故當先實其脾氣"라 하였다. 즉, 간에 병이 생겼다면 간이 脾에 영향을 주므로 먼저 脾를 튼튼히 해야 한다는 의미이다.

d. 情志病治療 (五志相勝法)

≪素問・陰陽應像大論≫에 이르기를, "怒傷肝하고 悲勝怒한다. 喜傷心하고 恐勝喜한다. 思傷脾하고 怒勝思한다. 恐傷腎하고 思勝恐한다"라고 하였다. 情志病治療(五志相勝法)의 내용은 다음과 같다.

悲는 肺志이므로 金에 속하며, 怒는 肝志이므로 木에 속한다. 즉, 金克木이므로 悲勝怒한다.

恐은 腎志이므로 水에 속하며, 喜는 心志이므로 火에 속한다. 즉, 水克火이므로 恐勝喜한다.

怒는 肝志이므로 木에 속하며, 思는 脾志이므로 土에 속한다. 즉, 木克土이므로 怒勝思한다.

思는 脾志이므로 土에 속하며, 恐은 腎志이므로 水에 속한다. 즉, 土克水이므로 思勝恐한다.

疾病的 治療

기본 治則	"虛則補其母，實則瀉其子" 難經・六十九難	"抑强，扶弱"
기본 治療	滋水涵木：滋腎養肝(血)	抑木扶土: 斂肝補脾
	益火補土：益腎補脾	培土制水: 補脾澀濕
	培土生金：益脾補肺	佐金平木: 益肺易肝
	金水相生: 補肺腎陰	瀉南補北: 瀉熱補陰

臟腑	顔色・氣味	藥物(代表)
肝	色青・酸味	山茱萸
心	色赤・苦味	朱砂
脾	色黃・甘味	白朮
肺	色白・辛味	石膏
腎	色黑・鹹味	玄參

情志病治療 五志相勝法		
	悲→肺志，屬金；怒→肝志，屬木	金克木→悲勝怒
	恐→腎志，屬水；喜→心志，屬火	水克火→恐勝喜
	怒→肝志，屬木；思→脾志，屬土	木克土→怒勝思
	思→脾志，屬土；恐→腎志，屬水	土克水→思勝恐
	怒傷肝하고 悲勝怒함 喜傷心하고 恐勝喜함 思傷脾하고 怒勝思함 恐傷腎하고 思勝恐함	

제4장 精・氣・神

1. 精・氣・神

精・氣・神은 생명활동의 세 가지 요인이며 곧 생명의 본질로서 인체의 '三寶'라고도 불린다. 精・氣・神은 '可分不可離', 각기 분류된 것처럼 보이지만 그 실상은 하나다. 이들은 相互依存, 相互協調를 통하여 인체생명의 정상 활동을 유지한다. 즉, 精은 氣를 化生하고, 氣는 血을 生하며, 血은 神을 뒷받침한다. 神은 形으로 드러난다. 精이 충족하여 氣를 충만케 하고, 이 氣가 神을 왕성케 하며, 그 神이 形을 굳세게 만드는 것을 돕는다. 그 결과 五臟의 활동이 정상으로 유지되고 氣血이 막힘없이 흐르게 된다. 결국 생명 활동이 왕성하도록 돕는 것이다. ≪類經・陰陽類≫에서 "陰

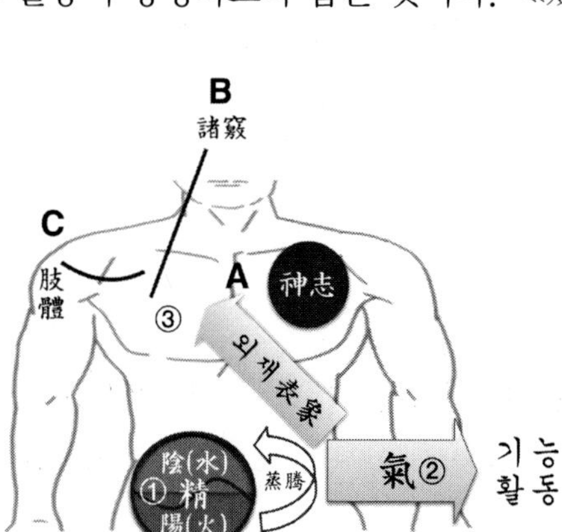

陽者, 一分為二也"라 하였는바 ① 精은 陰陽을 나눌 수 있다. ② 精中之陽은 精中之陰을 蒸騰하여 氣를 化生한다. 氣는 諸臟腑功能活動을 溫煦, 推動, 濡養, 滋潤케 한다. ③ 神은 표면적으로 발현된 '綜合體現'을 말한다.

2. 精

精이란 인체의 精微물질을 의미하며, 두 가지 뜻을 담고 있다.

廣義의 精이란 인체 생명을 구성 및 생명활동을 유지하는 가장 기본적인 물질이다. ≪素問·金貴真言論≫에서 이르기를, "夫精者, 身之本也"라고 하였으며, 이는 精이란 몸을 이루는 근본이라는 의미이다.

狹義의 精이란 腎藏之精을 뜻한다. "腎者主蟄, 封藏之本也, 精之處也"라고 ≪素問·六節藏象論≫에서 기술하였다.

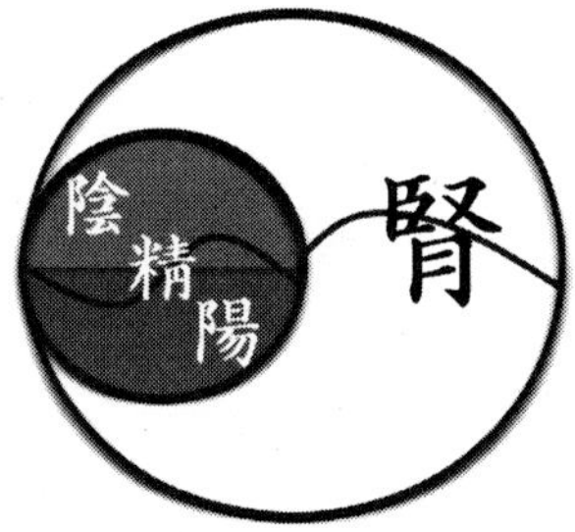

腎藏之精

1) 精의 기원

先天과 後天으로 나눈다. 선천은 '稟受於父母, 與生俱來'라 하여 천성을 부모로부터 물려받아, 人體胚胎의 원시 물질을 구성하는데, 인체 생명의 근본이라고도 할 수 있다. ≪靈樞·決氣≫에서 이르기를, "兩神相搏, 合而成形, 常先身生, 是謂精"이라고 하였으며, 이는 '陰陽이 서로 交感하여, 생명을 형성하니 이를 精이라 일컫는다'는 의미이다.

후천은 脾胃運化로 생성된 水穀精微와 肺의 呼吸으로 얻은 淸氣를 결합하여 형성한다. ≪素問·上古天眞論≫에서 이르기를, "腎者…, 受五臟六腑之精而藏之"라고 하였는데, 이는 腎이 五臟으로부터 精을 받아서 저장하는 기능이 있다는 의미이다.

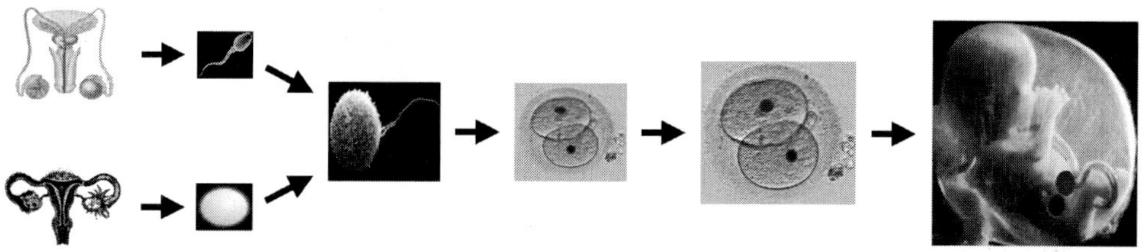

先天之精

2) 先天과 後天의 관계

後天之精은 부단히 先天之精을 充養해주며, 先天之精은 氣化를 통해 後天臟腑 기능을 ① 推動 溫煦, ② 滋潤 濡養하므로 결과적으로 後天之精을 化生케 한다.

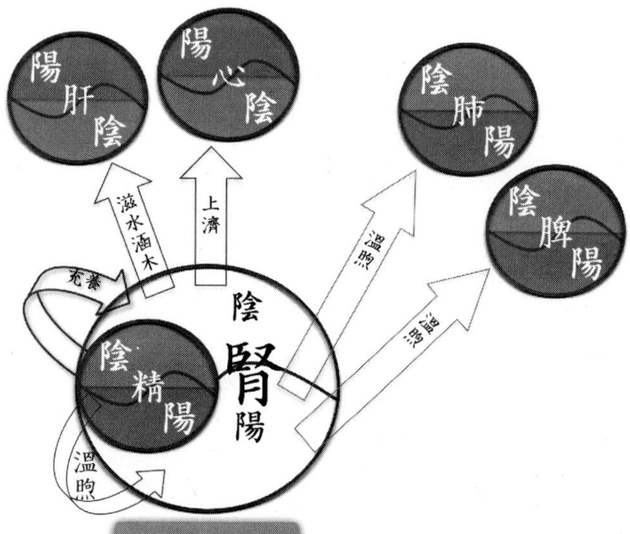

先後天之精(氣)

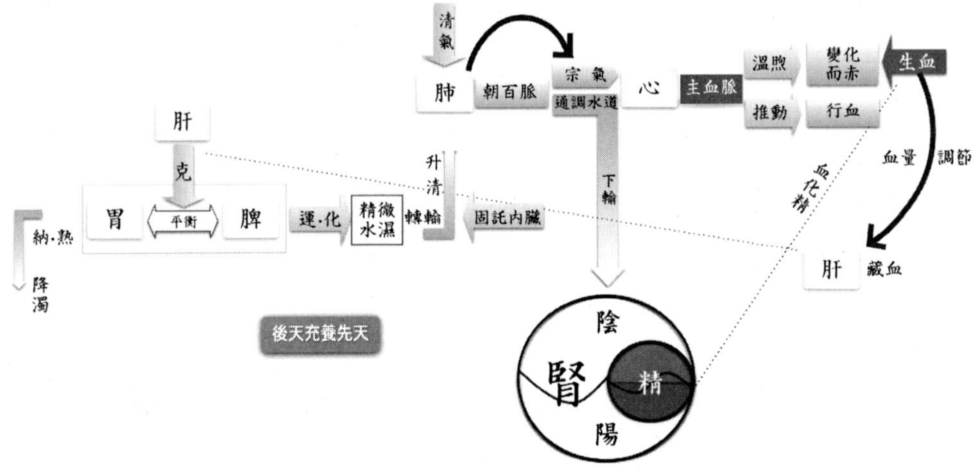

3) 精의 기능

精은 生長, 發育, 生殖을 주관한다. ≪靈樞・經脈≫에서 이르기를, "嬣莂蛺, 先成精, 精成而腦髓生… 毛發長"이라 하였다. 즉, 인간이 처음 탄생할 때, 먼저 精이 생성되고 이 精으로부터 뇌와 골수가 滋養된다. 마찬가지로 모발 또한 생장한다. 그리고 精은 氣를 化生한다.

3. 氣

氣란 인간의 생명활동을 구성하는 기본물질이다. ≪莊子・知北遊≫에서 이르기를, "嬣巃蛺, 氣之聚也"라 하였다. 즉, 氣(精)의 취합으로 인간의 生命이 생겼다는 의미이다. 또한 氣는 인체 생명활동유지를 위한 기능 활동이라 할 수 있다.

氣 중에서 元氣는 原氣라고도 한다. 이는 생명활동의 원동력이다. 元氣는 '先天精氣'와 '後天之氣'로 구성된다. '後天之氣'는 水穀으로 인한 氣(精微)와 肺로 흡입된 淸氣를 합한 것을 말한다. 그리하여 臟腑를 溫煦, 推動하여 四肢와 諸竅를 濡養, 滋潤하는 기능이 있다.

4. 神

神이란 인체 생명 활동의 精神主宰 및 종합현상을 말하며, 두 가지 뜻이 있다. 廣義의 神이란 인체에 내재된 생리활동을 의미한다. 즉, 意識狀態, 言語呼吸, 形體動作, 反應能力 등과 같이 외재적으로 표현되는 인체 생명활동의 총칭으로 '精神'또는 '神氣'라고도 한다. 狹義의 神이란 사람의 思惟와 意識活動을 지칭하며 '神明' 혹은 '神誌'라고 한다.

5. 精 · 氣 · 神과 생명현상의 관계

發育, 生長, 生殖의 관점에서 생명현상을 살펴보면, 胎孕期의 생리적 특징으로 人體胚胎는 父母之精이 합쳐져서 이루어졌으며, 그러한 精이 자연히 커지는 것에 따라 胚胎가 영양을 받아 모양이 형성되는 것을 의미한다.

幼兒期의 생리특징은 1'稚陰雉陽' 오장과 육부가 그 형태를 이루었으나 아직은 강성하지 못하고, 2'陰常不足' 五臟六腑를 濡養, 滋潤하여 초기에는 陰이 부족하다. 이에 따라 朱丹溪가 말하길 3"陽常有餘"라 하였고, 후에 張介賓이 말하길 4"陽非有餘"라 하였다. 5'有余者, 邪火也', 즉 陽의 여유분은 邪火이다. 더 나아가 陰陽互根이론

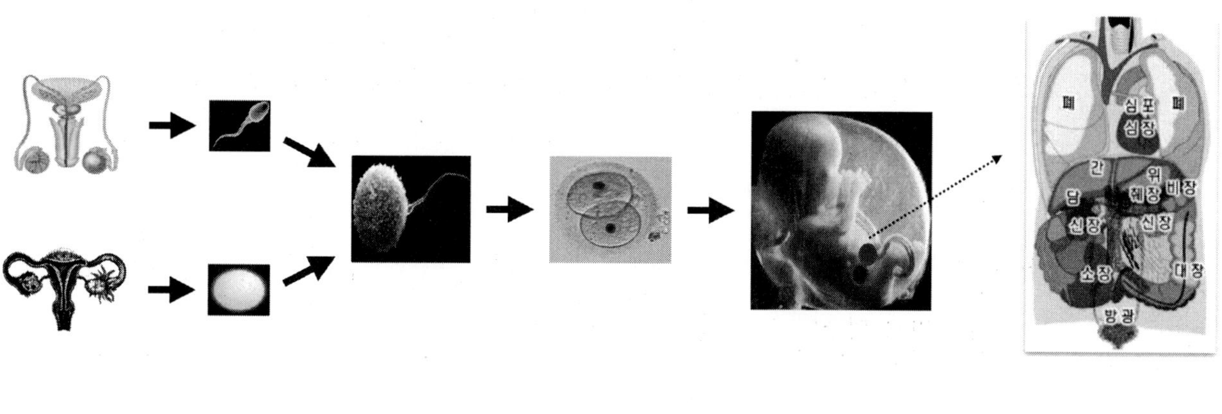

에 근거하면 陰이 부족하면 陽의 부족하다고 여겨지므로 陽의 여유분은 곧, 邪火라고 보았다.

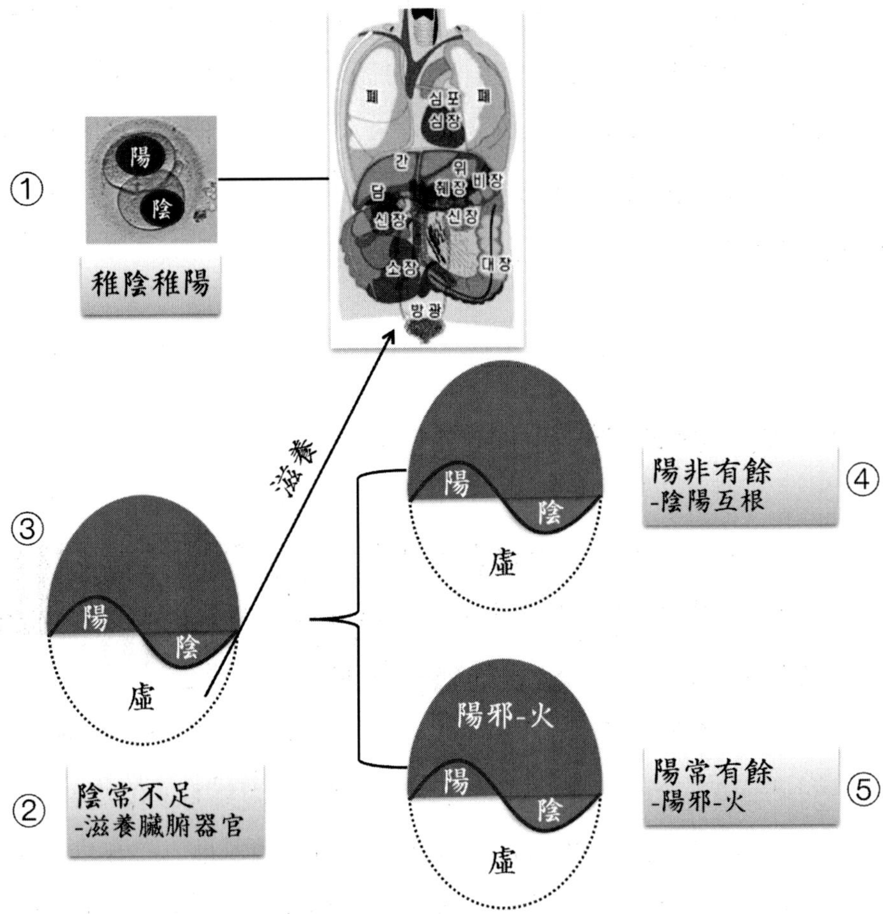

靑春期의 생리특징으로는 天癸(性腺을 자극하여 호르몬 분비를 촉진시키는 물질)와 天癸至(腎의 精氣가 자연적으로 어느 정도 充盈한 것)를 꼽을 수가 있다.

成年期의 생리특징으로는, 腎氣평형하여 臟腑를 成型하며 健全하게 해준다. 腎氣평형에 다다르기 이전에는 腎中陰陽이 不均(陰常不足, 陽常有餘)하였던 것으로 추측된다.

壯年旺盛期의 생리특징으로는, '發長極, 身體盛壯'함이다. 이 의미는 머리카락은 최대 길이로 자라 멈추며 신체 발육 또한 한계에 다다름을 뜻한다.

지금까지의 일련 과정을 종합하면 ≪素問·上古天真論≫에서 기록한바, "女子七歲, 腎氣盛, 齒更髮長; 二七, 而天癸至, 任脈通, 太衝脈盛, 月事以時下, 故有子; 三七, 腎氣平均, 故真 牙生而長極; 四七, 筋骨堅, 髮長極, 身體盛壯…"이라 하였다. 즉, 여성은 7세가 되면 腎氣가 盛하여 치아를 갈고 머리카락이 길어지며, 14세가 되면 腎氣가 성해져서 天癸(생식능력발생)에 이르러 任脈이 통하여 太衝脈이 왕성해지며 월경이 때에 맞추어 내려오므로, 자식을 둘 수 있다. 21세가 되면 腎氣가 고르게 되므로, 永久齒가 나며 키가 다 크게 되며, 28세가 되면 筋骨이 튼튼해지고 머리카락이 다 자라며 身體가 성장하게 된다.

또한 남성은 ≪素問·上古天真論≫에서 이르기를, "丈夫八歲, 腎氣實, 髮長齒更; 二八, 腎氣盛, 天癸至, 精氣溢瀉, 陰陽和, 故能有子; 三八, 腎氣平均, 筋骨勁強, 故真 牙生而長極; 四八, 筋骨隆盛, 肌肉滿壯… "이라 하였다. 즉, 男性은 8세가 되면 腎氣가 건실해져 머리카락이 많아지고 이가 새로 나며, 16세가 되면 腎氣가 盛하여 天癸(생식능력)에 이르며 精氣가 넘쳐 흐른다. 24세가 되면 腎氣가 고르게 되어 筋骨이 힘 있고 강하게 되므로 永久齒가 나고 키가 다 크게 된다. 32세가 되면 근골이 강성해지며 살과 근육이 꽉 차서 충만하게 된다.

생명이 減弱期에 접어들면, 여성는 35세, 남성은 40세가 되는 시점부터 腎의 精氣는 자연스레 약화된다.

更年期의 생리적인 특징은 天癸竭 즉, 腎의 精氣가 자연히 어느 정도 쇠락하게 되고 地道不通 곧, 閉塞을 의미하고 더 나아가 신체의 대다수 竅가 닫히는 것을 의미한다.

이를 종합하면 ≪素問·上古天真論≫에서 기록한바, "女子五七, 陽明脈衰, 面始焦, 髮始墮; 女子六七, 三陽脈衰于上, 面皆焦, 髮始白; 女子七七, 任脈虛, 太衝脈衰少, 天癸竭, 地道不通, 故形壞而無子也…"라 하였다. 즉, 여성은 35세가 되면 陽明脈이 쇠하고 얼굴이 초췌해지기 시작하며 머리카락이 빠지기 시작하며, 42세가 되면 三陽脈이 위쪽에서 쇠하여 얼굴이 전반적으로 초췌해지기 시작하며 머리가 희어지기 시작한다. 49세가 되면 任脈이 虛하며 太衝脈이 쇠하여 작아지고 天癸(생식능력)

가 고갈되어 地道(유관)가 불통하므로 그 形(몸)이 망가져 자식을 만들 수 없게 된다.

남성은 ≪素問·上古天眞論≫에서 이르기를, "男子五八, 腎氣衰, 髮墮齒槁; 男子六八, 陽氣衰竭于上, 面焦, 髮鬢頒白; 男子七八, 肝氣衰, 筋不能動, 天癸竭, 精少, 腎髒 衰, 形體皆極; 男子八八, 則齒髮去…"라 하였다. 즉, 남성은 40세가 되면 腎氣가 쇠약하여 감에 따라 머리카락이 빠지고 이가 마르게 된다. 48세가 되면 陽氣가 상부에서 쇠하고 고갈되어 얼굴이 초췌해지고 머리털과 귀밑털이 반백이 된다. 56세가 되면 肝氣가 쇠하여 筋肉을 원활히 움직일 수 없고 天癸(생식능력)가 고갈되어 精이 적어지며 腎臟이 쇠하여 形(몸)이 그 끝에 달하게 된다. 64세가 되면 곧 이와 머리카락이 빠져 없어진다.

≪靈樞 ·天年≫에서 이르기를, "人之壽百歲"라 하였고, ≪尙書·洪範≫에서 이르기를, "百二十歲"라 하였다. 즉, 신체의 壽命은 精(氣)의 自然生長壯老衰竭하는 그 과정 자체를 의미한다.

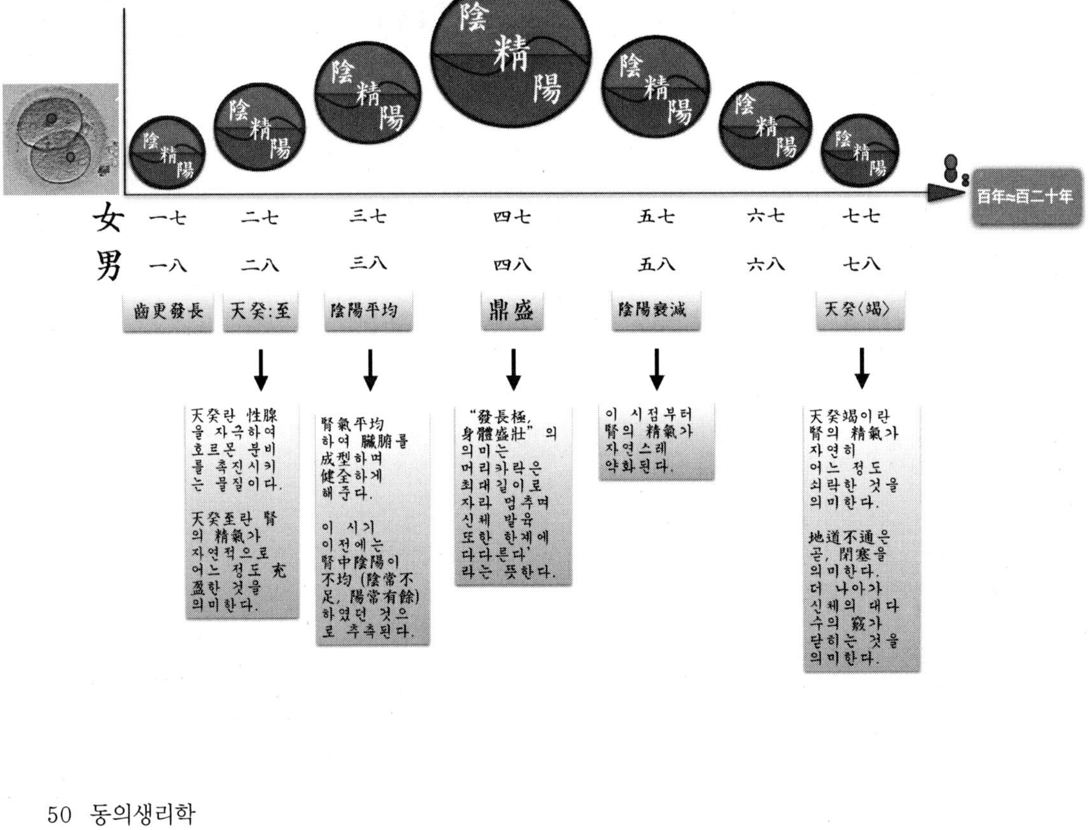

제5장 藏象學說

장상학설을 문자적 의미로 해석하면 藏이란 저장하는 것을 의미하며 나아가 體內의 五臟, 六腑, 奇恒之腑 및 生理功能을 말하며, 象이란 바깥으로 드러나는 것을 의미한다. 또한, ≪類經·藏象≫에 이르기를, "象, 形象也, 藏居于內, 形見于外, 故曰藏象"이라 하였다. 즉, 藏象이란 人體內臟(五臟, 六腑, 奇恒之腑)의 生理 기능과 生命活動의 規律 등이 외부에 표현되는 것을 뜻한다. 장상학설은 크게 五臟, 六腑, 奇恒之腑 세 가지의 개념으로 구성된다. 여기서 五臟은 肝·心·脾·肺·腎을 포함하고 六腑는 膽囊·小腸·胃·大腸·膀胱·三焦를 포함하며 奇恒之腑는 腦·髓·骨·脈·膽囊·女子胞를 포함한다.

1. 臟腑生理機能의 공통적 특징

1) 五臟의 生理특징

≪素問·五臟別論≫에서 이르기를, "所謂五臟者, 藏精氣而不瀉也, 故滿而不能實"이라 하였다. 즉, 五臟은 精氣를 藏하고 瀉하지 아니하므로 滿하나 實하지 못하다는 의미이다. 여기서 藏은 封藏, 固封하는 성질로 化生, 吸收가 가능하다. 그러므로 腎

은 藏精, 固唾, 攝二便, 納氣가 가능하며, 肝은 藏血, 固淚 기능이 있고, 脾는 運化精微, 固涎 기능이 있다. 心은 生血, 固汗 기능이 있으며 肺는 吸清氣, 固涕 기능을 할 수 있다. 不瀉란 瀉가 (밑으로)지나치다라는 뜻이 있으므로 不瀉란 消耗하되 지나치지 않는 것으로 해석이 가능하다. 즉, 인체기능활동에 필수적인 양의 영양물질은 공급하되, 지나치게 소모하지 않는다는 의미이다. 滿而不能實이란 마치 미세구멍이 있는 물통에 貯藏하듯이 全身에 필수적인 營養을 지속적으로 공급하지만 가득 차지 않는다는 의미이다.

2) 六腑의 生理특징

六腑는 膽・胃・小腸・大腸・膀胱・三焦를 포함한다. ≪素問・五臟別論≫에 이르기를, "六腑者, 傳化物而不藏, 故實而不能滿, 所以然者, 水穀入口, 則胃實腸虛, 食下則腸實而胃虛"라 하였다. 즉, 飮食이 腐熟된 후의 産物을 아래로 傳化하고 藏하지 아니하므로, 腸道가 實하나 胃는 滿하지 않다는 의미이다.

문자적인 의미를 해석하면 傳은 傳導를 의미한다. ≪素問・五臟別論≫에서 이르기를, "六腑以降爲順 以通爲用"이라 하였으며, ≪類證治裁・內景綜要≫에서 이르기를, "通爲補"라 하였다. 또한 化는 化生, 吸收의 의미가 있으며, 胃・大腸・小腸 및 膀胱이 水液吸收를 주관한다. 더 나아가 ≪靈樞・本臟≫에서 이르기를, "化水穀而行津液者"라 하였다. 物(化物)은 변화 後 産物을 의미하며 구체적으로 음식이 腐熟된 후의 産物을 의미한다. 不藏은 封藏, 化生을 완전히 하지 않는 것이 아니며 수액 흡수도 하되, 轉化物 위주로 한다는 것을 의미한다. 그리고 實而不能滿의 표현은 六腑가 降下爲主이고 수액이 흡수된 후에 糟粕이 腸道에 쌓여 腸은 實하고 胃는 가득 차지(滿) 않게 된다는 의미가 있다.

3) 奇恒之腑의 生理특징

奇恒之腑란 腦・髓・骨・脈・膽・女子胞를 가리킨다. 고대 문헌에 이르기를, "腦,

髓, 骨, 脈, 膽, 女子胞, 此六者, 地氣所生也, 皆藏于陰而象于地, 故藏而不瀉, 名曰奇恒之腑"라 하였다. 즉, 腦·髓·骨·脈·膽·女子胞는 地氣로부터 化生된 것이다. 모두 인체의 陰精을 저장하는데 마치 땅(땅이 만물을 收藏하고 化生하는 기능)과 같아서 저장은 하지만 배설하지는 않으므로 奇恒之腑라 한다. 기능적으로는 精氣를 저장한다는 면에서 五臟과 비슷하고, 형태적으로는 속이 空하므로 六腑와 비슷하다. 그러나 五臟六腑와 완전히 같지는 않아서 奇恒之腑라 한다.

2. 五臟의 生理

1) 心과 心의 系統

(1) 心의 특성

a. 心主神志

≪類經·藏象類≫에 이르기를, "心爲一身之君主, …, 故曰神明出焉"이라 하였다. 神은 인체 생명활동의 외재적 표현으로, 心은 神이 所舍하는 곳이며, 인체의 精神, 意志, 思惟活動을 주관한다.

b. 心主血脈

≪素問·痿論篇≫에 이르기를, "心主身之血脈"이라 하였다. '生血'이란 心이 脾·肺의 機能에 의해 水穀精微와 淸氣를 받아, 心氣의 作用으로 變化而赤하여 血液으로 完成하는 것을 의미한다. 또한 '行血'이란 心의 推動作用으로 血이 脈管 내에서 行하게 하는 것을 의미한다.

(2) 心의 系統

心은 생명의 根本이므로 모든 精神, 意志, 思惟活動 및 감정 등을 주관하며 그 榮華는 面 및 血脈에 나타나고 陽 중의 太陽으로서 夏氣와 通한다.

(3) 心과 小腸의 生理活動

a. 心은 主神志

≪靈樞・本神≫에 이르기를, "所以任物者爲之心"이라 하였다. 神志는 정신의식, 사유과정 및 정서반응을 주관한다. 주로 意・志・思・慮・智 그리고 정지활동(喜・怒・憂・思・悲・恐・驚)을 포괄한다.

b. 心은 主血脈

生血이란 心이 혈맥을 充하게 하며, 心氣의 溫煦推動작용으로 血液을 생성함을 뜻한다. 또한 行血이란 心氣로 血脈운동을 推動하는 것을 의미한다.

c. 小腸은 受盛化物

受盛은 받아들인다는 의미이고, 化物은 變化産物 혹은 消化, 吸收의 의미가 있다. 즉, 胃(脾)에서 飮食物이 吸收된 후에 變化産物을 받아들이는 것을 의미한다.

d. 泌別淸濁[主液]

泌는 분비, 여과를 의미하며, 別은 분별을 의미한다. 淸濁이란 胃에서 腐熟되어 내려온 飮食産物 중에서도 水液과 糟粕을 의미한다. 즉, 泌別淸濁의 의미는 다음과 같다. 胃에서 腐熟되어 내려온 飮食産物을 受盛하고 나아가 水液과 糟粕으로 분별하는 것을 의미한다. 그리고 水液을 흡수하여 주로 위로는 脾로 보내고 일부분은 膀胱으로 스며들게 하며 糟粕은 大腸으로 내려 보내는 것을 의미한다.

e. 心과 小腸과의 관계

≪諸病源候論・血家諸候≫에 이르기를, "心은 血을 主管하고 小腸과 연결지어 만약 熱이 心에 있으면 결국 小腸에도 熱이 전달되어 血尿가 나오게 된다"고 하였다. 즉, 心(臟)은 陰에 속하고, 小腸(腑)은 陽에 속하며, 五行 중에 모두 火에 속한다. 이 둘은 經絡을 통해 서로 연결되며, 臟腑의 表裏關係를 구성한다. 病理上 이들은 相互影響을 주어 心의 火가 아래 小腸으로 전달된다.

自然界					五行	人體界					
五味	五色	五氣	五方	五季		五臟	五腑	五官	形體	情志	五液
苦	赤	暑	南	夏	火	心	小腸	舌	脈	喜	汗

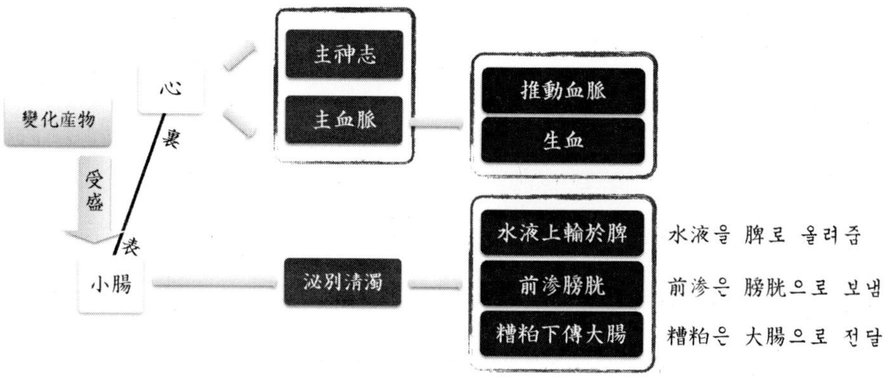

心과 體·竅·志·液의 關係

脈

全身의 血脈을 心이 統括한다.(=心主血脈)

≪素問·脈要精微論≫에 이르기를 "脈은 血의 府이다"라고 하였다.

面

面部는 人體 血脈이 가장 豊富한 部位이다.

≪靈樞·邪氣藏府病形≫에 이르기를 "十二經脈 三百六十五絡의 그 血氣는 모두 面에 나타나서… 그 영화로움은 面에 있다"라고 하였다.

舌

心의 經脈은 舌과 相通한다. 즉, 언어표현의 정확함에 관여한다.

≪類證治裁·内景綜要≫에 이르기를 "舌는 心의 싹이다"라고 하였다.

喜

적당한 喜의 자극은 心主血脈 등의 生理機能에 有益하다.

≪素問·擧痛論≫에 이르기를 "喜는 氣를 완만하게 한다. 기쁠 때 감정은 緩和해지며, 혈맥을 通利하게 해준다"라고 하였다.

汗

汗은 心의 液이다.

≪醫宗必讀·汗≫에 이르기를, "心은 主血脈이고, 體外로 나오면 汗이 된다. 그러므로 汗은 心의 液이다"라고 하였다.

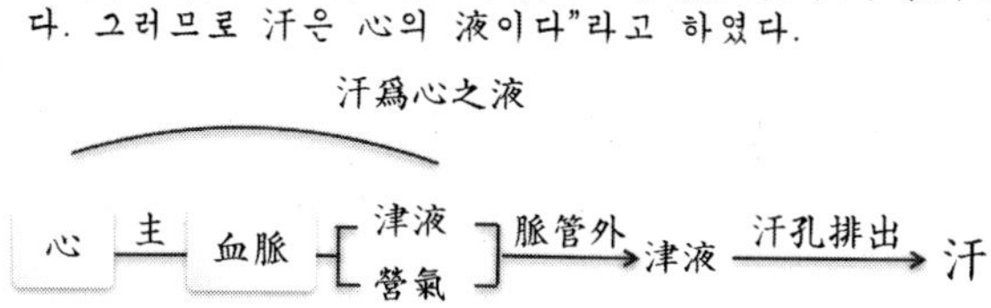

2) 肺와 肺의 系統

(1) 肺의 특성

a. 肺爲五臟之華盖(폐는 五臟의 덮개)

肺는 五臟六腑 중 가장 높은 곳에 위치한다. 즉, 口鼻를 통하여 外來 邪氣를 직접 感受하므로 '肺多表證'이라 하였다.

b. 肺爲嬌臟, 不耐寒熱

肺는 淸虛之體이므로 淸潤을 좋아하되, 寒熱을 견디지 못하며, 異物質을 받아들이지 않는다. 肺는 皮毛를 주관하며 口鼻를 통해 外界와 직접 연결되어 있어 외부의 寒・熱・燥・濕 등 邪氣의 侵犯을 받기 쉽다. 또한 인체의 水飮과 濕痰도 肺에 쌓이기 쉽다. 그리고 다른 臟腑의 病變도 肺에 영향을 미치기 쉽다.

c. 肺主一身之氣

全身의 血脈과 經脈은 肺를 통과한다. 즉, 呼吸을 통하여 淸氣를 全身으로 퍼트리고 濁氣는 體外로 排出한다.

(2) 폐의 系統

肺는 氣의 根本이며 魄의 처소이니 그 華는 皮毛에 있다. 陽 중의 太陰이며 秋氣로 通한다.

(3) 폐와 대장의 生理活動

a. 肺는 主宣發하고 肅降

宣發기능은 위쪽으로 升發하고, 바깥쪽으로 散布하는 특징이 있다. 이러한 기능을 통해 체내의 濁氣를 불어내며 脾의 傳輸작용에 의해 받은 水穀精微와 津液을 升發 및 散布한다. 또한 衛氣를 宣發하여 皮毛에 도달한다(땀구멍 조절).

肅降기능은 아래쪽으로 淸肅, 안쪽으로 下降하는 특징이 있다. 이러한 기능을 통해 자연계의 淸氣를 들이마셔 아래쪽 및 안쪽으로 散布한다. 또한, 아래쪽으로 水液을 散布, 腎臟經을 통해 膀胱으로 내려보낸다.

즉, 폐의 宣發 肅降기능은 相互協助하여 呼吸을 通暢하고 水液代謝를 輸布한다.

b. 肺는 主通調水道, [腎經]下輸膀胱

肺는 水의 위쪽 根源이라 불린다. 주로 肅降작용을 통해 아래쪽으로 水液을 散布하고 腎臟經을 통해 膀胱으로 내려보낸다.

c. 肺는 朝百脈

脈을 통하는 全身의 血液을 肺로 聚合한다. 또한 肺로 聚合된 脈을 다른 臟器로도 朝向한다.

d. 大腸은 傳導糟粕[主津]

小腸으로부터 온 糟粕을 下降하며 남은 水分을 吸收(主津)하여 脾로 올려 보낸다. 또한 糞便(대변)을 形成하여 肛門을 通해서 體外로 排出한다.

e. 肺와 大腸의 관계

≪中西匯通醫經精義·臟腑之官≫에 이르기를, "大腸은 傳導할 能力이 있어서 肺의 腑가 되며, 肺氣를 下達하고 傳導할 수 있다"고 하였다. 肺(臟)는 陰에 속하며 大腸(腑)은 陽에 속한다. 五行 중에 모두 金에 속하며, 經絡을 통하여 서로 연결하고 臟腑表裏관계를 構成한다. 기능상 相互協助하는데, 肺氣의 肅降作用으로 糟粕을 밑으로 推動하여 大腸의 傳導를 유리하게 한다.

自然界					五行	人體界					
五味	五色	五氣	五方	五季		五臟	五腑	五官	形體	情志	五液
辛	白	燥	西	秋	金	肺	大腸	鼻	皮毛	悲	涕

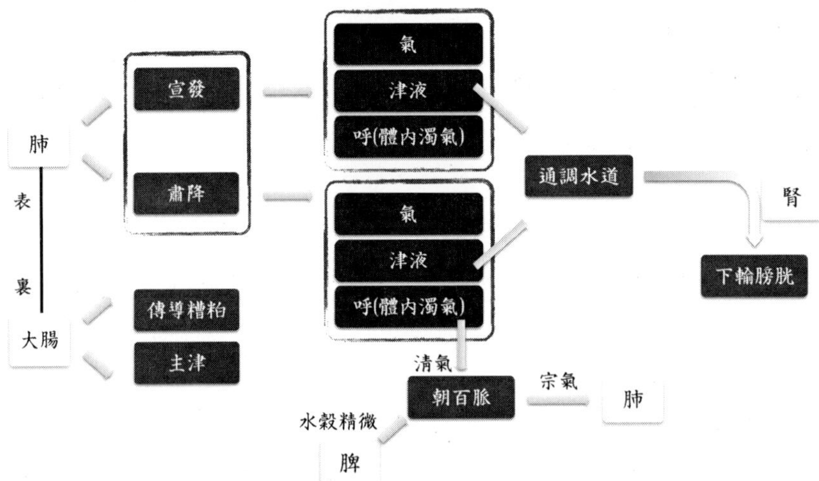

肺와 體·竅·志·液의 關係

皮毛

表皮를 통해 汗液을 배설하고, 體內外 기체 교환을 담당한다.

《素問 · 五臟生成論》에 이르기를 "肺之合皮也, 其榮毛也"라고 하였다.

咽喉

肺의 門戶이며, 喉를 통해 外界와 相通하여, 通氣와 發聲 기능을 한다.

鼻

肺는 鼻를 통해 外界와 직접 相通하여 通氣기능을 하며 嗅覺을 담당한다.

《靈樞 · 脈道》에 이르기를 "肺氣는 鼻를 통하고, 鼻를 통해 香臭를 알 수 있다" 라고 하였다.

悲

肺氣가 壅滯 되었을 때 적당한 悲傷으로 氣를 消하여 肺의 宣發肅降 기능을 회복한다.

《素問 · 五臟生成論》에 이르기를 "肺之合皮也, 其榮毛也"라고 하였다.

涕

鼻의 분비물로서 潤澤鼻竅, 防禦外邪 기능을 한다.

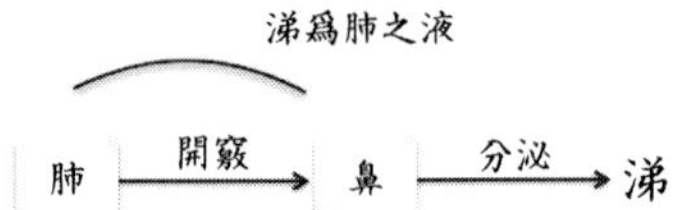

3) 脾와 脾의 系統

(1) 脾의 특성

a. 脾는 後天之本, 氣血化生之源

≪醫宗必讀≫에서 이르기를, "穀入于胃, 灑陳于六腑而氣至, 和調于五臟以生血, 而人資之以爲生者也, 故曰後天之本在脾"라 하였다. 인체는 출생 후 장부조직기관이 陰陽氣血의 滋養 濡潤 작용과 推動 溫煦 작용을 필요로 한다. 陰陽氣血의 근본은 脾胃運化된 水穀精微 물질이다. 장상학설이론은 물질을 강조하기 보다는 주로 장을 중심으로 다룬다. 그러므로 脾를 後天之本, 氣血生化之源이라 한다.

b. 脾는 氣機升降之樞

고대 문헌에 이르기를, "其氣上輸心肺, 下達肝腎, 外灌漑四旁, 充溢肌肉, 所謂居中央 暢四旁者如是"라 하였다. 脾의 運化 昇淸 기능을 통해 水穀精微物質은 上焦의 心·肺로 전수한다. 나아가 心·肺를 통해 간접 下焦의 肝과 腎으로 전달하며, 主四肢肌肉의 기능을 통해 水穀精微를 보낸다. 그러므로 中焦의 脾는 上下左右를 滋養하므로 氣機升降之樞라 한다.

c. 喜燥惡濕

≪素問·痿論篇≫에서 이르기를, "濕喜歸脾者, 與其同氣相感故也"라 하였다. 즉, 五行에 따라 濕은 脾에 歸屬되며 脾는 水濕運化의 기능이 있다. 하지만 濕이 過多하면 脾의 運化를 加重시키므로 困脾하여 運化기능을 失調하게 한다. 그러므로 脾는 溫燥를 좋아하고 濕을 싫어한다.

(2) 脾의 系統

脾는 後天의 根本이요, 그 華는 脣에 나타나고, 그 充은 肌肉에 있다. 陽 중의 太陰이며 長夏之氣와 通한다.

(3) 脾와 胃의 生理活動

a. 脾는 主運化 水穀精微

運은 운수, 운송을 의미하며, 化는 변화, 소화, 흡수를 의미한다. 水穀은 음식물(오곡잡곡)을 의미하며 精微는 영양물질을 의미한다. 즉, 음식물 중에 精微物質을 化生(吸收)하며 精微 水液을 運送한다. 그러므로 水液은 胃·大腸·小腸에서 吸收된 水液과 腎·膀胱에서 再吸收된 水液 모두를 포함한다.

b. 脾는 主升淸

脾에서 運化된 水穀精微를 肺에 轉輸하며 內臟을 固托하여 下垂를 防止한다.

c. 脾는 主統血

血液이 脈管 中에서 運行하도록 統攝한다.

d. 胃는 受納

食道를 통해 下降하되 음식물을 受納한다.

e. 胃는 腐熟

消化가 進行되며 부분적인 水液의 吸收가 일어난다.

f. 胃는 下降

胃에서 消化된 음식물의 産物(糟粕)을 小腸으로 보낸다.

g. 脾와 胃의 관계

脾(臟)는 陰에 속하고, 太陰濕土가 되며, 燥한 것을 喜한다. 胃(腑)는 陽에 속하고, 陽明燥土가 되며, 濕한 것을 喜한다. 이 둘은 五行에서 모두 土에 속하며, 經絡을 통해 서로 연결되고, 臟腑의 表裏關系를 構成한다. 機能상 相互協調하며, 3개의 動態平衡에 達到한다. 즉, 胃의 受納腐熟과 脾의 運化; 胃의 降濁와 脾의 升淸; 胃의 喜濕惡燥와 脾의 喜燥惡濕이 그러하다.

自然界					五行	人體界					
五味	五色	五氣	五方	五季		五臟	五腑	五官	形體	情志	五液
甘	黃	濕	中	長夏	土	脾	胃	口	肉	思	涎

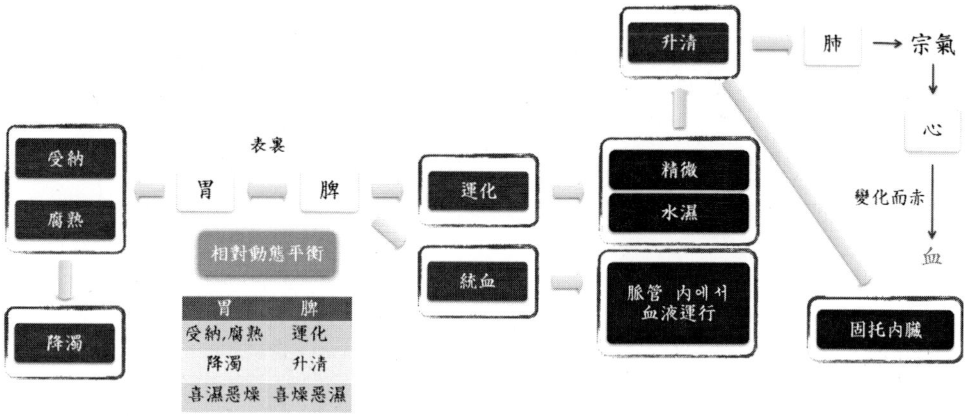

脾와 體·竅·志·液의 關係

肌肉

人體의 肌肉은 脾胃에서 運化된 水穀精微의 滋養이 필요하다.

≪素問·五臟生成論≫에서 이르기를, "脾는 水穀之精의 運化를 주관하며, 肌肉을 生養하므로 故로 主肌肉 한다"라고 하였다.

脣

脣의 色澤은 전신의 氣血 充盈과 관계가 있다.

≪素問·五臟生成篇≫에서 이르기를, "脾는 主肉이며 榮은 脣이다"라고 하였다.

口

≪靈樞·脈度≫에서 이르기를, "脾氣는 口와 通하므로, 脾의 기능이 정상일 때 口는 五穀의 의미를 알 수 있다"라고 하였다.

思

"思則氣結"하다.

思考의 物質基礎는 水穀精微이다. 적당한 思는 일정한 營養物質(水穀精微)을 消耗하여 脾의 運化 機能을 촉진시킨다.

涎

口의 液으로서 腐熟을 도와준다.

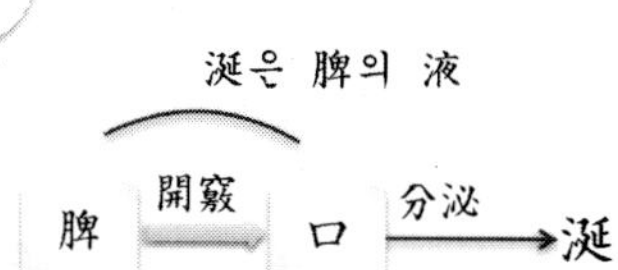

4) 肝과 肝의 系統

(1) 肝의 특성

a. 肝爲剛臟

≪醫學入門・臟腑條文≫에서 이르기를, "肝者 將軍之官 …"이라 하였다. 肝은 木에 屬하고 春生之氣와 상응한다. 어린 나뭇가지처럼 條達, 舒暢함을 좋아하며 主升主動하는 생리특성이 있어 이에 比喩하여 剛臟 혹은 將軍之官이라 칭한다.

b. 肝惡抑鬱

肝은 條達함을 좋아하되 抑鬱함을 싫어한다.

c. 罷極之官

≪素問・六節藏象論≫에서 이르기를, "肝者, 罷極之本…"이라 하였다. '罷'는 '견디다'라는 뜻이며, 肝은 筋의 활동을 주관하여 피로를 견디게 하는 根本이 된다.

(2) 肝의 系統

肝은 罷極의 根本이다. 그 華는 爪에 나타나고, 그 充은 筋에 있다. 陰中의 陽이며, 春氣와 通한다.

(3) 肝과 膽의 生理活動

a. 肝은 主疏泄

疏는 疏通, 暢達을 의미하며, 泄은 排出, 下漏를 의미한다. 즉, 疏泄은 마치 나뭇가지가 자라듯, 뻗어나가 위로 暢達하되 아래로도 빠지는 의미를 포함한다. 調暢氣机(氣의 升降出入)로 肺의 宣發 肅降 및 脾胃의 受腐 降濁, 運化 升淸을 주관하며 情志活動을 調暢한다.

b. 肝은 主藏血

血量의 調節을 의미한다. 人體의 기능활동에서 필요한 영양요소인 氣血의 양은,

안정적인지 혹은 활동적인지에 따라 차이가 존재한다. 즉, 안정된 상태와 활동적인 상태의 氣血 차이량을 肝이 주로 저장한다. 그러므로 간은 혈량을 조절한다고 추론할 수 있다. 또한 血量의 調節은 女性의 月經과 밀접한 關系가 있다.

* 體陰用陽 : 肝은 藏血의 臟이고, 血로써 體를 이루므로, 血은 陰에 속하며, 體陰이라고 한다. 또한, 肝은 疏泄을 주관하고, 氣机를 調暢하며, 氣로써 作用하므로, 그러한 作用은 陽에 속한다.

c. 膽은 膽汁을 貯藏, 排泄

膽腑에 貯藏된 膽汁은 飮食水穀이 胃腸에 들어갈 때 排泄하여 腐熟 기능을 促進한다.

d. 膽은 主決斷

精神意識과 思維活動 과정 중에 事物을 判斷하고 決定을 도출하는 作用을 한다.

e. 肝과 膽의 관계

肝(臟)은 陰에 屬하고 膽(腑)은 陽에 屬하며 五行에서 모두 木에 屬한다. 이 둘은 經絡을 통해 서로 연결되고, 臟腑의 表裏關系를 構成한다. 또한 기능상 相互協調하고 病理上 相互影響을 준다.

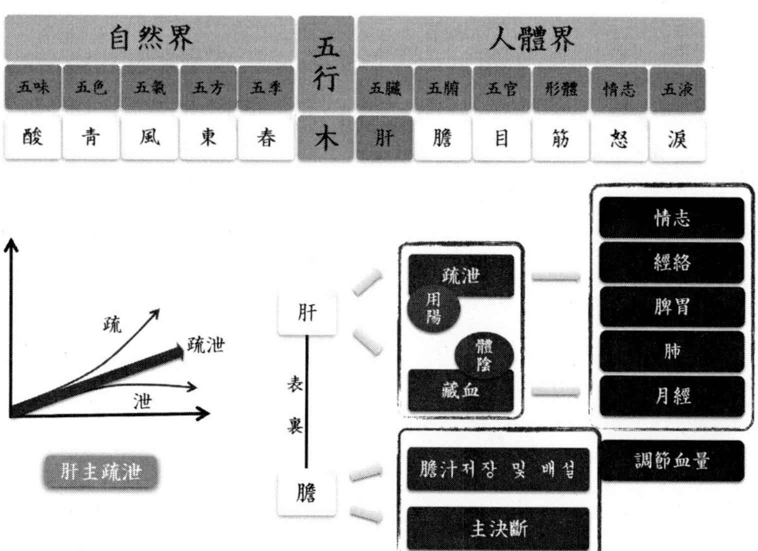

肝과 體·竅·志·液의 關係

筋

筋膜은 肝血의 滋養이 충분해야 强健해진다.

≪素問·五臟生成論≫에서 이르기를, "肝은 그 充이 筋에 있고 그 華는 爪에 나타나며…, 諸筋은 모두 관절과 연관된다"라고 하였다.

爪

爪는 筋이 延伸된 부분이다 즉, '爪는 筋의餘'이다.

目

눈의 視力은 肝의 疏泄과 肝血의 滋養과 밀접히 관련이 있다.

≪靈樞·脈度≫ 에서 이르기를 "肝와目은 경락을 통해 연결되어있어 肝의 기능이 정상적으로 발휘하여야 目이 비로소 五色을 辨別할 수 있다"라고 하였다.

怒

"怒則氣上"하다.

적당히 怒하면 肝의 疏泄 機能이 일정한 범위를 넘게 되는데, 그의 물질 기초인 臟血 또한 陰陽互根原理에 의해 증가한다.

淚

目의 液과 관련이 있다.

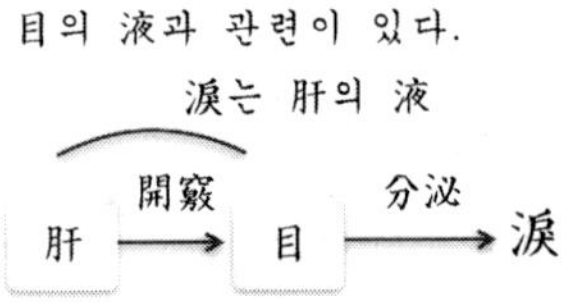

5) 腎과 腎의 系統

(1) 腎의 특성

a. 主潛蟄封藏

≪素問·六節藏象論≫에서 이르기를, "腎者主蟄, 封藏之本, 精之處也"라 하였다. 腎은 精微物質을 藏하며, 또한 納氣 기능이 있어 肺氣의 肅降을 도와 호흡이 얕아지는 것을 방지한다.

b. 腎은 先天之本

≪醫宗必讀≫에서 이르기를, "腎者, 先天之本"이라 하였다. 腎은 精을 貯藏하므로 臟腑陰陽의 根本이 되며 生命의 根本이라 하였다. 그 중 精中之陽은 腎(臟)을 통해 주로 臟腑組織을 溫煦 推動하며, 精中之陰은 腎(臟)을 통해 臟腑組織을 濡潤 滋養한

다. 그러므로 腎은 先天之本이다.

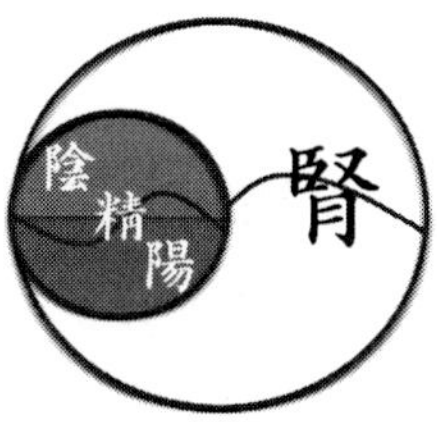

腎藏之精

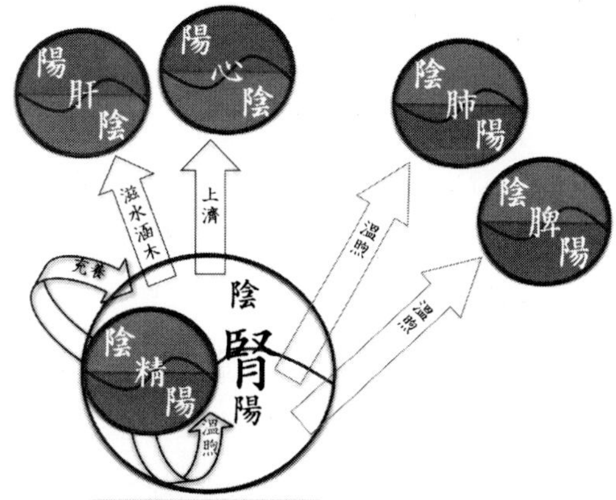

腎中之精(氣)의 效能

(2) 腎의 系統

腎은 그 華는 髮에 나타나고, 그 充은 骨에 있다. 陰中의 陰이며 冬氣와 通한다.

(3) 腎과 膀胱의 生理活動

a. 腎은 主封藏

藏精에서 精은 精微物質을 의미한다. 精은 先天之精(父母로부터 받은 것)과 後天之精(水穀精微, 肺로 吸入한 淸氣)으로 구성된다. 納氣에서 氣는 肺로 吸入한 自然의 淸氣를 의미한다. 즉, 精微物質의 封藏을 주관한다.

b. 腎은 主水

全身의 水液代謝를 調節한다. 또한 膀胱開合과 尿液排泄을 주관한다.

c. 膀胱은 尿液을 貯存, 排泄

膀胱에 尿液을 貯藏하며, 氣化를 통해 體外로 排出한다.

d. 腎과 膀胱의 관계

腎(臟)은 陰에 屬하고 膀胱(腑)은 陽에 屬하며 五行에서 모두 水에 屬한다. 이 둘은

經絡을 통해 서로 연결되고, 臟腑의 表裏關系를 構成한다. 또한 機能상 相互協調하고 水液代謝와 尿液의 排泄에 參與한다.

自然界					五行	人體界					
五味	五色	五氣	五方	五季		五臟	五腑	五官	形體	情志	五液
鹹	黑	寒	北	冬	水	腎	膀胱	耳	骨	恐	唾

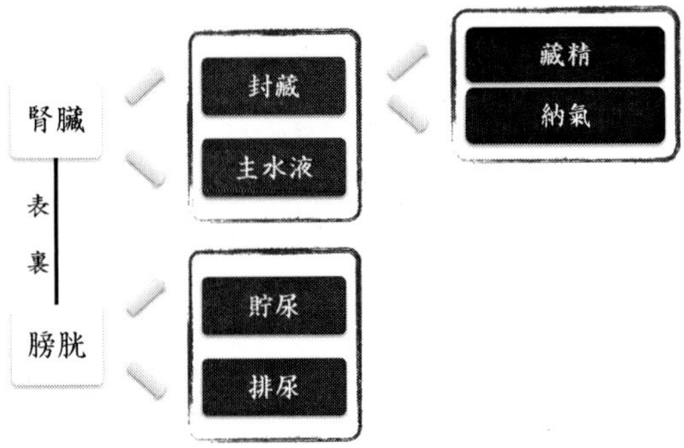

腎과 體·竅·志·液의 關係

骨

腎精은 髓를 化生하므로 骨을 滋養한다.

≪素問·宣明五氣篇≫에서 이르기를 "五臟은 각각 主된 五體에서 腎은 主骨이다"라고 하였다.

腦

腦는 髓가 모이는 장소이다.

≪靈樞·海論≫에서 이르기를 "腦은 髓 之海이다"고 하였다.

耳

腎精은 腦髓를 充養하므로 髓海가 채워지면 귀가 정상적으로 기능한다.

≪靈樞·脈度≫에서 이르기를 "腎와耳은 경락을 통해 연결되어 있어 腎의 효능이 정상발휘 하여야 耳는 비로소 五音을 聞할 수 있다"고 하였다.

齒

'齒는 骨의 餘'이다, 齒와 骨은 함께 腎精로부터 充養된다.

前陰

膀胱의 開合을 調節하며, 排尿와 밀접하게 관련한다.

後陰

腎陽은 脾胃를 溫煦하여 水穀運化를 이롭게 하며,
腎陰은 大腸을 濡潤하여 大便이 잘 나오게 한다.

髮 腎精(氣)은 溫煦 · 推動 · 滋養 · 濡潤 기능을 통해 血液을 化生하므로 毛髮을 滋養한다.

또한 東醫學에서는 '髮은 血의 餘'이라 하였다.

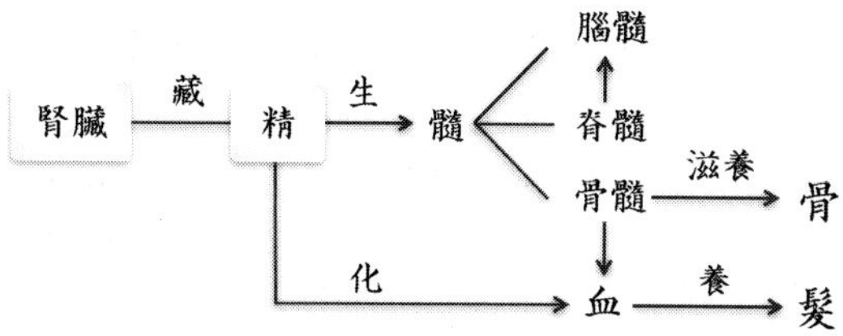

唾 唾는 腎精이 化한 것으로 腎의 精氣를 滋養한다.

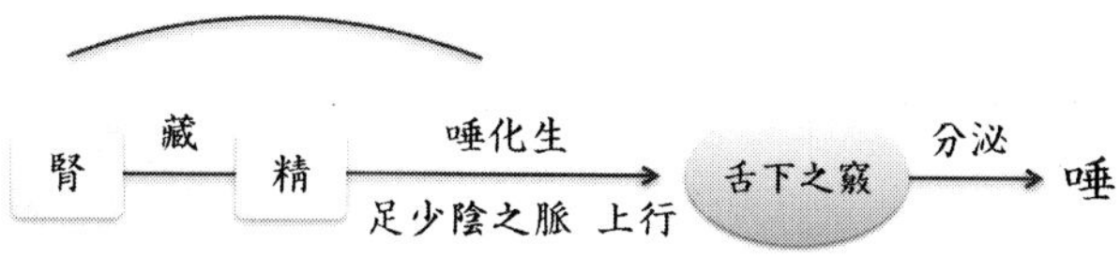

3. 六腑의 生理

六腑는 膽 · 胃 · 小腸 · 大腸 · 膀胱 · 三焦를 가리킨다. 구조상의 특징은 담낭을 제외한 공간에 비어 있는 부분을 가진 모든 신체 조성을 의미한다. 체내에 존재하는 남은 음식물들과 직접 접촉한다는 특징과 더불어 주로 水液 대사와도 밀접하게 관련되어 있다.

六腑의 생리적 활동은 水穀을 受納하고, 腐熟 吸收 후의 음식산물을 아래로 排泄시키는 과정이다. 구체적으로는 음식물이 입으로 들어온 후 음식물의 초보적인 腐熟(이로 씹고, 涎液으로 消化를 보조) 후, 食道를 통하여 胃로 수납된다. 나아가 담즙이 관여하여 胃에서 확실하게 腐熟하므로 消化가 진행되며, 수액의 일부를 흡수하여 脾가 胃 대신에 吸收된 津液을 肺로 轉輸한다. 飮食이 腐熟된 후의 産物을 아래의 小腸이 받아 泌別淸濁한다. 즉, 대부분 水液을 흡수하여 그 다음으로 脾가 小腸 대신에 吸收된 水液을 肺로 轉輸한다. 그 중 일부분의 水液은 膀胱으로 滲入하고 남은 糟粕을 大腸으로 내려보낸다. 大腸에서는 나머지 水津을 吸收하여 脾가 大腸 대신에 吸

收된 水津을 肺로 轉輸한다. 이를 통해 형성된 便은 항문을 통해 배출되어 체외로 나간다. 肺는 받은 津液을 수도를 통하여, 腎을 거쳐 膀胱으로 下輸하여 재흡수가 일어나 脾가 腎과 膀胱을 대신하여 津液을 肺로 轉輸한다. 그리고 대사 후의 산물은 尿道를 통해 체외로 배출한다.

1) 膽

膽汁이란 黃綠色의 味苦한 精汁으로 肝의 餘氣가 넘쳐 膽으로 들어가 축적되어 형성된 것을 말한다. 이를 뒷받침하는 내용으로 ≪東醫寶鑑≫에서 이르기를, "肝之余氣, 溢入于膽, 聚而成精"이라 하였다. 담즙의 기능으로는 두 가지가 있다.

첫째는 '膽汁의 貯藏 및 排泄기능'이다. 즉, 膽汁은 담낭에 저장되어 위에서 음식물을 수납하면 담즙이 관여하여 水穀의 消化 및 吸收를 촉진하는 것을 말한다. 다른 하나로는 '主決斷기능'이다. 즉, 精神意識, 思考活動의 과정 중에서 사물에 대한 판단력을 갖게 하여 행동 및 의사를 결정하게 한다. ≪素問·靈蘭秘典論≫에 이르기를, "膽者, 中正之官, 決斷出焉"이라 하였다. 이는 膽이 中正의 기관으로 決斷이 나온다는 의미이다.

* 膽汁은 순수한 물질로, 맑고 정미로운 물질이며, 精汁이라고 말할 수 있다. 다른 기관으로 쓸개는 내부가 비어 있는 주머니 모양의 기관으로 膽汁이 貯藏되어 있어 적당한 때에 배설하고 消化와 밀접한 관련이 있다. 그래서 육부의 하나로 되어 있다. 또한, 담낭은 膽汁을 저장하지만 水穀과 바로 접촉하지 않아서 奇恒之腑라고도 불린다.

2) 胃

胃의 기능은 受納, 腐熟, 降濁 세 가지가 있다. 첫째로 受納이란 음식물이 食道를 통해 내려간 후 胃로 受納되는 과정이다. 둘째로 腐熟이란 消化가 진행되며, 수액의 일부를 吸收하는 과정이다. 셋째로 降濁이란 飮食腐熟된 후의 産物(糟粕)을 아래의 小腸으로 내려 보내는 과정이다.

3) 小腸

小腸의 기능은 受盛化物, 泌別淸濁 두 가지가 있다. 첫째로 受盛化物이란 飮食腐熟된 후의 産物(糟粕)을 받는 기능이다. 다른 하나인 泌別淸濁이란 다시 두 가지의 기능으로 나눈다. 첫째는 대부분 水液을 흡수(脾가 小腸 대신에 轉輸하며 그 중 일부분인 水液은 膀胱으로 滲入)하는 기능이며, 둘째는 남은 糟粕을 大腸으로 내려 보내는 기능이다.

4) 大腸

大腸은 세 가지 기능이 있다. 첫째로, 飮食腐熟된 후의 産物을 大腸으로 받는다. 둘째로, 大腸에서는 나머지 水津을 吸收한다(脾가 大腸 대신에 轉輸). 셋째로, 형성된 便은 항문을 통해 배출되어 체외로 내보낸다.

5) 膀胱

膀胱은 소변의 貯藏 및 排泄 기능이 있다. ≪素問・靈蘭秘典論≫에 이르기를, "膀胱者, 州都之官, 津液藏焉, 氣化則能出矣"라 하였다. 즉, 膀胱에 貯藏된 小便을 氣化시켜 몸 밖으로 배출한다는 의미이다.

6) 三焦

三焦는 上焦・中焦・下焦를 합한 명칭이며, 胸腔과 腹腔에 분포한다. 五臟과는 달리 陰陽 및 表裏관계가 없으므로 다른 명칭으로 '孤府'라 한다. 三焦의 개념은 두 가지로 구성되는데, '位置說'과 '通道說'이 있다.

位置說은 三焦의 위치를 기준으로 설명하였다. 上焦는 횡격막 위에 위치하며 心・肺가 이에 포함된다. 中焦는 횡격막 아래에서 배꼽 위를 위치하며 脾・胃・肝이 이에 포함된다. 下焦는 배꼽 아래에 위치하며 肝・腎・膀胱・大腸・小腸・子宮(여성의 경우)이 이에 포함된다.

* 단, 肝은 부위는 中焦에 속하지만, 기능상으로는 下焦에 속한다.

通道說은 三焦의 특징을 기준으로 설명하였다. 그러한 특징으로, 첫째, 元氣를 순행하게 하는 특징이 있다. ≪難經 · 六十六難≫에 이르기를, "三焦者, 元氣之別使也, 主通行三氣, 經歷於五臟六腑"라 하였다. 즉, 元氣는 三焦를 통과해 전신에 퍼진다는 의미이다. 둘째, 水液을 운행하는 특징이 있다. ≪素問 · 靈蘭秘典論≫에 이르기를, "三焦者, 決瀆之官, 水道出焉"이라 하였다. 즉, 水液은 三焦를 통해서 분산한다는 의미이다.

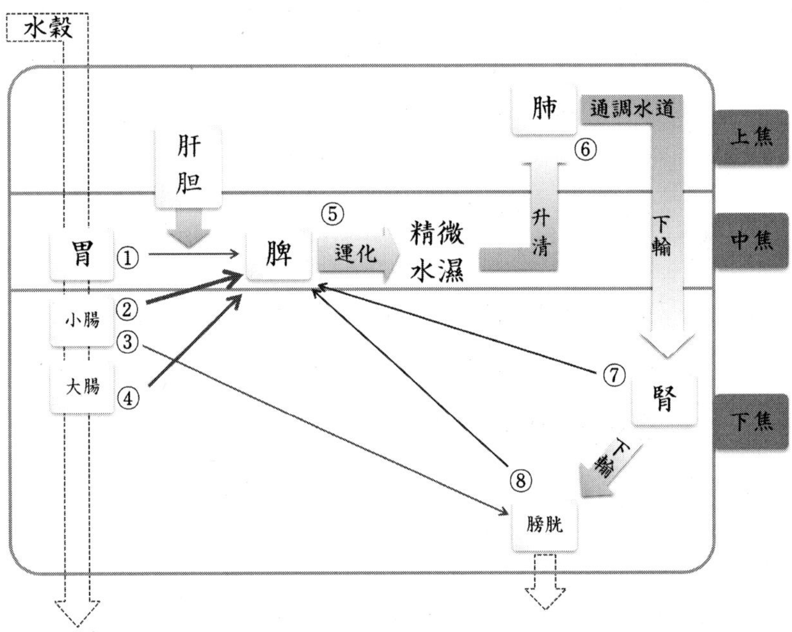

4. 奇恒之腑의 生理

奇恒之腑는 腦 · 髓 · 骨 · 脈 · 膽 · 女子의 胞를 의미한다. 奇恒之腑의 공통적 특징으로는 비어 있는 기관으로 水穀과 직접 접촉하지 않으므로 이러한 특징이 腑와 닮

았으나 腑는 아니다. 마찬가지로 精氣를 저장하는 역할은 五臟과 유사하나 臟은 아니다. ≪素問·五臟別論≫에 이르기를, "腦, 髓, 骨, 脈, 膽, 女子胞, 此六者, 地氣之所生也, 皆藏於陰而像於地, 故藏而不瀉, 名曰奇恆之腑"라 하였다. 즉, '腦·髓·骨·脈·膽·女子胞(子宮) 6개는 地氣에서 생겼으며 이를 간직하고 버리지 않아, 臟이라고 불러졌어야 했으나 비어 있어서 腑라고 부른다'는 의미이다.

奇恒六腑의 특수성으로는 膽을 제외한 奇恒五腑는 내부장기와의 表裏관계 그리고 五行관계도 없다는 것이다. 다만 經絡 중의 奇經八脈과는 밀접한 관련이 있다. 또한 精·骨·髓·腦 사이에 연관성이 있어 腎과 밀접한 관계가 있으며, 脈은 혈맥을 주관하는 心과 밀접한 관계가 있고, 女子胞는 主疏泄, 主藏血 기능이 있는 肝과 밀접한 관계가 있다.

1) 腦

腦는 정신활동과 밀접한 관련이 있다. 이에 李時珍은 "腦는 정신의 府이다"라고 하였다.

2) 髓

髓는 骨髓, 脊髓, 腦髓를 의미한다. ≪素問·五臟生成≫에 이르기를, "諸髓者, 皆屬於腦"라 하였다. 즉, 모든 髓는 腦에 속한다는 의미이다. 髓는 骨에 양분을 주고 腦를 보충한다. 또한 血液을 生成하고 轉化할 수 있다.

3) 骨

骨은 骨格을 의미하며, 髓를 저장하므로 '骨은 髓의 府'라고 전해온다. 또한 骨은 형태를 지탱하며, 內臟을 보충한다. 또한, 腎과 관계가 밀접하여 '腎은 精을 저장하고 骨을 담당하며 骨髓를 만들어 腦까지 통하게 한다'고 전해온다.

4) 脈

脈은 血脈을 의미하며 血液이 지나가는 통로이므로 '脈은 血의 府이다'라고 전해온다. 또한 脈은 心과 밀접한 관련이 있다. 즉, '心主血脈'이라 할 수 있다.

5) 女子胞

女子胞는 胞宮, 子宮을 의미하며, 月經, 帶下, 姙娠, 分娩과 밀접한 관계가 있다. 이것은 臟腑, 經絡, 氣血 및 天癸의 기능 활동이 女子胞에 미치는 영향의 결과이다.

月經은 그 周期가 약 28일 전후이고, 經期(지속시간)는 3~5일이다. 經量은 50~100ml이고, 經色(月經의 色)은 淡紅色이다. 經質은 不稀不稠, 不凝結, 無血塊하다. 14세 전후에 정기가 성하여 天癸至하면 初潮가 온다. 幷月이란 두 달에 한 번씩 월경하는 것을 의미한다. 49세 전후에는 정기가 쇠하여 天癸竭하여 絶經한다.

帶下란 여성의 陰道에서 흘러나온 粘膩한 액체이며 그 색이 백색이면 이상이 없는 것으로 본다.

姙娠 시에는 脈象이 滑脈으로 나타나며, 分娩이란 10개월(약 280일) 끝에 胎衣 음도에서 娩이 나오는 과정을 말한다. 또한 女子胞는 衝脈·任脈과 밀접한 관계가 있다.

* 精室

精室은 남성의 胞이며 睾丸, 附睾, 精囊腺, 前立腺을 포함한다. 정자를 만들고 저장하며 번식을 담당한다. 衝脈·任脈과 밀접한 관계가 있다. ≪中西匯通醫經精義·下卷≫에 이르기를, "女子之胞, 男子爲精室, 乃血氣交會, 化精成胎之所, 最爲緊要"라 하였다. 즉, 女子胞(子宮)와 남성의 精室은, 氣와 血이 만나고 生命을 만드는 곳이므로 매우 중요한 장소이다.

6) 膽

六腑 설명 참조

5. 臟腑간의 關係(五臟간의 關係)

1) 心과 肺

心과 肺는 上焦에 같이 있다. 心은 血을 주관하고, 肺는 氣를 주관한다. 心은 血을 推動하고, 肺는 呼吸을 주관한다. 즉, 氣와 血은 상호의존하는 관계이다.

2) 心과 脾

心은 血을 生成하고 推動한다. 脾는 氣와 血을 만드는 원천이 된다. 血液이 血脈 안에서 흐르도록 統血한다. 즉, 心·脾는 血液의 生成과 運行에 관여한다.

3) 心과 肝

心은 血을 주관하고, 主神志한다. 肝은 血을 貯藏하며(혈액량을 조절), 情志를 조절한다. 즉, 心·肝은 血液과 精神 모두를 조절한다.

4) 心과 腎

心은 上焦에 있으며, 五行 중 火에 속한다. 腎은 下焦에 있으며, 五行 중 水에 속한다. 그러므로 腎水는 위로 올라가 心陰을 돕고, 心火를 제어하여 너무 왕성해지지 않도록 조절한다. 心火는 아래로 내려가 腎火를 溫煦하게 하여 腎水가 너무 차지 않도록 조절한다. 즉, 心·腎은 上下相濟의 관계이다.

5) 肺와 脾

肺는 몸의 氣를 주관하며, 水道를 통하게 하고 조절해준다. 脾는 氣의 生成 根源이며, 水濕을 運化시켜준다. 즉, 肺·脾는 氣의 生成과 津液의 分布를 담당한다. 또한, 脾·肺는 母子關係이므로 臨床治療에 補脾를 하여 益肺한다.

6) 肺와 肝

肺氣는 主降하며 西方과 관계가 있다. 肝氣는 主昇하며 東方과 관계가 있다. 따라서 肝升肺降의 평형을 유지한다. ≪素問·刺禁論≫에 이르기를, "간은 왼쪽으로 상승하고, 폐는 오른쪽으로 하강한다"고 하였다. 즉, 肺·肝은 氣機升降을 조절한다.

7) 肺와 腎

肺는 呼吸을 주관하며 腎은 納氣를 주관한다. 肺가 (呼)吸한 淸氣는 腎이 納藏한다. 肺는 水道를 통하게 하고 조절하며, 腎은 몸의 모든 水를 주관한다. 즉, 肺·腎은 呼吸과 津液대사에 관여한다.

8) 肝과 脾

肝은 疏泄을 주관하며 血을 貯藏한다. 脾는 運化를 주관하며 血을 生成하고, 血脈을 統攝한다. 즉, 肝·脾는 疏泄, 運化, 藏血, 血脈의 조절에 관여한다. 구체적으로 肝은 剋 脾胃하므로 脾·胃 간의 動態平衡을 이루게 한다.

9) 肝과 腎

肝은 血을 貯藏하며, 腎은 精을 貯藏한다. 精과 血의 根源은 水穀精微이다. 精은 血를 化生할 수 있다. 또한, 肝·腎은 母子關係이므로 臨床治療에 滋腎水하여 益肝血한다.

10) 脾와 腎

脾胃는 中焦에 있으면서 氣機 升降出入의 中樞라고 하며, 氣血化生의 근원으로서 後天之本이라 한다. 그러므로 上焦의 心·肺나 下焦의 肝·腎 모두 脾·胃로부터 蔭養을 받는다. 腎은 精을 저장하고, 精은 氣를 화하게 하며 先天之本이라고 한다. 또한 氣는 溫煦推動기능이 있으므로 五臟의 기능활동을 촉진하는 작용을 한다.

즉, 後天은 先天을 充養하며, 先天은 後天을 溫煦한다.

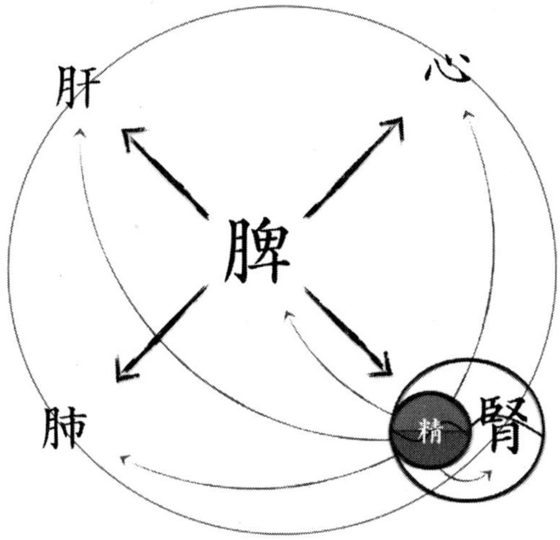

제6장 氣 · 血 · 津液

1. 氣 · 血 · 津液

氣 · 血 · 津液이란 인간 생활의 활동을 유지하고 구성하는 기본 물질이며, 臟腑를 포함한 경락 및 다른 기관의 생리 활동의 기초이다. 또한, 인체의 생명 활동에서 臟腑는 기능 활동을 통해 氣 · 血 · 津液을 끊임없이 化生케 한다. 그러므로 氣 · 血 · 津液과 臟腑는 상호의존, 상호협소관계이다. 氣와 血 · 津液은 陰과 陽으로 나눌 수 있으며, 氣는 陽으로서 推動 溫煦하는 기능이 있고, 血 · 津液은 陰에 해당하여 滋潤 濡養하는 기능이 있다.

氣 · 血 · 津液學說이란 氣 · 血 · 津液의 생성과 운행을 토대로 생리 기능 및 상호

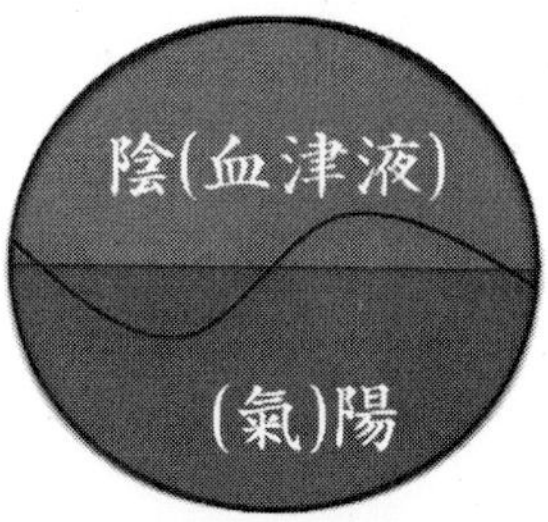

氣血津液

관계에 대하여 연구한 이론이다. 즉, 氣·血·津液學說은 동의학 이론의 중요 부분이 되어 경락학설, 장부학설 이론과 동등하게 중요하다.

2. 氣

氣란 물질과 기능 활용의 두 가지 뜻이다. ≪莊子·知北遊≫에서는 "사람 생명활동은 氣의 취합이다"라고 하였다. 즉, 氣는 인체생명을 구성하는 기본물질이다.

또한 氣 자체는 육안으로 파악하기 어려운, 微小한 물질이므로 그 기능과 활용을 관찰함으로써 氣의 존재를 파악할 수 있다. 기능 활동적인 측면에서, 氣는 元氣·宗氣·衛氣·營氣·臟腑之氣로 나눌 수 있다.

氣의 운동형식으로는 升降出入이 존재한다. ≪素問·至真要大論≫에서는 "氣의 出入이 없으면 興亡盛衰의 자연법칙을 따르지 않는다. 그리고 순리적인 오름과 내림이 없으면 성장 발육하는 법칙도 나타나지 않는다. 그래서 모든 臟器는 昇降出入하지 않는 것이 없다"고 하였다. 즉, 升降出入을 통한 체내의 조화와 균형은 정상적인 생체 활동에 중요한 부문이다.

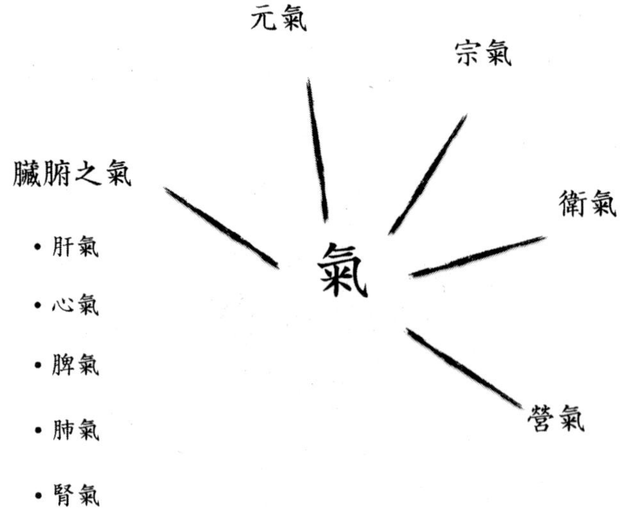

3. 氣의 분류

1) 元氣

元氣는 原氣라고 표현할 수 있으며, 이는 생명 활동의 원동력이다. 천성과 후천적으로 획득한 氣(水穀精氣+폐호흡으로 인한 淸氣)로 구성된다. 신체 기관의 조직과 장기를 활동케 하는 推動 溫煦 기능이 있다.

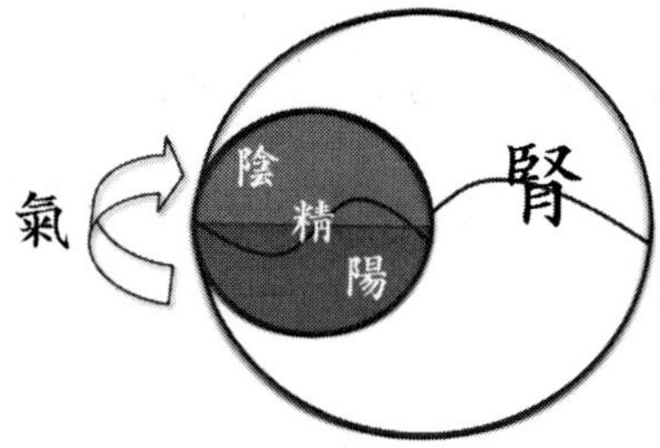

2) 宗氣

胸中에 모이는 氣로서, 水穀精氣와 폐호흡으로 인한 淸氣로 구성된다. 호흡 정도와 발성의 강도를 결정하는 신체의 氣 기능과 혈액의 형성 및 주요 성분에 해당한다.

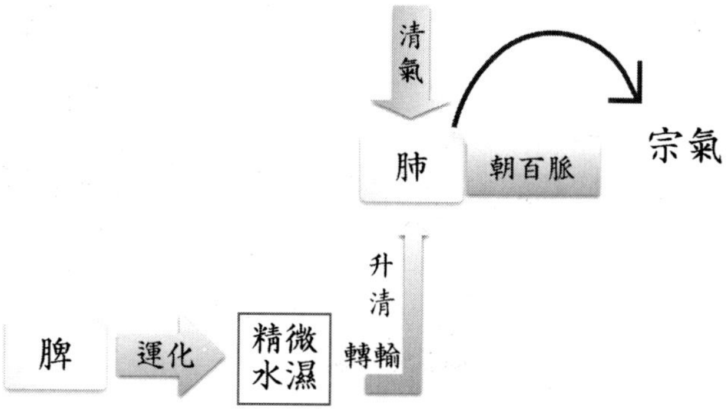

3) 衛氣

腠理 사이, 즉 脈 외부에 분포하며 순행한다. 陰陽의 互根互用 원리에 근거하여 營陰이 衛陽의 기초 인자로서 밀접한 관계가 있다. 또한 臟腑學說로 분석해보면 肺는 宣發과 皮毛를 주관하여 皮毛에 영양물질을 공급한다. 脾는 運化와 水穀精微, 四肢筋肉을 주관하여 근육에 영양물질을 공급한다. 腎은 溫煦와 諸竅를 주관하여 腠理를 돕는다. 이 세 臟腑는 결국 衛氣를 돕는 양상이 있다.

기능으로는 玄府, 즉 汗孔을 固攝하는 기능과 溫煦 기능이 있다. 이에 관하여 "혈맥은 溫해야만 순행할 수 있고, 만약 寒을 얻으면 엉기는 현상이 나타난다"고 ≪本草求眞≫에서 기술한 바 있다. 또한, 肌表를 보호하고, 外邪의 침입을 막으며, 腠理 사이를 흐르는 血脈을 推動한다.

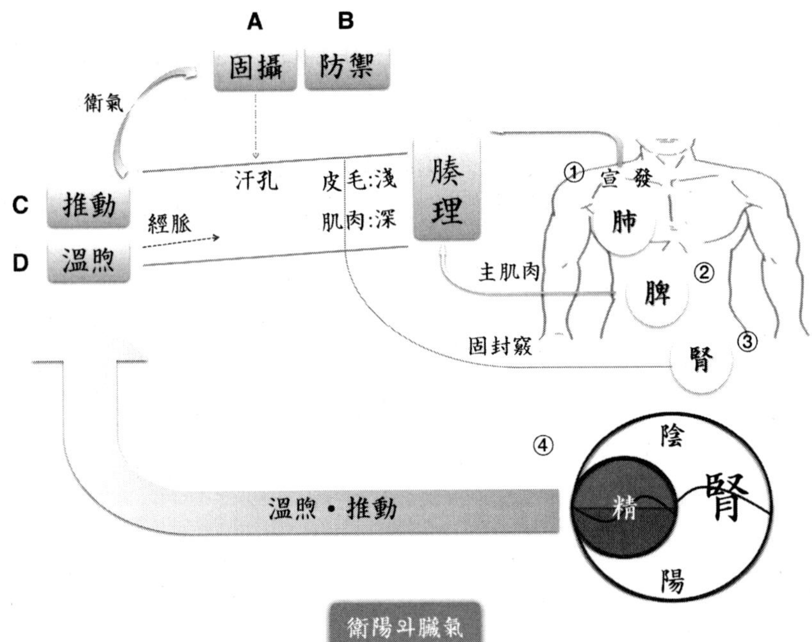

衛陽와臟氣

4) 營氣

血脈 내에서 순행하는 氣로서, 혈액 중 영양 물질을 구성한다. 전신에 영양을 주는 기능과 衛氣의 기반으로서 작용한다.

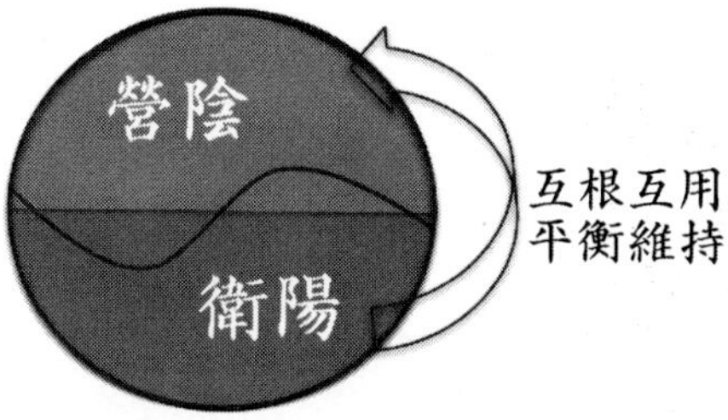

衛陽와 營陰

5) 臟腑之氣

肺氣의 기능으로, 宣發 / 素降 / 通調水道 / 下輸(經腎) / 膀胱이 존재한다.

心氣의 기능으로, 主神志 / 主血脈이 존재한다.

脾氣의 기능으로, 主運化 / 主升清 / 主統血이 존재한다.

肝氣의 기능으로, 主疏泄 / 主血脈이 존재한다.

腎(臟)氣의 기능으로, 主封藏 / 主水液이 존재한다.

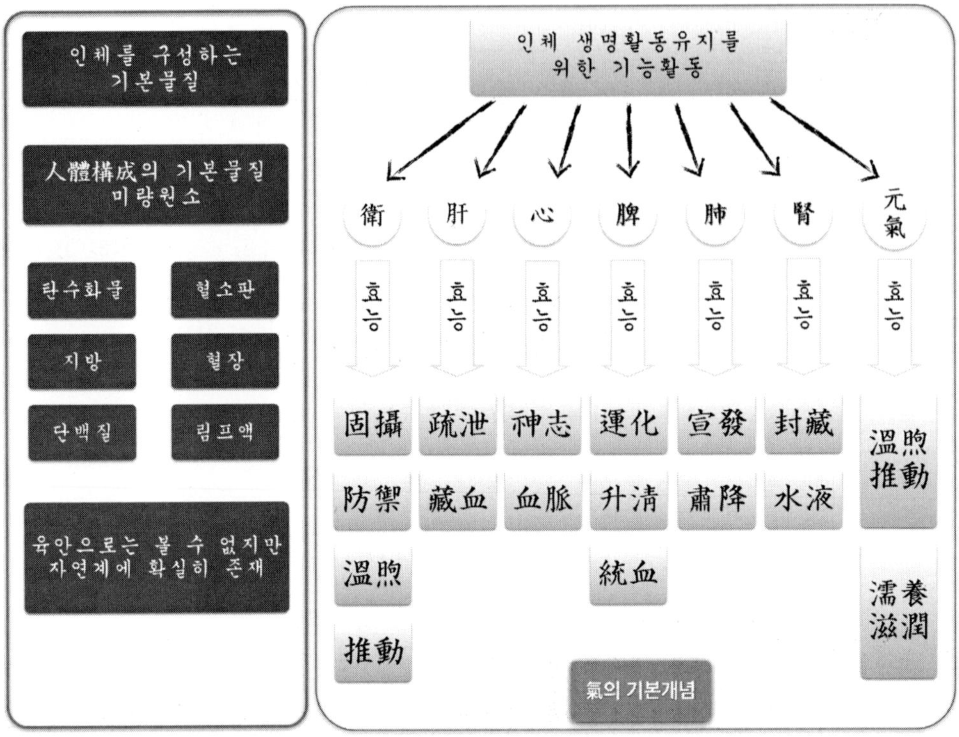

4. 血

血(液)이란 적당량의 붉은색 액체가 일정한 속도로, 미온 상태를 유지하면서 혈관 내를 흐르는 것을 말한다. 血은 인간 생활의 활동을 유지하고 구성하는 기본물질이다. 血(液)의 기능은 전신의 臟腑 조직 기관을 濡潤, 滋養하는 것이다.

≪素問・五藏生成論≫에서 이르기를, "血이 肝을 滋養하면 눈이 떠지며 血이 발(足)을 滋養하면 보행할 수 있게 하고, 血이 손을 滋養하면 움켜잡는 힘이 생기고, 血이 손가락을 滋養하면 미세한 손동작이 가능하게 된다"고 하였다.

血(液)의 化生은 주로 心・肺・脾・腎 간의 상호협조 결과이다. 즉, 心氣의 溫煦 작용을 통하여 붉은색으로 변하는데, 이 전에 肺의 호흡을 통하여 清氣를 끌어들이는 한편, 脾胃에서 轉輸된 水穀精微와 결합하여 宗氣를 형성하여 心으로 보낸다. 脾胃에서는 水穀精微를 運化하여 肺로 보낸다. 근본적으로, 心·肺·脾·氣가 기능을 발휘하는 이유는 腎에 저장된 精氣가 溫煦 推動하기 때문이다. ≪靈樞·決氣≫에서 이르길, "脾胃가 運化水穀精微하여 肺를 거쳐 淸氣와 결합한 후, 다시 이를 心으로 보내면 心에서 이를 溫煦작용을 통하여 붉은색으로 변화시킨다. 이러한 과정으로 곧 血이 化生된다"고 언급하였다.

참고하면, 肝은 주로 혈량을 조절 하는 기능이 있다. 인체의 기능 활동에서 필요한 영양요소, 즉 氣血의 양은 인체의 상태가 안정적이냐 활동적이냐에 따른 차이가 존재한다. 안정 / 활동 상태의 차이량을 肝이 주로 저장한다. 즉, 간은 혈량을 조절한다고 말할 수 있다.

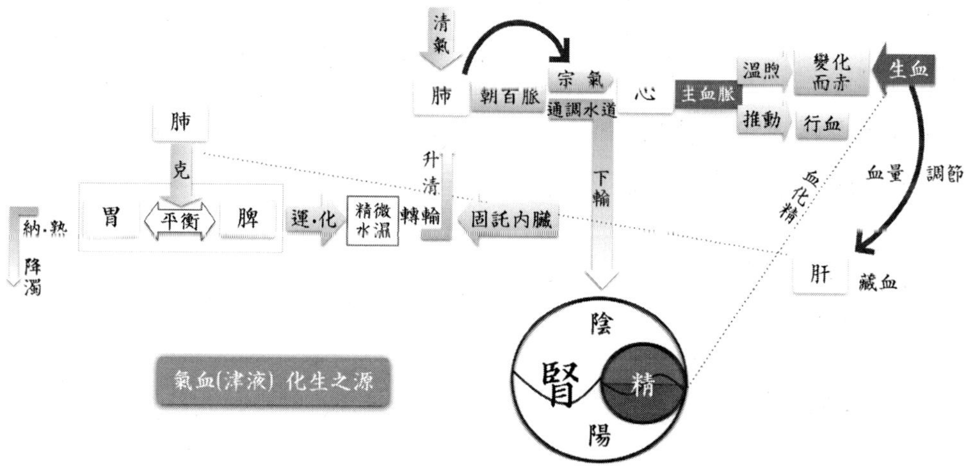

5. 津液

津液이란 인체 생명 활동을 유지하는 기본 물질 중의 하나이며 체내 모든 정상적인 水液의 총칭이다. 즉, 인체 내에 혈액을 제외한 모든 정상적인 體液은 津液에 속한다. 臟腑를 포함하여 다양한 장기와 조직에서 津液이 분비된다. 흔히 타액, 위액,

장액, 관절 사이의 활액과 눈물 등을 예로 들 수 있다. 津液의 기능은 전신의 臟腑 조직 기관을 滋潤, 濡養하는 것이다.

津과 液을 따로 분리하여 비교하면, 津은 清稀하며, 상대적으로 유동성이 크므로 주로 皮膚, 肌肉, 孔竅에 滋潤한다. 그리고 血脈에 滲入하여 붉은색 액체로 변한다. 임상에서 '傷津'은 輕證으로 나타난다.

液은 稠厚하며, 상대적으로 유동성이 작으므로 주로 臟腑, 骨節, 腦髓에 濡養한다. 임상에서 '脫液'은 重證으로 나타난다.

津液의 신진대사 과정은 다음과 같다. 음식물이 胃에서 受納되면 胃의 腐熟 기능으로 흡수하고, 대・소장으로부터 흡수한 水液이 脾로 이동되어 脾 자신의 運化기능으로 얻은 精微물질과 결합되어 폐로 水液을 수송하며, 肺는 液을 조달하여 腎을 통과하면서 방광으로 水液을 내려 보낸다. 腎・膀胱에서 재흡수된 水液은 재차 脾로 보내진다. 또한, 小腸은 흡수된 水液을 주로 脾에 보내지만 그 일부를 膀胱으로 재흡수하도록 보낸다. 대사가 완결된 노폐물은 땀, 호흡, 소변, 대변을 통하여 체외로 배출된다. 이 과정을 전신 수액 신진대사라고 한다.

水液代謝簡意圖

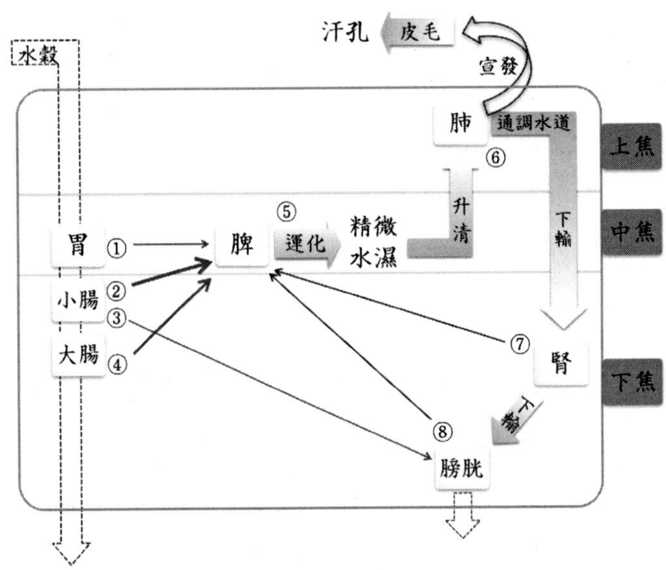

6. 氣 · 血 · 津液의 관계

1) 氣 · 血의 관계

氣는 血의 帥다. 다시 말하면, 氣能生血이며 氣는 혈액의 형성에 참여한다. 그 이유는 營氣가 혈액 중 영양 물질을 구성하고, 혈액의 형성에 心氣 · 肺氣 · 脾氣 · 腎氣가 관여하기 때문이다.

또한, 氣의 推動작용(肺朝百脈, 心主血脈, 肝主疏泄, 調暢氣機)이 순조롭게 일어나야만 혈액이 막힘없이 순행 할 수 있다. 이를 氣能行血이라고 말한다.

더 나아가 혈액이 脈管 중에 순행하는 이유는 脾氣의 統攝기능이 존재하기 때문이다. 이를 氣能攝血이라고 한다.

반대로 血은 氣의 母라고 정의할 수 있는데, 기혈을 陰陽으로 분석하면 血은 陰에 속하고 氣의 기초 물질이며, 氣는 陽에 속하며 血의 표면적 기능 활동으로 나타나기 때문이다. 그래서 血은 氣를 지지한다고 볼 수 있다. 또한 血液은 營氣를 운반(載)할 수 있다.

2) 氣 · 津液의 관계

우선 氣가 津液에 작용하는 기능은 氣能生津하는 기능, 즉 肺氣 · 脾氣 · 腎氣는 津液의 형성을 촉진하는데, 특히 脾胃가 큰 비중을 차지한다. 두 번째로 氣能行津하는 기능, 즉 肺氣 · 脾氣 · 腎氣는 津液을 推動하여 輸布와 배설을 촉진한다. 세 번째로는 氣能攝津하는 기능, 즉 衛氣 · 肺氣 · 脾氣 · 腎氣는 津液의 배설 및 분비를 조절 할 수 있으며, 津液 자체의 과도한 손실을 방지한다. 구체적으로 衛氣는 땀구멍을 固攝한다. 肺 · 脾 · 腎이 땀의 배출과 연관이 깊으므로 결과적으로 衛氣가 肺 · 脾 · 腎의 세 臟腑와 밀접한 관련이 있다.

津液이 氣에 대한 작용은 氣와 津液을 陰陽으로 나누어 볼 때, 津液은 陰에 속하고 氣의 기초 물질로 볼 수 있기 때문에, 氣는 陽에 속하고 津液의 표면적인 기능 활동으로 나타난 것으로 관찰된다. 그러므로 津液은 氣를 지지한다.

또한, 津液은 氣를 운반(載)할 수 있다. 그러므로 脫津의 병리 현상이 존재할 때 氣는 이에 따라 竝進 소모된다.

3) 血 · 津液의 관계

血과 津液은 모두 액체 물질인데, 氣와 더불어 이들을 陰陽으로 분석해보면 血·津液은 陰에 속하며 모두 水穀精微로부터 化生된다. 이를 '津血同源'이라고 하며 생리상 津液과 血은 상호 협조하고 상호 轉化할 수 있으며, 곧 병리 현상에서도 깊은 연관이 있는 행태이다. ≪靈樞·營衛生會≫에서는, "血이 손실된다면 땀도 없고, 땀을 흘러 잃어버리면 血도 감소한다"고 하였으며, ≪傷寒論≫에서는, "衄家(코피를 흘리는 사람)와 피를 과도하게 손실한 사람은 땀을 낼 수 없다"고 하였다. 즉, 津液과 血은 공통적으로 營養 滋潤하는 기능이 있다.

제7장 經 絡

1. 經絡의 개념

經絡은 전신에 분포된 체내 氣血운행의 중요 통로이며, 또한 체내 각 부위를 연결하는 經路이다. 이는 안으로 臟腑에 속해 있고, 밖으로 四肢關節과 관련되어 있으며 表裏와 통하고 上下를 관통한다. 經絡의 소통에 의거하여 인체는 臟腑와 皮毛, 孔竅, 肌肉, 筋腱, 骨髓, 외부의 기관 등과 연결되어 하나의 유기체를 형성한다.

經絡學說이란 人體經絡系統의 생리기능, 병리변화 및 臟腑 간의 상호 관계를 연구하는 학설이며, 東醫學 이론 체계의 중요한 구성부분이다.

세부적으로 살펴보면, 經絡이란 經脈, 絡脈 및 連屬조직의 총칭을 말한다. 그리고 經脈은 經絡계통의 종행간선으로 주로 심층 부위를 순행하는 것이고, 絡脈은 網絡이란 뜻이며, 幹線에서 갈라진 대소 지선, 주로 비교적 얕은 부위를 순행한다. 이렇듯 經絡은 종횡으로 교차하여 전신 회로망처럼 미치지 않은 곳이 없다.

經脈과 絡脈은 인체 내 臟腑조직과 바깥에 있는 기관을 연결하여 유기체를 형성한다.

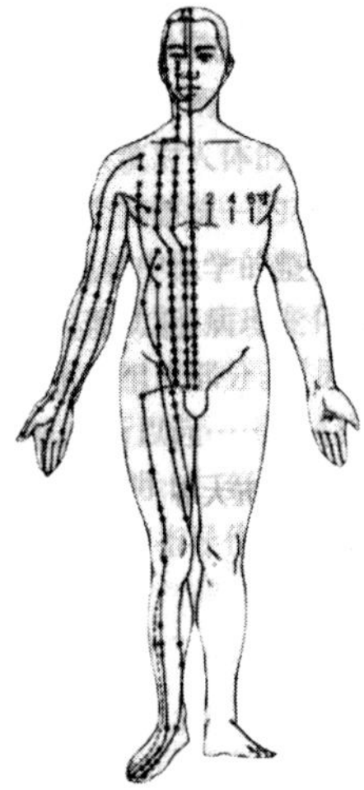

十二經分布概況(前面)

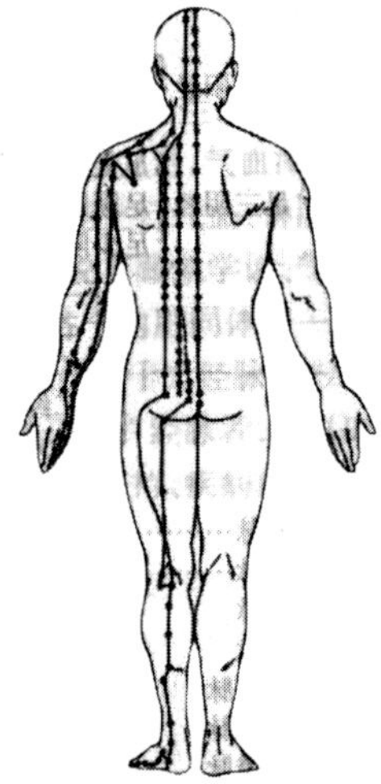

十二經分布概況(背面)

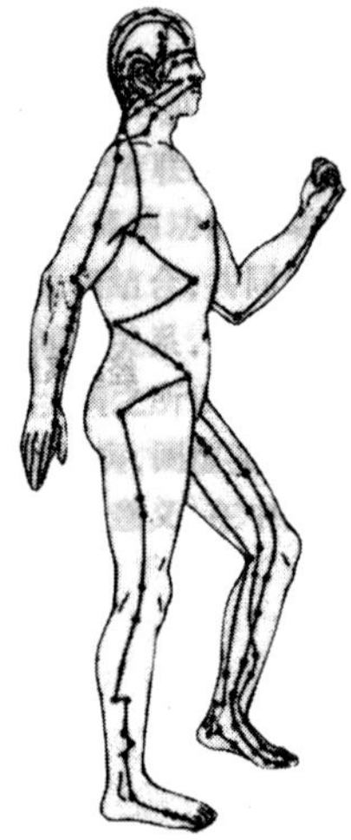

十二經分布概況(側面)

2. 經絡學說의 형성 과정

'經絡'은 ≪黃帝內經≫에서 먼저 나타났다. 그 중 ≪靈樞·經脈≫을 경락에 대한 가장 완전한 篇으로 볼 수 있는데, 경락의 체표순행부위, 輸穴 및 臟腑와의 連屬관계, 경락간의 연결, 십이경병증 등이 상세히 묘사되어 있다. ≪難經≫은 ≪黃帝內經≫을 기본으로 십이경락병증을 보충 설명하였고, '기경팔맥'에 대한 인식도 構築하였다. 뒤이어 장중경이 쓴 ≪傷寒雜病論≫에서는 ≪黃帝內經≫의 십이경병증분류법을 더욱 보강 발전시켜서 '육경변증'으로 재정립하였다. 한편, 진나라의 皇甫謐은 최초로 경혈학 전문의서인 ≪鍼灸甲乙經≫을 저술하였는데, 장부경락학설을 주창하면서 경락과 혈위를 연관지어 그 내용을 정리하였다. 당나라의 甄權은 ≪明堂圖≫를 저술하였고, 송나라의 王惟一은 ≪銅人腧穴鍼灸圖經≫ 3권을 정리하였을 뿐만 아니라, '銅人' 두 개를 입체적인 형태로 鑄造하였다. 원나라의 滑壽는 ≪十四經發揮≫를 기술하였으며 최초로 십이경에 임·독 二脈을 더하여 '十四經'이라고 정의했다. 명나라의 李時珍은 ≪奇經八脈考≫를 집필하고, 마침내 기경팔맥이론을 심층적으로 완성하였다.

3. 經絡의 체계

經絡은 經脈, 絡脈, 連屬部分으로 구성되어 있으며, 신체 내외를 마치 그물망처럼 하나의 계통으로 구성하였다.

經脈은 正經, 奇經(八脈), 經別(十二)의 세 가지로 분류할 수 있다.

正經은 十二正經, 十二經이라는 별칭이 있다. 手六經, 足六經을 포함한다. 수육경은 다시 陰經과 陽經으로 나누어 각각 手三陰經, 手三陽經으로 정의한다. 足六經 또한 음경과 양경으로 나누어 각각 足三陰經, 足三陽經으로 정의한다.

구체적으로 살펴보면 수삼음경에는 手太陰肺經・手厥陰心包經・手少陰心經이 있고, 수삼양경에는 手陽明大腸經・手少陽三焦經・手太陽小腸經이 있다. 족삼음경에는 足太陰脾經・足厥陰肝經・足少陰腎經을 포함하고, 족삼양경에는 足陽明胃經・足少陽膽經・足太陽膀胱經이 있다.

奇經八脈은 총 여덟 가지인데, 督脈・任脈・衝脈・帶脈・維脈(음・양)・蹻脈(음・양)이다.

十二經別은 十二經脈에서 분리되어 總 十二條가 있다. 絡脈은 別絡・浮絡・孫絡을 포함한다. 連屬部分은 經絡과 신체를 연결시키는 조직구조이다. 내부적으로 오장육부에 속하고, 외부적으로는 피부 및 근육을 연결시킨다. 십이경근, 십이피부가 포함된다.

- 經脈
  - 十二(正)經

	陰(臟)	陽(腑)
手	太陰肺	陽明大腸
	少陰心	太陽小腸
	厥陰心包	少陽三焦
足	太陰脾	陽明胃
	少陰腎	太陽膀胱
	厥陰肝	少陽膽

  - 奇經八脈 : 任脈 · 督脈 · 衝脈 · 帶脈 · 陽維脈 · 陰維脈 · 陽蹻脈 · 陰蹻脈
    - *작용 : 氣血運行의 주요 通道이며, 臟腑와 직접적인 絡屬관계
  - 十二經別 : 十二經脈에서 나와 체내의 表裏兩經을 통해주는 지맥
- 絡脈 – 十五絡脈
  - 十二正經
  - 任督二脈
  - 脾之大絡
  - *孫絡 : 別絡에서 분리해 나온 더 세소한 絡脈
  - 浮絡 : 비교적 얕은 기표나 체표를 순행하는 낙맥
- 連屬
  - 十二經筋 : 四肢百骸의 근육을 연결하고 관절운동을 주관
  - 十二皮部 : 全身體表와 十二經이 순행하는 부위와 상응하는 구역

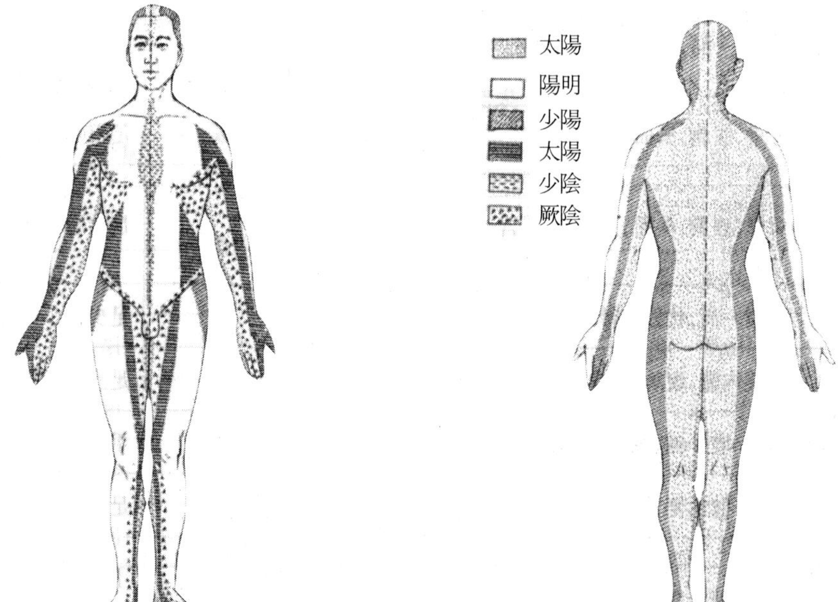

4. 十二經脈

1) 十二經脈의 命名

대부분의 사물은 陰과 陽, 이분법적으로 나누는 것이 가능하다. 따라서 經絡체계 대부분을 陰陽으로 구분하여, ①手足 ②三陰三陽 ③臟腑로 命名한다. 十二經脈은 인체 좌우에 대칭으로 분포하며, 經別과 別絡을 통하여 서로 연관한다.

三陰과 三陽은 陰氣와 陽氣의 盛衰에 따라 구분한다. 陰氣가 가장 盛한 것을 太陰, 그 다음을 少陰, 마지막을 厥陰이라 하며, 陽氣 역시 가장 盛한 것을 陽明, 그 다음을 太陽, 마지막을 少陽이라 한다.

三陰과 三陽의 명칭은 經絡(포괄 經脈, 經別, 絡脈, 經筋)에 광범위하게 응용되며, 사지의 내측을 陰, 외측을 陽으로 命名하고 각 부분을 三陰, 三陽으로 나눈다.

上肢 내측을 手三陰이라 하며, 手太陰・手厥陰・手少陰,

上肢 外側을 手三陽이라 하며, 手陽明・手少陽・手太陽,

下肢 外側을 足三陽이라 하며, 足陽明・足少陽・足太陽,

下肢 內側을 足三陰이라 하며, 足太陰・足厥陰・足少陰이라고 한다.

여기서 인체手足陰陽의 명명은 經絡과 四肢의 관계가 가장 중요하다.

2) 臟腑와의 연계

經脈은 六臟六腑에 내부적으로 속하며, 十二經脈도 각각 하나의 臟腑에 絡屬한다. 臟은 상대적으로 陰이고 腑는 陽이다. 구체적으로 말하면 陰經은 臟에 속하고 腑에 연결되며, 陽經은 腑에 속하고 臟에 연결된다. 이렇게 하여 陰과 陽, 臟과 腑 사이의 表裏相合관계가 형성된다.

臟脈은 臟의 위치에 따라, 胸에 위치하는 臟(肺・心・心包)은 手陰經과 연계하며 肺經・心經・心包經으로 명명하고, 腹에 위치하는 臟(脾・肝・腎)은 足陰經과 연계하며 脾經 · 肝經 · 腎經으로 명명하였다.

六腑는 각자 臟의 表裏相合관계에 따라 陽經과 서로 연계되어 있다.

3) 十二經脈 走向

手三陰經은 흉부에서 시작하여 上肢 內側을 경과하여 손가락 끝에 이르며,

手三陽經은 손끝에서 시작하여 上肢 外側과 어깨, 목을 경과하여 머리에 이른다.

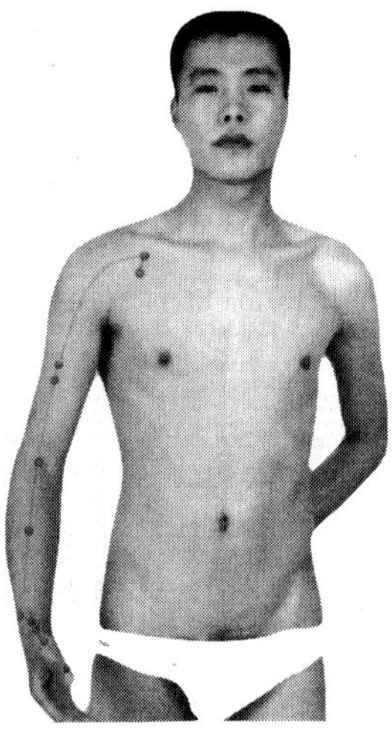

手太陰肺經

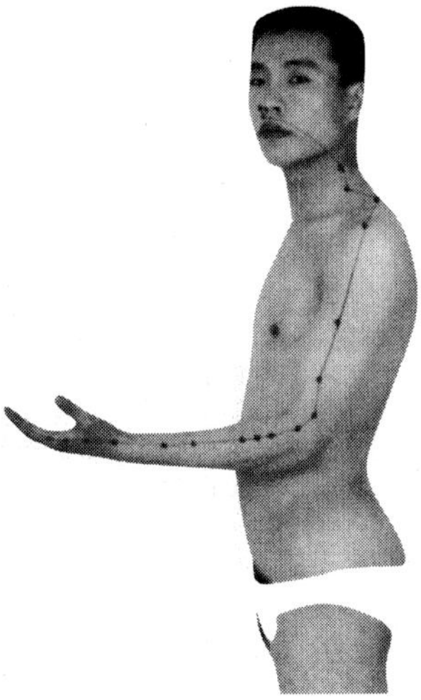

手陽明大腸經

足三陽經은 머리에서 시작하여 몸 뒤쪽, 옆쪽, 앞쪽으로 내려가 下肢 외측을 따라 발가락 끝에 이르며, 足三陰經은 발에서 시작하여 下肢 내측과 腹部를 경과하여 흉부에 다다른다.

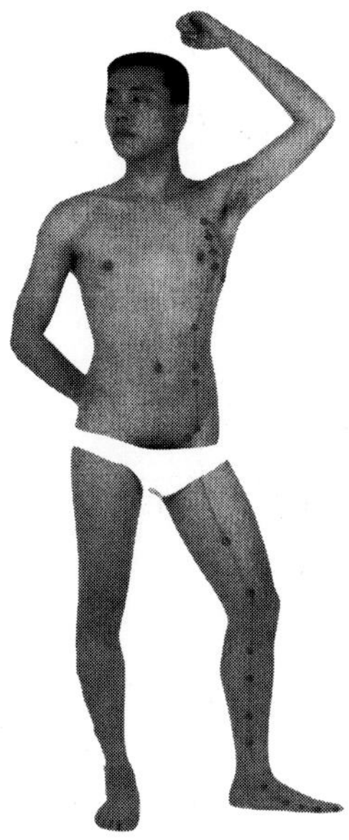

足太陰脾經

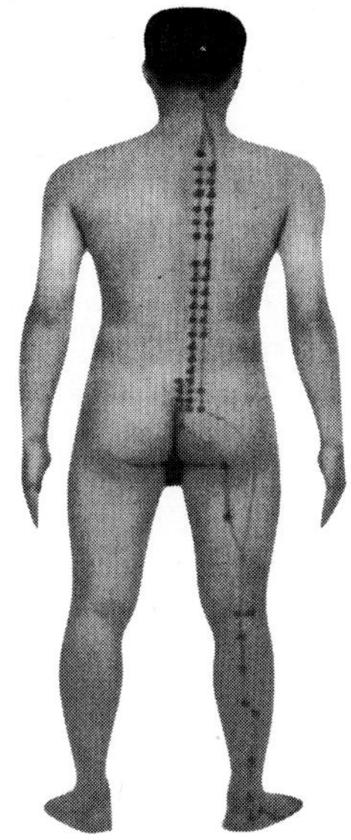

足太陽膀胱經

4) 十二經脈 循行

十二經脈은 '如環無端'(예 : 반지)의 순환 經路를 구성한다.

交接規律은 相互 表裏관계인 陰經과 陽經은 사지부에서 서로 연결되며, 同名의 手足陽經은 두면부에서 서로 연결된다(頭爲諸陽之會). 또한, 手足陰經은 흉부에서 서로 연결된다.

氣血은 中焦에서 水穀精微로부터 化生되며, 十二經脈은 氣血運行의 주요 통로이다. 또한 氣血은 十二脈 流注 과정 중에 脈氣는 후술하는 두 가지 형식으로 交接한다.

體內에서는 臟과 腑의 '屬', '絡' 관계로 교접한다.

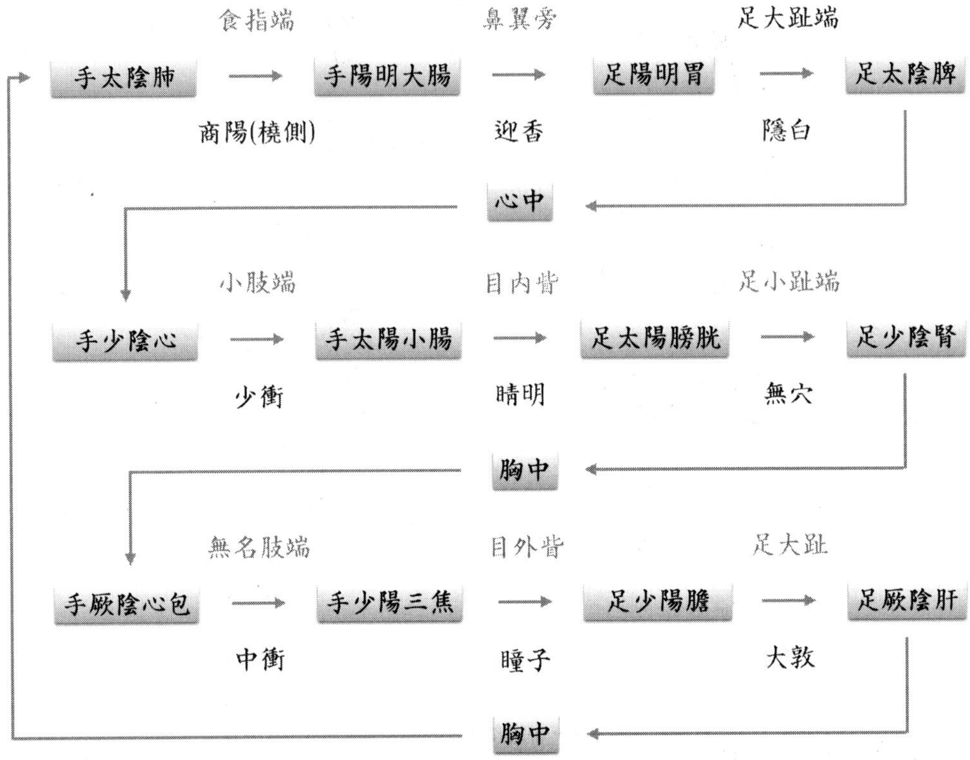

5) 十二經脈 分布概況

a. 四肢部

四肢部			前緣	中線	後緣
	陰經	內側	太陰	厥陰	少陰
	陽經	外側	陽明	少陽	太陽

※ 下肢 內側은 안쪽 복숭아뼈 위를 말한다.

八寸處		前	中線
	以上	脾	肝
	以下	肝	脾

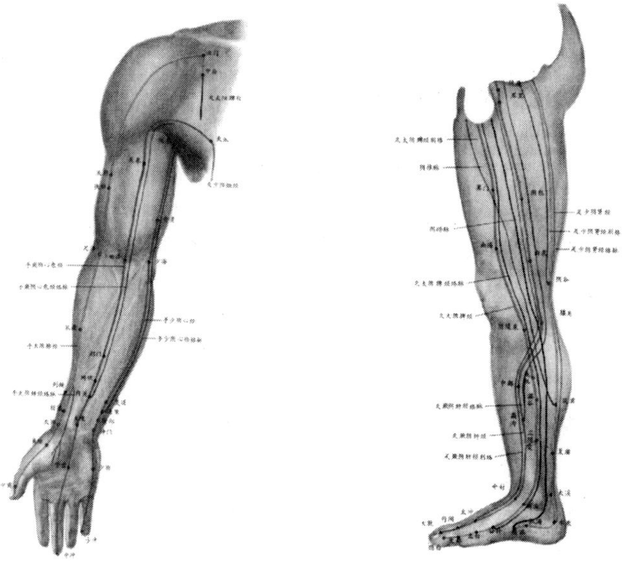

四肢部

b 頭面

陽明	面部(얼굴)	額部(이마)	
少陽	頭側(머리)		
太陽	面頰(뺨)	頭頂(목널미)	後項部(후두부)

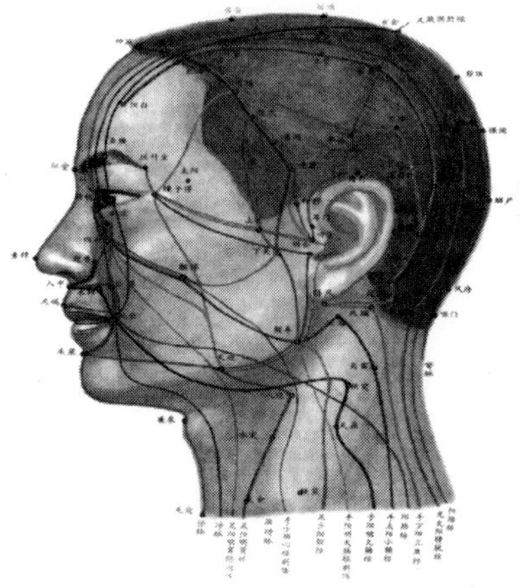

頭面

c. 軀幹部

手三陰(肺・心包・心)	腋下(겨드랑이)를 行	
手三陽(大腸・三焦・小腸)	肩胛部를 行	
足三陽	足陽明(胃)	胸腹을 行
	足太陽(膀胱)	背面을 行
	足少陽(膽)	側面을 行
足三陰(脾・肝・腎)	모두 腹面을 行	

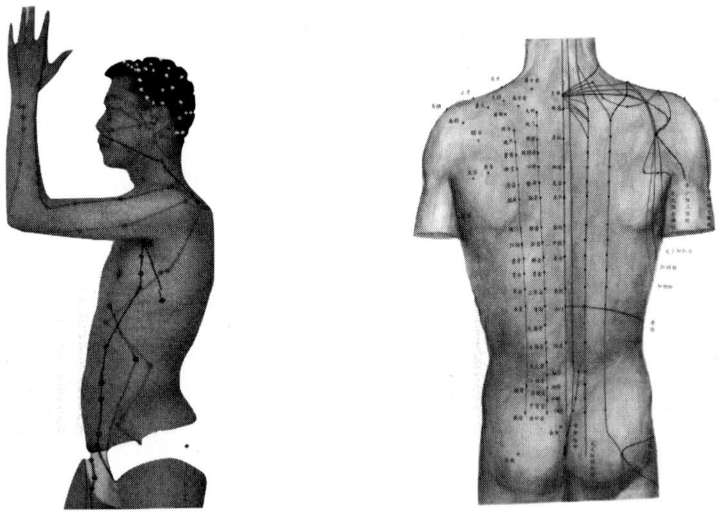

軀幹部

d. 腹部

任脈을 中心軸(線)으로 밖으로 차례로		足少陰腎	足陽明胃	足太陰脾(足厥陰肝)
정중선	胸	2寸	4寸	6寸
	腹	0.5寸	2寸	3.5寸

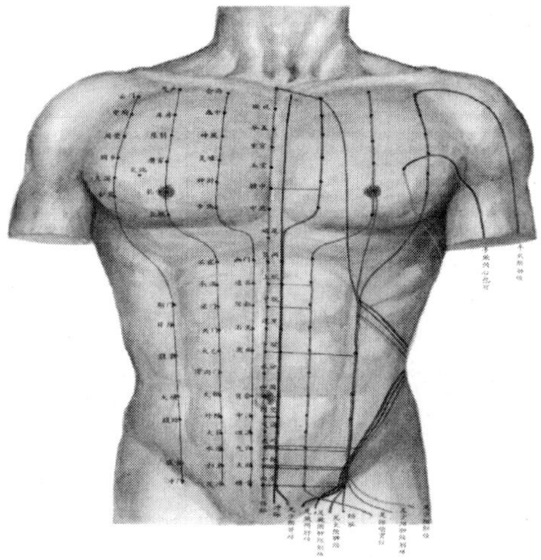

腹部

六腑는 腹部에 위치하여 足三陽經과 밀접한 관계가 있으며, 足三陽經상에 六腑의 經脈과의 合穴이 있다.

表裏相合관계는 陰經은 臟에 속하고, 陽經은 腑에 속하며, 또한 상호 연결된다. 臟에 속하는 經脈은 腑에 연결되고, 腑에 속하는 經脈은 臟에 연결된다. 따라서 陰과 陽, 臟과 腑 사이의 表裏相合관계를 구성한다.

6) 十二經脈순행 起始 終止 부위

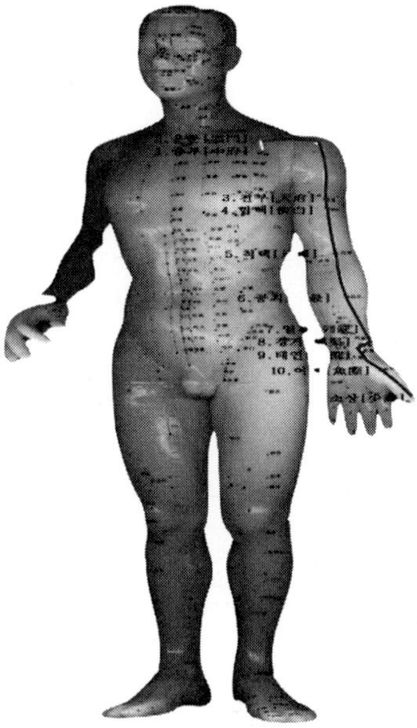

1.手太陰肺經

起始	終止	屬	絡	總穴數
中府	少商	肺	大腸	11穴

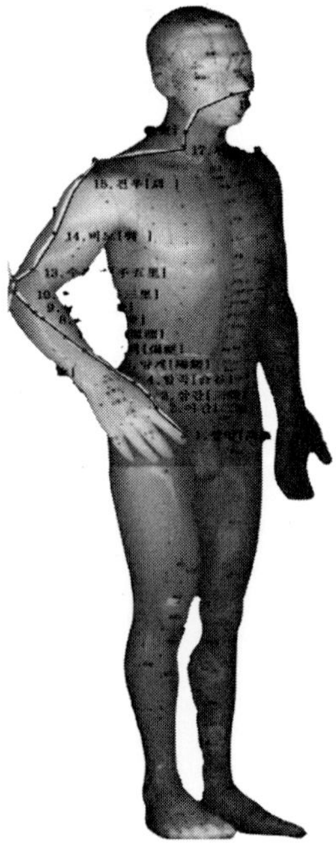

2.手陽明大腸經

起始	終止	屬	絡	總穴數
商陽	迎香	大腸	肺	20穴

3.足陽明胃經

起始	終止	屬	絡	總穴數
承泣	厲兌	胃	脾	45穴

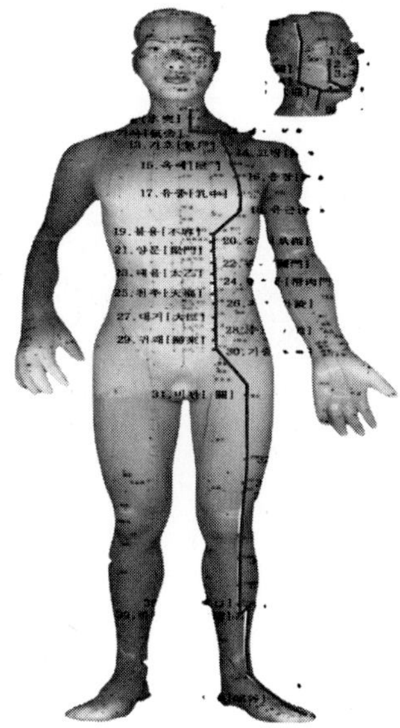

4.足太陰脾經

起始	終止	屬	絡	總穴數
隱白	大包	脾	胃	21穴

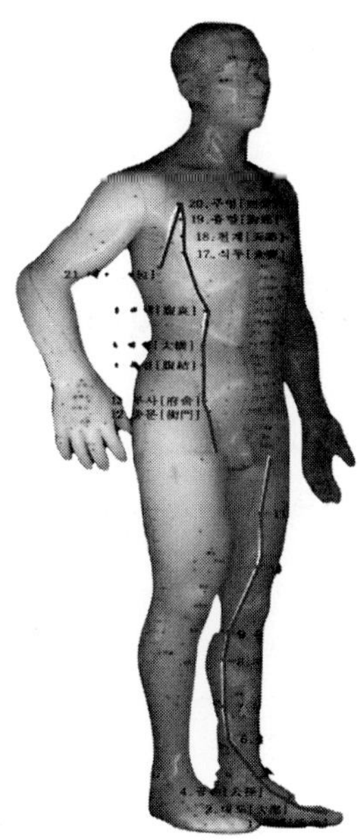

5.手少陰心經

起始	終止	屬	絡	總穴數
極泉	少衝	心	小腸	9穴

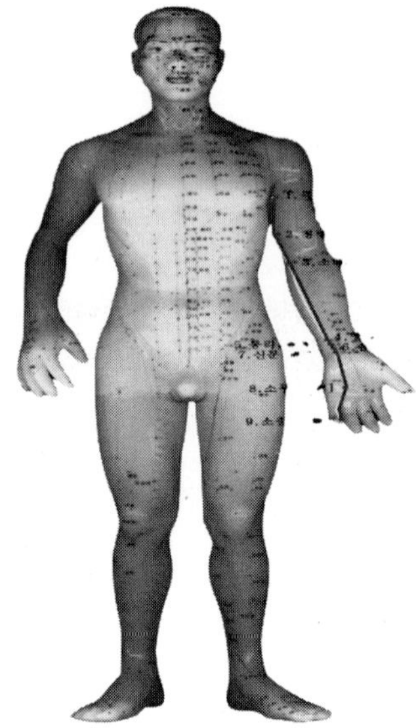

6.手太陽小腸經

起始	終止	屬	絡	總穴數
少澤	聽宮	小腸	心	19穴

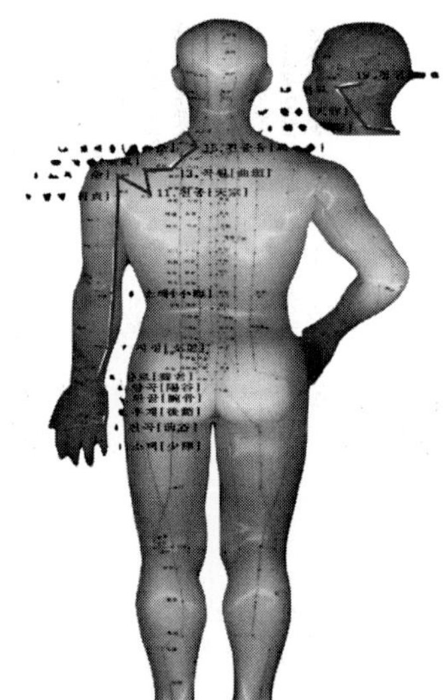

7.足太陽膀胱經

起始	終止	屬	絡	總穴數
睛明	至陰	膀胱	腎	67穴

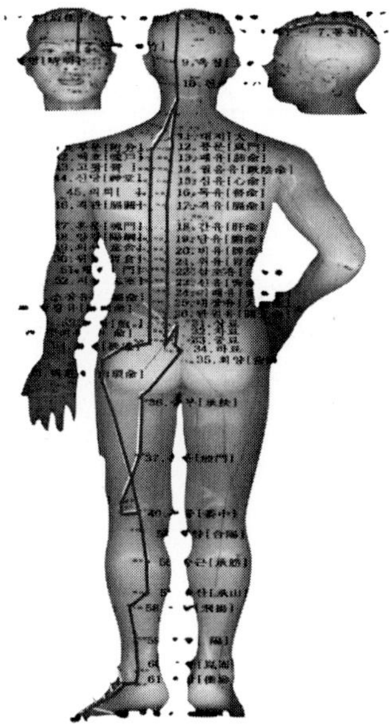

8.足少陰腎經

起始	終止	屬	絡	總穴數
涌泉	兪府	腎	膀胱	27穴

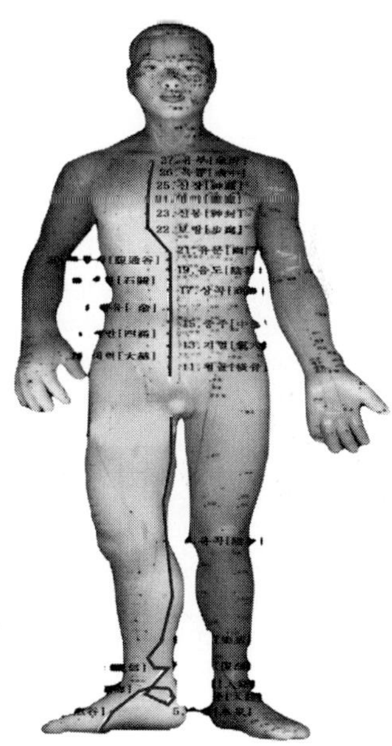

9.手厥陰心包經

起始	終止	屬	絡	總穴數
天池	中衝	心包	三焦	9穴

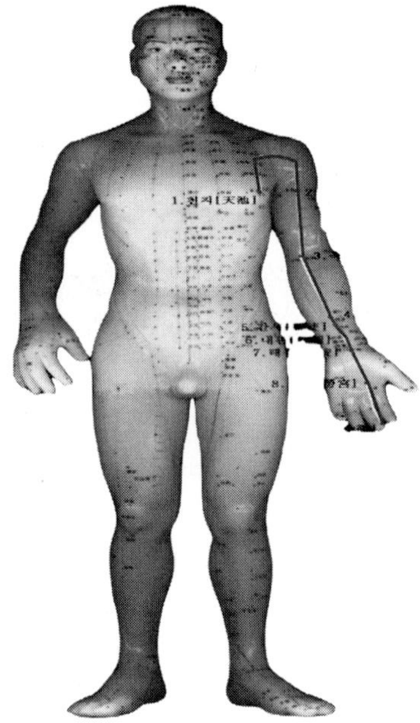

10.手少陽三焦經

起始	終止	屬	絡	總穴數
關衝	絲竹空	三焦	心包	23穴

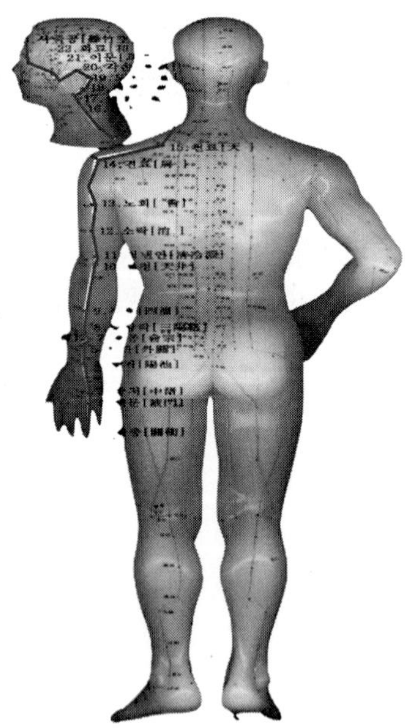

11.足少陽膽經

起始	終止	屬	絡	總穴數
瞳子髎	足竅陰	膽	肝	44穴

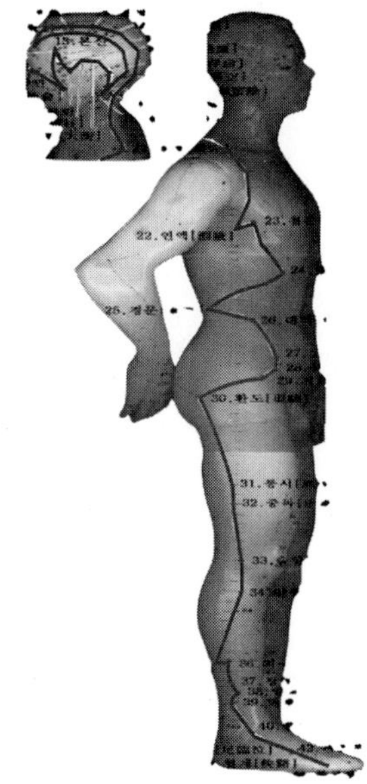

12.足厥陰肝經

起始	終止	屬	絡	總穴數
大敦	期門	肝	膽	24穴

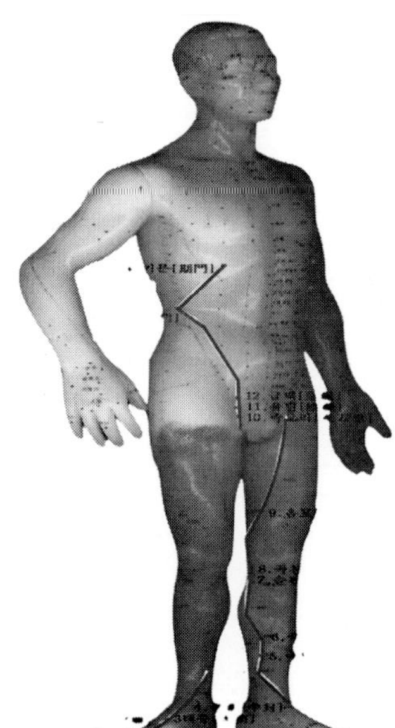

5. 奇經八脈

1) 奇經八脈의 命名

各 經의 命名은 주로 그 기능과 분포에 근거하여 정의된다.

督脈이란, 감독한다는 뜻으로 전신의 陽經을 총괄하므로 陽經의 바다라고 부른다.

任脈이란, 맡는다는 뜻으로 전신의 陰經을 담당하므로 陰脈의 바다라고 부른다.

衝脈이란, 주요한 길목이라는 뜻으로 밑에서 위로 올라가기만 하며, 經絡의 바다라고 부른다.

帶脈이란, 띠라는 뜻으로 졸라매는 作用을 하며, 허리를 가로로 한 바퀴 돌아 여러 經을 묶는다.

蹻脈이란, 민첩하다 또는 발뒤축이라는 뜻으로 陰蹻脈과 陽蹻脈이 있으며, 이들은 모두 발뒤축의 양쪽에서 시작한다. 음교맥은 복숭아뼈 내측에서 위로 행하며, 양교맥은 복숭아뼈 외측에서 위로 행한다. 이들은 인체가 운동기능을 유지하고, 眼瞼에

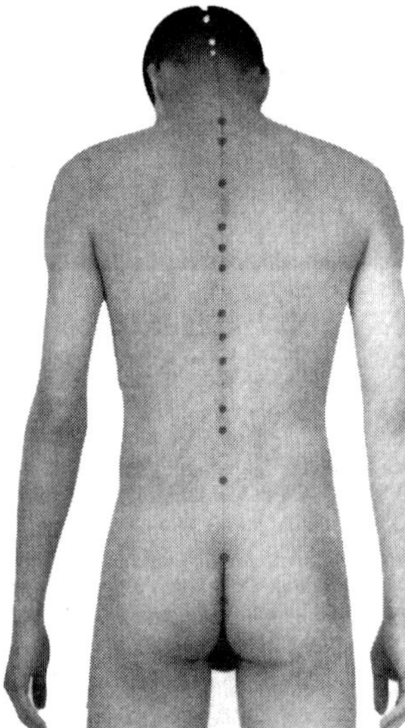

督脈

행하여서는 눈을 뜨고 감는 것을 주관한다.

維脈이란, 얽어맨다는 뜻이다. 즉 모든 陰經 사이를 運行하면서 陰經을 얽어매는 것을 陰維脈이라하고, 陽經 사이를 運行하면서 陽經을 얽어매는 것을 陽維脈이라 부른다.

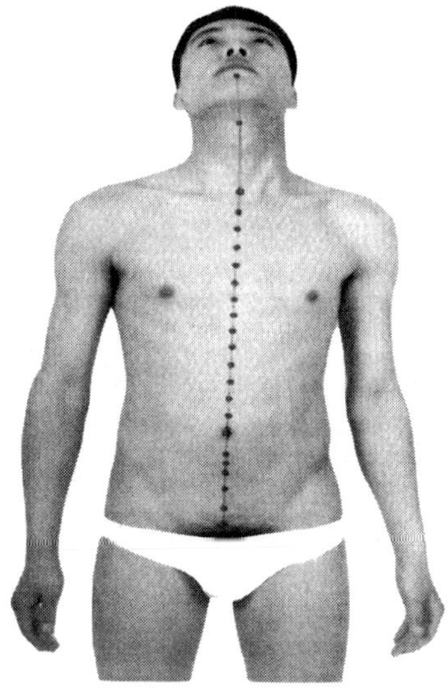

任脈

2) 奇經八脈의 특성

上肢에는 奇經이 분포하지 않는다. 또한, 대부분은 下肢 혹은 少腹部로부터 위로 운행한다(단, 帶脈은 허리띠처럼 횡으로 움직이고, 衝脈의 分枝는 아래로 향한다. 十二經脈과는 달리 如環無端하지 않고, 각자 독립적으로 움직인다).

臟腑에 직접 속하지 않으며, 表裏相配관계도 없다(단, 督脈은 제외). 그리고 일부분의 經脈만 臟腑와 連屬한다. 예를 들어, 督脈은 腦에 속한 顱에 들어간다. 絡腎 貫心衝, 任督脈은 胞宮과 상호 관계한다(一源三岐, 즉 하나의 근본에 세 가지 갈림길이 있다).

3) 奇經八脈의 기능

十二經脈간의 밀접한 관련을 갖게 하는 작용을 한다.

十二經脈을 분류하고 조합시키고 主導하는 작용을 한다.

經絡을 氣血에 삽관하고 溢蓄하는 조절작용을 한다.

4) 奇經八脈의 분포

奇經八脈의 분포 부위는 十二經脈과 縱橫交互하는데, 督脈은 후면 正中線을 순행하고, 任脈은 前面 正中線을 순행하며, 각각 本經에 속한 經穴이 있다. 그 외에 衝·帶·陰蹻·陽蹻·陰維·陽維 六穴의 經穴 위치는 모두 다 14經에서 나타난다.

八脈	分布	交會
督脈	後正中線	足太陽·任
任脈	前正中線	足陽明·督
衝脈	腹第一側線	足少陰
帶脈	腰側	足少陽
陽蹻	下肢外側 肩 頭部	足太陽·足少陽·手太陽·手陽明·足陽明
陰蹻	下肢内側 眼	足少陰
陽維	下肢外側 肩 頭頂	足太陽·足少陽·手太陽·手少陽·督
陰維	下肢内側 腰第三側線 頸	

奇經八脈分布 및 交會經脈簡表

6. 經別, 經筋, 皮部

1) 經別, 經筋, 皮部의 개념

經別은 十二經脈에서 분리되어 胸腔 腹腔 및 頭部를 순행한다.

經筋이란 十二經脈의 氣가 結, 聚, 散하는, 경락이 흐르는 근육과 관절을 말한다.

皮部에는 十二經脈의 부분, 곧 絡脈이 존재한다. 이것은 表의 분출구이다.

2) 經別, 經筋, 皮部 기능

經別은 다음과 같은 기능이 있다.

① 表와 裏 두 외부 접촉을 통해 十二經脈이 강해진다.

② 십이경락과 두부의 접촉을 강화한다.

③ 몸, 사지 및 몸통과 접촉면이 강해진다.

④ 足三陽經이 강해진다. 足三陰經은 심장과 관련 있는 絡을 말한다.

⑤ 열두 가지로 적응증의 범위를 확장한다.

經筋은 뼈와 뼈 사이를 연결하는 골근을 꽉 붙잡아 강화시키는 기능이 있다.

皮部는 신체를 보호해주고, 外邪로부터 피부를 방어한다.

7. 絡脈

別絡은 경맥에서 분출된 상대적으로 굵은 주된 선이다. 총 15條가 존재한다. 기능으로는 전신의 세세한 맥을 주도하여 관리한다.

浮絡은 絡脈이 분리되어 그 분포가 인체 피부 표면에 관련이 있다. 기표와 피부에 영양을 주고 윤기를 유지케 한다.

孫絡은 絡脈에서 분리된 가장 최소의 단위 맥으로서 혈액과 진액 사이의 교환 장소이다.

8. 經絡의 생리효능

① 內外연계, 전신 그물망으로서 臟腑와 四肢, 臟腑와 五官九竅의 연계, 臟腑間의 상호 연계, 經絡계통의 연계가 존재한다.
② 氣血運行, 陰陽協調. 氣血을 운행시키고 신체를 滋養한다.

9. 東醫學에서의 經絡학설 응용

병리 변화 반응 및 임상진단의 해설을 통하여 신체 이상을 반영하는 작용을 추적한다. 그리고 질병치료의 지도로서 '感應傳導', 病邪의 侵襲이나 鍼灸刺激을 傳導하는 작용과 '虛實調整' 양방조절(補瀉)이 모두 가능, 좌에 병이 있으면 우에 침을 놓는다. 陰陽 동태 평형 이론에 근거하여 상대적으로 건강한 쪽의 기운을 낮추면, 반대편의 衰한 기운이 盛하게 변한다.

제8장 稟賦와 體質

1. 稟賦

품부와 체질은 東醫學이 생명에 대하여 갖는 인식에서 중요한 내용이다. 품부와 체질은 밀접한 관계는 있으나, 엄연히 그 개념에서 차이가 있다.

<table>
<tr><td rowspan="3">稟賦</td><td>개념</td><td>선천적인 소질을 의미한다. 즉, 사람이 출생하기 전에 부모로부터 받은 일체를 이미한다.</td></tr>
<tr><td>의미</td><td>선천적인 품부는 주로 부모로부터 결정된다. 즉, 부모의 생식 정기가 충분히 盛하면 체질도 강성하므로 자식의 품부 또한 강성하다. 이에 대비되어, 부모의 생식 정기가 허약하면 체질이 유약하므로 자식의 품부가 부족한 양상이다.</td></tr>
<tr><td>형성</td><td>주로 부모의 생식지정에서 결정된다. ≪類經≫에 이르길, "夫稟賦爲 胎元之本, 精氣之受于父母者是也"라고 하였다. 즉, 모체에 잉태되어 있던 시기 동안 생활환경에 따라 정서적 변화의 영향을 받는다는 의미이다.</td></tr>
</table>

2. 體質

體質	개념	인체의 생명활동 중 선천적인 품부와 후천적인 양생의 조절에 따라 결정되는 형태 구조의 표현형으로, 생리기능과 심리적 상태의 종합적인 상태를 말한다. 구체적으로는 상대적으로 안정적인 고유 특성이라고 할 수 있다.
	의미	臟腑기능의 盛衰는 生理기능의 차이를 반영한다. 또한, 심리 특징의 차이성이란 객관적인 사물이 대뇌에 반영될 때 감각, 지각, 정감, 기억, 사유, 성격, 능력 등의 총칭을 의미한다. ≪靈樞·陰陽二十五人≫에 이르기를, 체질은 크게 木·火·土·金·水 총 5종으로 분류할 수 있고 이들은 각기 다른 심리적인 양상을 나타낸다고 하였다. 이러한 5종의 개념은 다시 각기 다섯 개로 분류되어 형태·기능적으로 총 25종의 심리유형을 나타낸다고 설명한다.
	형태 분류	체질의 형태로는 다음과 같은 평가 지표가 존재한다. ① 形態結構狀況 : 체표의 형태, 체격, 체형, 내부 구조와 기능의 완전성 그리고 협조성을 의미한다. ② 身體機能水準 : 각 기관의 신진대사와 기능을 의미한다. ③ 身體素質과 運動能力의 水準 : 속도, 힘, 역량, 참을성, 민첩성, 협조성 등 기본적인 활동 능력을 의미한다. ④ 心理的인 發育水準 : 지력, 감정, 행위, 감각과 지각, 개성, 성격, 의지 등을 의미한다. ⑤ 適應의 能力 : 자연, 사회 환경과 각종 정신 심리적 스트레스에 대한 적응 능력 및 질병에 대한 저항과 조절 및 회복 능력 등을 포함하는 의미이다.
	이상적인 體質의 標誌	·신체가 건강한 상태 ·발육이 양호한 상태 ·심혈관, 호흡 및 운동 계통에 이상이 없는 상태 ·정력이 왕성하고 민첩하며 동작이 원활한 상태 ·건전한 심리 상태와 낙관적인 정서, 예민한 감각, 굳센 의지가 있는 상태 ·적극적인 태도와 차분하고 주관이 있는 상태 ·강한 임기응변 능력이 있는 상태
	건강함을 파악하는 증거	–≪素問·生氣通天論≫에 이르기를, "陰平陽秘, 精神乃治"라고 하였다. 즉, 陰陽의 상대적인 동태평형을 유지한다면 비로소 그 신체가 건강할 수 있다는 의미이다. –심리·건강의 지표에 대하여 세계보건기구(WHO)에서 구체적인 인체 건강 목록을 다음과 같이 발표하였다. ① 충분한 정력 ② 낙관적인 업무처리 ③ 휴식을 잘 함 : 양호한 수면 ④ 임기응변능력이 강함 : 각종 환경에의 적응력 ⑤ 강한 저항능력 : 일반 감기 및 전염병 ⑥ 적당한 체중과 균등한 체형 –체질이론은 ≪黃帝內經≫에서 시작되어 명·청 시대에 정립되었다.

3. 體質에 영향을 미치는 요인

先天稟賦	부모로부터 받은 生殖之精의 盈虧盛衰와 체질의 특징이 자녀의 품부 정도와 강약을 결정하고, 체질에 영향을 준다.
연령별 요인	-각 단계마다 체질특성이 다르다. 즉, 어린 시절에는 생기가 왕성하고 정기음양이 활발히 생장한다. 이를 두고 '순양지체'라고 한다. 이에 대비되어, 정기음양이 충분히 성숙하지 못하고 균일하지 못하는 상황을 '치음치양'이라고 한다. -성년에는 精氣와 血, 津液이 충만해지고, 臟腑의 기능이 강건해진다. 그러므로 체질 유형이 기본적으로 성숙하고 안정적인 양상을 갖게 된다. -노년에는 精氣와 血, 津液이 감소하고 쇠해지며, 臟腑의 기능 활동이 감퇴한다.
성별 차이	-남성은 여성에 비해 상대적으로 陽이라고 할 수 있다. 즉, 품부는 양강지기로, 臟腑의 기능 활동이 비교적 강하고 체력과 기백이 건장, 우람하며 성격은 외향적이다. -여성은 남성에 비해 상대적으로 陰이라고 할 수 있다. 즉, 품부는 음유지기로, 臟腑의 기능 활동이 비교적 약하고, 작으며, 호리호리한 신체와 정신을 가지고 있으며 성격은 내향적이다. -또한 여성만의 특징으로는 經, 帶, 胎, 産 등의 특수한 생리 과정이 존재하며 월경기・임신기・산욕기에 다소간의 체질의 변화가 존재한다.

4. 體質의 요인

환경요인	인간은 능동적인 적응성이 존재하며, 그 생존 환경조건과 서로 협조하는 자아 조절 기제와 적응 방식이 각각 형성되어 있다. 그러므로 어떠한 자연 조건에서도 인간은 적응하는 생명체적 특징이다.
음식요인	-장기적인 음식 습관과 고정적인 선식품종 및 품질은 체내의 특정 성분 증감 등의 변화를 일으켜 체질에 영향을 준다. 기름지고 달고 진한 맛의 음식만을 즐긴다면 濕으로 인한 痰이 생성되고 이는 곧 痰濕體質로 이어진다. -매운 음식을 즐겨먹으면 火가 津液을 태우고 이는 곧 陰虛陽旺體質로 이어진다.
활동과 휴식요인	-활동과 휴식을 결합하면 인체의 심신건강에 유익하다. -즉, 過勞는 기혈을 소모시킨다. ≪素問・祛痛論≫에 따르면, "勞則氣耗"라고 하였다. 過逸은 기혈의 소통 장애와 장부기능의 약화를 일으킨다.
정서요인	정서가 조화로우면 기혈의 소통과 장부기능의 협조로 체질이 강건해진다. 하지만 장기간의 강렬한 정서적 자극은 스스로의 조절 범위를 벗어나서, 장부 기능의 혼란을 야기한다.
질병요인	질병은 체질 변화에 하나의 중요한 요인이 될 수 있다. 예를 들면, 만성 간염의 초기 증상이 이어지면 氣滯형 체질로 변화하고 어느 정도의 시일의 경과되면 瘀血형 혹은 陰虛형으로 고정된다.
치료요인	약물을 투여함에 그 약물의 성미와 귀경의 특징이 잘못 사용되었다면 체질의 손해를 가중시키고 의도와는 다르게 건장한 체질에서 쇠약한 체질로 변화한다.

5. 體質의 분류

<table>
<tr><td>분류방법</td><td colspan="2">–체질의 생리적인 근간은 장부의 경락기능 활동 및 精, 氣, 血, 津液으로 나누어 볼 수 있다. 개개인 사이에 존재하는 일정한 장부, 기혈, 진액, 음양 및 경락 기혈 성쇠의 편파성은 생명 활동 표현의 형식상에서 어떠한 경향성과 속성의 편음편양의 차이를 가져오며, 이는 인류 체질 현상의 다양성과 체질 유형의 분별을 결정한다.
–≪黃帝內經≫에서는 음양, 오행의 구분법과 기능특징상의 분류법, 심리특징의 분류법 등이 제시되어 있다.</td></tr>
<tr><td rowspan="7">상용체질 분류 및 그 특징</td><td colspan="2">인체의 정상적인 상태는 음양의 상대·동태 평행의 상태를 유지하는 것을 말하며, 이를 '陰平陽秘형'이라고 말한다.</td></tr>
<tr><td rowspan="5">불균형 체질</td><td>편음체질형 : 우울, 寒하고, 내성적인 특징이 있다.</td></tr>
<tr><td>담습체질형 : 담습응결, 粘滯重濁한 특징이 있다.</td></tr>
<tr><td>허약체질형 : 원기가 부족하고, 호흡이 약한 특징이 있다.</td></tr>
<tr><td>허약체질형 : 원기가 부족하고, 호흡이 약한 특징이 있다.</td></tr>
<tr><td>어혈체질형 : 혈류 순조롭게 흐르지 않으며, 瘀血內阻한 특징이 있다.</td></tr>
<tr><td>한국</td><td>사상의학 이론이 존재한다.</td></tr>
</table>

6. 養生

생명은 고유한 생장, 발육, 활동 과정을 말하며 이는 자연법칙에 따른 발전 변화의 과정이라고도 설명할 수 있다. '生·長·壯·老·矣'는 인류 생명의 자연법칙이다.

생명이 노쇠 하는 것은 자연 법칙이다. 이러한 노쇠는 두 가지로 분류가 가능하다.

생리적인 노쇠란, 연령의 증가에 따라 인체의 각 장부조직기관의 기능 활동이 점점 하강하는 과정을 말하며, 생명의 동태 변화 과정이다.

병리적인 노쇠란, 내외 요인의 영향에 따라 과도하게 인체 장부조직기관의 기능이 쇠퇴하는 과정을 말한다. 이를 조로로 표현하기도 한다.

<table>
<tr><td>기본개념</td><td colspan="3">–養生은 ≪莊子・內篇≫에서 처음 거론되었다. 攝生・道生・保生 내지 보양신체 등으로도 부른다. 陽은 保養・調養・護養의 뜻을 내포한다. 生은 생명・생존・생장의 뜻을 내포한다. 養生이란 생명의 자연 법칙에 근거하여 신체를 보양하는 각종 방법을 이용한다. 질병의 예방, 노쇠의 지연 및 질병 예방을 목적으로, 다시 말하면 健身益壽 활동으로서 생명 건강을 유지하기 위한 가장 적극적인 방법이다. 본디 사람의 수명은 정해져 있는데, 각 개인의 활동에 따라 精・氣・神의 소모량에 영향을 받아서 다소간 수명의 감소가 존재한다. 양생은 천성으로부터 받은 수명을 자연에 따라 본래의 수명을 살도록 돕는데 그 목적이 존재한다.
–≪黃帝內經≫에서는 '治未病'의 예방 개념을 제시하였다. 이는 未病을 먼저 예방하는 것, 즉 병의 변화를 예방하고 질병의 재발을 예방하는 세 가지 방편을 제시한 것이다.</td></tr>
<tr><td rowspan="4">기본 원리</td><td colspan="3">사람과 천지가 서로 영향을 미치고 하루의 변화에 각기 대응한다. 사람과 천지의 기가 생하고 사지의 기능이 완성된다.</td></tr>
<tr><td colspan="3">형체의 보양을 주의하여야 하며, 동시에 정신의 調攝이 중요하다.</td></tr>
<tr><td colspan="3">≪黃帝內經≫에서는 신장 정기의 성쇠가 인체 생명의 장수와 요절을 결정한다고 하였다.</td></tr>
<tr><td colspan="3">脾胃는 後天之本이고, 氣血化生의 근원이며, 氣機升降의 중추이다. 脾胃의 강성은 정상적인 생명활동의 중요한 보증이라고까지 말할 수 있다.</td></tr>
<tr><td rowspan="8">주요 방법</td><td rowspan="4">정신을 양생하는 방법</td><td>清淨養神</td><td>少私寡欲(사적인 과욕을 적게 함)
養心斂思(생각을 적게 하고 마음을 수양함)</td></tr>
<tr><td>立志養德</td><td>신념을 확고히 하고 도덕을 수양함</td></tr>
<tr><td>開朗樂觀</td><td>명랑하고 낙관적인 태도를 말하며 이는 활달하다고 말할 수 있음</td></tr>
<tr><td>良好心態</td><td>스스로의 적응력과 감수능력을 제고하여 적절하게 행동하는 것을 말함</td></tr>
<tr><td rowspan="3">섭취와 조절하여 양생하는 방법</td><td>節制法</td><td>상황에 분노하지 않고 모욕을 받아도 놀라지 않는 자세를 말한다. 이는 칠정의 과극을 방지한다.</td></tr>
<tr><td>疏泄法</td><td>직접 발설하거나 타인의 힘을 빌려 간접 발설하는 것을 말하며, 이는 내재된 우울증을 해소한다.</td></tr>
<tr><td>轉移法</td><td>–음악과 운동을 병행하는 것을 말하며, 이는 주의력을 전이시키는 작용을 한다.
–≪素問・陰陽應象大論≫에 이르기를, "怒傷過, 悲勝怒", "喜傷心, 恐勝喜", "思傷脾, 怒勝思", "憂傷肺, 喜勝憂", "恐傷腎, 思勝恐"이라고 하였다. 즉, 舒發內在抑鬱이라 할 수 있다.</td></tr>
<tr><td colspan="2">起居養生</td><td>–≪素問・上古天真論≫에 이르기를, "飮食有節, 起居有常, 不妄作勞, 故能形與神俱, 而盡終其天年, 度百歲乃去"라고 하였다.
–이는 '음식물 섭취에 절도가 있어야 하고, 생활에 리듬이 있어야 하며, 적당한 운동이 필요하고, 마음에 평안을 유지하여야 질병에 걸리지 않는다'는 뜻이다.
–張介賓은 "凡寡欲而得之男女, 貴而壽, 多欲而得之男女, 濁而夭"라고 하였는데, 이 뜻은 정액을 아끼며 계획적인 성관계를 통하여 얻은 자식은 귀하고 장수할 수 있으나, 정액을 아끼지 않고 난잡한 성관계를 통하여 얻은 자식은 천하고 단명한다는 의미이다.</td></tr>
<tr><td rowspan="4">주요 방법</td><td colspan="2">음식養生</td><td>≪素問・臟氣法時論≫에 이르기를, "五穀為養, 五果為輔, 五畜為益, 五菜為充, 氣味合而服之, 以補精益氣"라고 하였다.</td></tr>
<tr><td colspan="2">운동養生</td><td>調息・調身・調心 등의 방법을 이용하면 기혈경락소통, 근골 활동으로 장부를 조화롭게 변화할 수 있으니 곧 精・氣・神의 통일적 조절상태가 된다.</td></tr>
<tr><td colspan="2">환경養生</td><td>자연환경, 거주환경, 생활환경 (인문사회적인 환경 포함)</td></tr>
<tr><td colspan="2">침약養生</td><td>鍼灸按摩養生하면 疏筋活血, 協調內臟하는데, 이는 결과적으로 증강 체질, 질병의 예방과 치료로 이어진다. 약물양생은 노쇠 방지, 건신 강신할 수 있다.</td></tr>
</table>

7. 예방

≪素問・四氣調神大論≫에 이르기를, "聖人不治已病治未病, 不治已亂治未亂…夫病已成而後藥之, 亂已成而後治之, 譬猶渴而穿井, 鬥而鑄錐, 不亦晩乎!"라고 하였다. 이를 해석하면, '聖人은 이미 병들어 버린 것을 치료하지 않고 아직 병들지 않은 상태를 치료하며, 이미 시작된 혼란을 치료하지 않고 아직 혼란하지 않음을 치료한다. 병이 생성된 뒤에 투약하고 혼란이 이미 생성된 뒤에 치료하는 것은 마치 목마른데 우물을 파는 것과 같고, 전투가 시작되는데 병장기를 제작하는 것과 같으니 이미 늦지 않겠는가?'라는 의미이다.

또한, 孫思邈은 "上醫醫未病之病, 中醫醫欲病之病, 下醫醫已病之病"이라고 하였는데, 이는 최상의 의사는 아직 병들지 않은 상태를 치료하고, 중간 정도 실력의 의사는 병이 들려는 병을 치료하며, 가장 하급의 의사는 이미 병든 병을 치료한다는 뜻이다.

<table>
<tr><td rowspan="3">기본원리</td><td>병을 예방한다는 것은 정기를 개선하여 邪에 대항하는 능력을 기른다는 의미로 설명할 수 있고, 또한 病邪의 침투 방지라는 의미로도 해석될 수 있다.</td></tr>
<tr><td>병을 방어한다는 것은 조기 진단과 치료를 가리킴이니, 즉 傳變을 방지함이다.</td></tr>
<tr><td>더 나아가면 병이 치유된 후의 재발 방지도 포함한다.</td></tr>
</table>

동의병리학

제1부 病 因

제1장 總 論

1. 東醫病因學의 개념

1) 病因의 定義

病因이란 인체의 陰陽失調를 일으켜 疾病을 발생시키는 각종 發病因子를 일컫는 것으로 致病因素, 病邪, 病源이라고도 한다.

2) 病因의 分類

병인은 대체적으로 外因, 內因, 不內外因 3가지로 나눈다. 外因의 요소로는 六淫, 癘氣가 있으며, 內因의 요소로는 七情, 飮食失宜, 勞逸過度, 外傷이 있다. 不內外因 요소로는 疾病發生發展 과정 중에 생성되는 病理的 産物인 痰飮과 瘀血 등이 있다 (이러한 病理的 産物은 더 나아가 다른 병을 일으키는 원인이 됨).

3) 病因學 특징

주로 臨床的 表現을 근거로 하여 病因을 추측한다.

2. 病因과 發病의 관계

病因과 發病의 관계는 우선 '病因'이 '人體'에 영향을 미쳐 '發病'을 일으키는 순서로 진행된다. '病因'은 발병을 일으키는 조건일 뿐이지만, '人體' 조절적응능력의 저하는 發病의 중요한 관건이다.

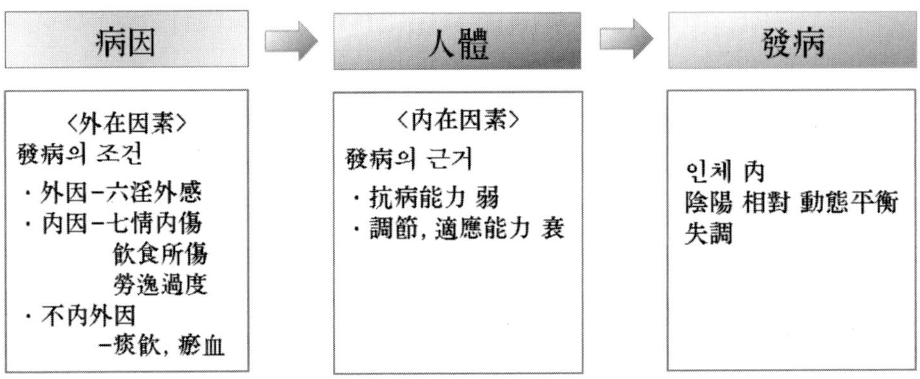

病因과 發病의 관계

제2장 外感性 病因

1. 六氣와 六淫

1) 六氣의 개념

六氣란, 자연계의 風·火·暑·濕·燥·寒 6가지 氣候의 정상적인 변화를 의미한다. 또한 四季는 五運과 六氣로 나타낸다.

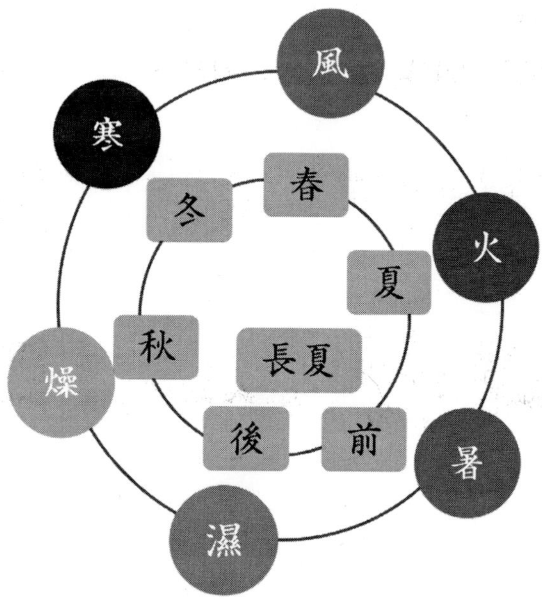

2) 六淫의 개념

문자적 의미로 淫은 淫勝(太過)이다. 즉, 六淫의 개념은 風 · 火(熱) · 暑 · 濕 · 燥 · 寒 六種의 外感病邪를 총칭하여 일컫는다. 그러므로 六淫은 人體의 正常生理機能의 協調平衡상태를 破壞하는 發病因子를 말한다.*

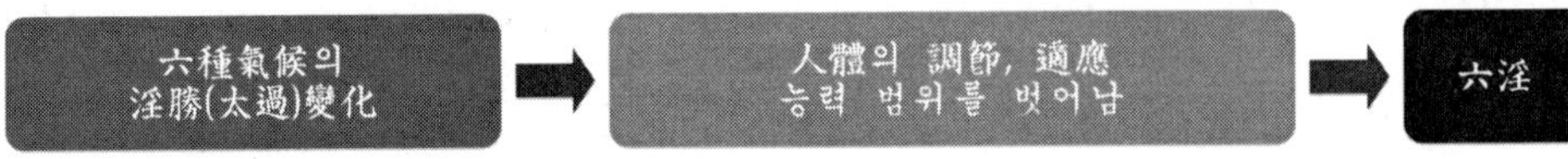

六種氣候의
淫勝(太過)變化
人體의 調節, 適應
능력 범위를 벗어남
六淫

* 淫勝(太過)變化 : 기후변화가 비정상적이어서 해당 季節의 氣가 아닌 다른 氣가 이르렀을 때, 기후변화가 지나치게 급격할 때, 해당 季節變化이기는 하나 季節持續이 지나칠 때 발생한다.

3) 六氣와 六淫의 관계

六氣와 六淫의 관계는 人體의 正氣가 어떠한가에 따라 다르게 나타난다. 人體의 正氣가 不虛하면 자연계의 强烈한 氣候變化가 六淫으로 작용하여 발병한다. 人體의 正氣가 虛하면 자연계의 정상 氣候變化가 대다수의 人體에 六氣로 작용하나, 人體의 正氣虛에 대해서는 相對的으로 六淫으로 작용한다. 따라서 같은 자연 조건에서 氣候變化는 人體個體에 따라 六氣 또는 六淫으로 작용하는 相對性이 있다.

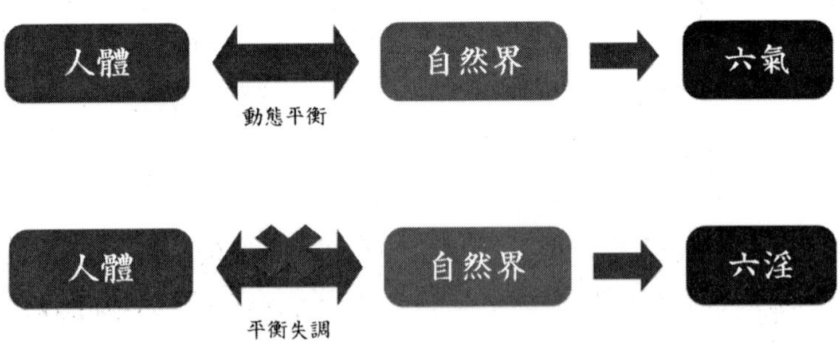

4) 六淫發病의 공통 특징

(1) 季節氣候 및 居住環境 변화와의 관련

季節氣候와 發病의 관계를 예를 들어 설명하면 秋季에는 燥病, 冬季에는 寒病이 쉽게 發病한다. 또한 居住環境과의 관계는 居住環境이 적당하지 못할 때 쉽게 發病하기도 한다. 즉, 발병여부의 관건은 人體의 調節과 適應 능력 범위의 초과 여부에 따라 결정된다.

(2) 單獨致病 또는 挾雜致病

單獨致病은 燥邪外感을 예로 들 수 있으며, 挾雜致病을 예로 들자면 風邪, 寒邪 모두의 영향으로 인하여 생기는 風寒感冒가 있다. 이 외에도 濕邪와 熱邪 모두의 영향으로 생기는 濕熱泄瀉가 있으며, 風邪·寒邪·濕邪 모두의 영향으로 생기는 風寒濕痺가 있다.

(3) 侵入途徑 및 治療原則

侵入途徑의 개념은 밖에서 부터 인체 안으로 들어와서 發病한다는 뜻과 表에서 裏로 轉變한다는 뜻을 내포하고 있다. 治療原則의 개념은 邪氣가 들어오는 통로로 그것을 다시 바깥으로 내보낸다는 의미를 내포하는데, 그 예로는 外感表證일 때는 辛散해야 하는데 만약 苦降하면 引邪內入하게 된다.

(4) 서로 다른 氣候는 각자 다른 臟腑系統에 影響

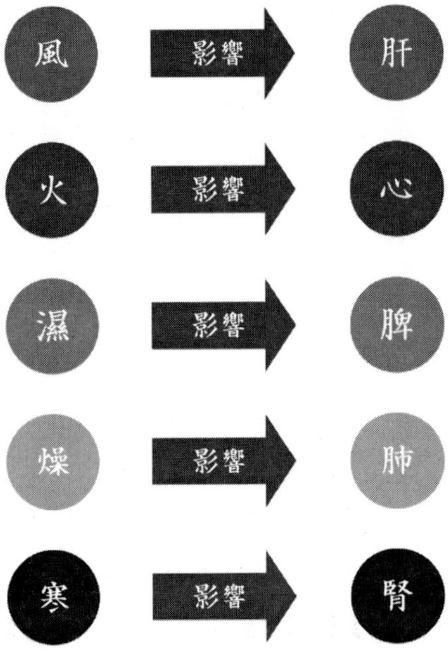

5) 疾病의 발생

人體의 조절 적응능력이 강한 사람에게는 氣候變化가 人體에 미치지 않아 動態平衡을 유지하여 건강한 상태이며 이때 氣候變化는 六氣로 작용한다. 그러나 人體의 조절 적응능력이 氣候變化에 대해 적응하지 못하고 人體調節능력이 失調되면 氣候變化는 六淫으로 작용하여 疾病의 原因이 된다.

6) 發病의 유형

발병의 유형은 크게 네 가지로 나눌 수 있다. 첫째는 正氣는 正常이나 강한 六淫이 侵犯한 것이며, 둘째는 氣虛인 상태에서 六淫이 侵犯한 것이다. 셋째로는 氣虛인 상태에서 강한 六淫이 侵犯한 것이며, 넷째로는, 氣虛甚(陽虛)인 상태(氣虛가 심한 상태(陽虛))에서 六淫이 侵犯한 것이다. 특히 氣虛甚(陽虛)인 상태에서 발병의 유형으로는 寒邪內生이 있다.

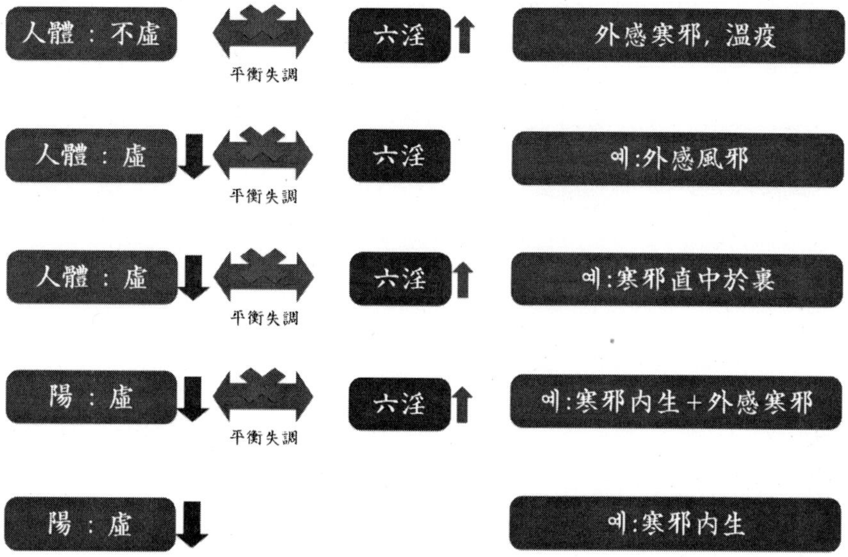

2. 外感六淫

陰에 속함

季節	春	夏	長夏		秋	冬
六氣	風	火(熱)	暑	濕	燥	寒
六淫	風邪	火(熱)邪	暑邪	濕邪	燥邪	寒邪

陽에 속함

六氣와 六淫의 陰陽配屬

燥의 경우 秋와 상응하는 것으로 六氣로는 陰에 속하나
六淫으로는 燥邪는 陽邪에 속한다.

1) 風邪

風은 春을 주관하는 氣이다. 風邪의 人體侵犯은 대부분 氣候가 갑자기 변하여 寒暖이 비정상적일 때 발생하며, 寒·濕·燥·熱 등의 邪氣와 함께 人體를 侵犯하여 風寒·風濕·風燥·風熱 등의 證을 형성한다. 風邪는 外邪가 病을 유발할 때 선도하는 역할을 한다. 風은 가벼우며 날리는 성질이 있으므로 쉽게 上部로 侵襲한다.

(1) 風의 성질

風은 春과 相應하나 四季에 모두 존재하는 특성이 있으며, '輕淸上向'이라 하여 그 성질이 맑고 가벼워 위로 뜨는 성질이 있다. 또한, 風은 '善行而數變'이라 하여 쉽게 이동하고 자주 변하는 특성이 있으며, 風은 '風無常方'이라 하여 이동함에 일정한 방향이 없는 특징이 있다.

風 : 無形이며, 流動氣體이다. 주로 春季의 氣이고, 또한 輕淸 上揚하는 성질이 있으며, 그 증상이 다양하고 변화가 신속하다.

(2) 風邪의 特性

輕淸升提라 하여 升發 開泄하는 성질이 있어서 開泄腠理하여 汗出하며, 襲陽位의 성질이 있어서 위로는 頭項, 바깥으로는 四肢에 영향을 준다. 또한 善行而數變이라 하여 游走性, 變化快하므로 周身에 영향을 주며, 主動성질은 있되, 주로 內風이 발생하여 肢顫, 頭搖 증상이 나타나는 특성이 있다. 그리고 百病之長이므로 쉽게 다른 邪氣와 함께 病을 일으키는 특성이 있어 外邪로 인한 病을 先導하는 성질로 다른 邪氣와 兼雜된다. 따라서 風寒·風濕·風熱의 邪氣가 형성된다. 또한 肝相應이라 하여 春季에는 風邪로 인해 肝에 관련된 疾患이 많이 발생하는 특성이 있다. 즉, 風邪는 가벼운 邪氣로서, 직접적인 發病의 원인이 되기 보다는 正氣가 虛할 때, 즉 衛氣虛인 상태에서 風邪를 感受하여 發病한다.

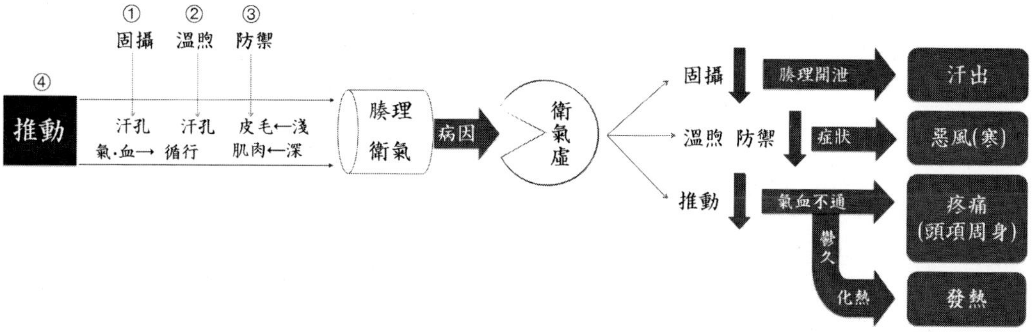

(3) 外感風邪의 傳變 및 常見病症

衛氣虛로 인해 失固攝, 失溫煦 防禦, 失推動으로 인한 病症이 일어난다. 이로 인하여 汗出이 나타나며 이는 陰液의 消耗로 이어져 營陰虛에 이르게 된다. 또한, 互根互用의 원리에 근거하여 營陰虛하면 衛氣虛하게 된다.

衛氣虛가 심하면 肺氣를 소모시켜 肺氣虛가 일어난다(肺는 宣發과 皮毛를 주관함). 衛氣虛가 더욱 심하면 脾氣를 소모시켜 脾氣虛가 일어난다(脾는 運化精微기능과 肌肉을 주관함). 또한 衛氣虛가 매우 심하면 腎氣를 소모시켜 腎氣虛가 일어난다

1	衛氣虛	失固攝→腠理開泄	汗出
		失溫煦, 防禦	惡風(寒)
		失推動→氣血不通 ↘鬱久化熱	疼痛(頭項周身)
			發熱
2	營陰虛 (消耗)	a. 汗出→消耗陰液 b. 營陰不足(陰陽互根)	心悸, 健忘, 多夢
3	肺氣虛	肺主宣發, 主皮毛 (暗耗→肺氣)	鼻塞(通暢失調), 流涕(收斂失調), 咳, 水腫, 喘(失肅降)
4	脾氣虛	脾主運化精微, 主肌肉 (暗耗→脾氣)	疲倦, 幹歐(胃濁反上逆)
5	腎氣虛	腎主諸竅, 主溫煦 (暗耗→腎氣)	倦臥, 畏寒

(腎은 諸竅와 溫煦를 주관함). 또한 반대로 肺氣虛·脾氣虛·腎氣虛하면 衛氣도 虛한 병증을 나타낼 수 있다.

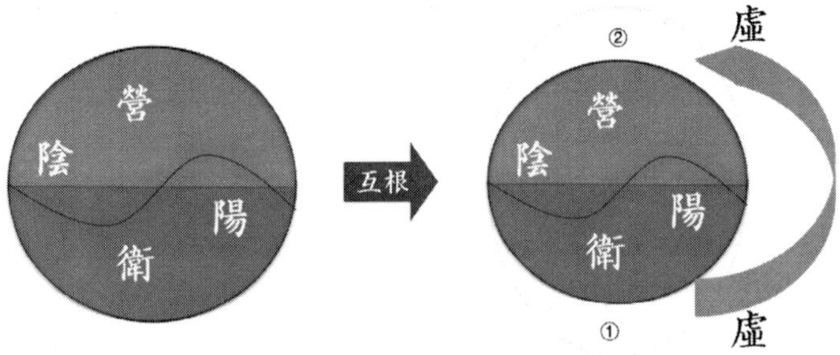

衛氣와 營陰의 互根

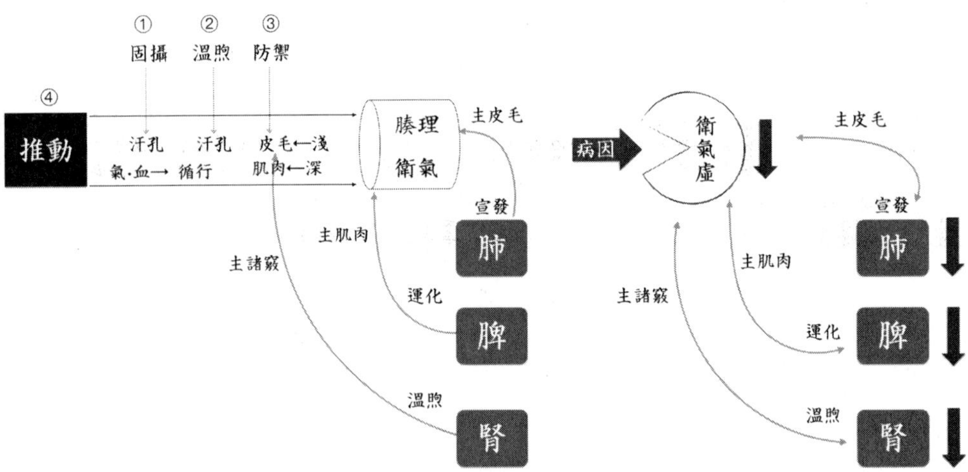

衛氣와 肺脾腎의 관계

예) 春季의 氣候는 溫하며 風木은 升發하는 성질이 있어서 잠재적인 肝火를 燎하여 上炎을 유발한다. 이러한 자극으로 인해 쉽게 怒하게 되며, 肝火가 目에 다다르면 目赤, 痒, 流(눈물) 증상이 나타난다. 또한 肝火가 盛하면 肺를 相侮하여 上逆하므로 재채기를 유발한다. 혹은 春溫이 직접 肺에 영향을 주어 上逆하므로 재채기를 유발할 수 있다. 이러한 肝火는 '伏火'와 '虛火'로 분류할 수 있으며, '伏火'는 氣滯와 血瘀가 오래되어 생긴다. 그리고 '虛火'는 陰血不足으로 內生한다.

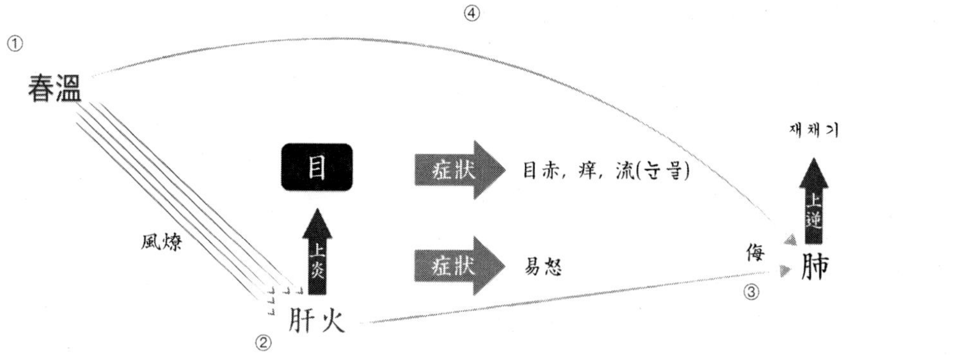

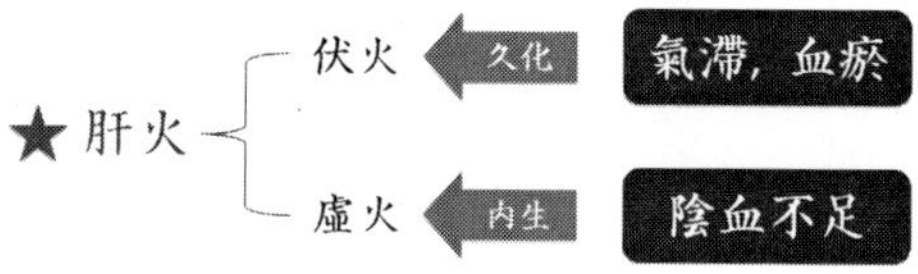

2) 寒邪

寒은 冬을 주관하는 氣이다. 寒邪로 인한 病은 다른 계절에서도 볼 수 있으나, 주로 겨울에 發病한다. 寒邪로 인한 發病은 外寒, 寒邪直中 그리고 虛寒內生으로 구분된다.

(1) 寒의 성질

寒은 冬과 相應하며, 凝滯하는 성질이 있다. 또한 寒은 陰邪에 속하며, 收引하는 성질이 있다.

寒 : 寒冷하며, 주로 冬季의 氣이다. 속성은 陰邪에 속하고 凝滯, 收引하는 성질이 있다.

(2) 寒邪의 特性

寒邪는 陰에 속하며 陽氣(衛・肺・脾・腎)를 해친다. 즉, 邪氣를 陰陽으로 나누면 寒邪는 陰에 속하며, 熱邪는 陽에 속한다. 참고로 正氣를 陰陽으로 나누면 衛・肺・脾・腎氣는 陽에 속하며, 營・心・肝・腎(陰)은 陰에 속하는데 衛氣가 失溫煦 失防

禦하면 惡寒이 발생하며 邪氣와 正氣의 다툼으로 發熱이 나타난다(①). 寒邪가 犯肺하면 鼻塞流涕, 咳喘이 발생하며, 寒邪가 直中하면 惡心嘔吐가 발생한다. 또 다른 寒邪의 特性으로는 凝滯라 하여 腠理의 玄府(汗孔)를 凝閉하면 無汗과 發熱이 나타나고(②), 腠理의 血脈을 凝閉하면 不通으로 인해 疼痛이 발생한다. 더 나아가 凝閉된 血液은 鬱久化熱된다[發熱 발생③].

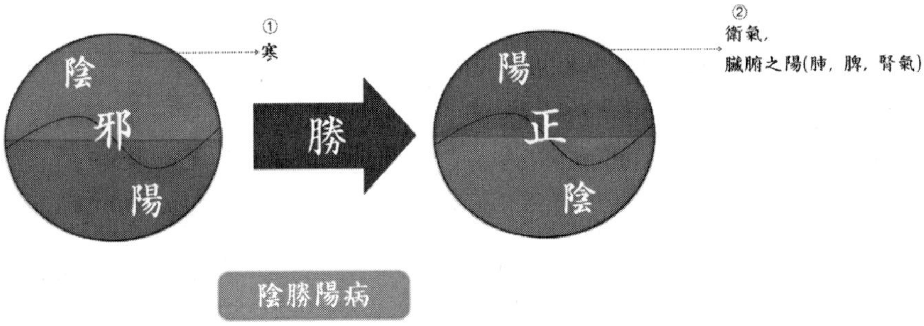

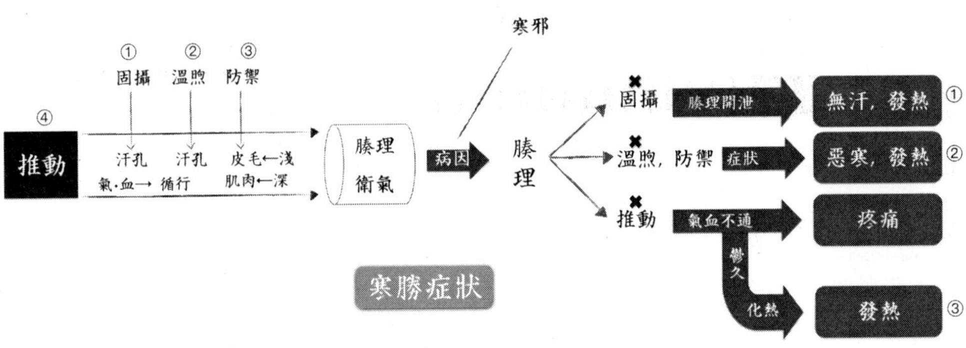

(3) 外感寒邪의 구분과 常見病症

寒邪가 勝(相對)할 때[正氣 : 不虛]는 寒邪가 衛陽을 손상하여 外感寒邪를 유발하며, 無汗, 惡寒, 發熱, 疼痛 증상을 일으킨다. 寒邪가 勝하고 正氣가 虛할 때는 寒邪直中하여 寒邪가 犯肺하게 되며 鼻塞流涕, 咳喘을 일으키고 寒邪가 犯胃하게 되어 惡心嘔吐, 泄瀉를 일으킨다. 또한 陽氣가 虛하고 寒邪가 勝하면 寒邪內生과 外感寒邪로 인해 畏寒肢冷, 腰膝酸軟, 倦臥, 發熱 증상이 일어난다.

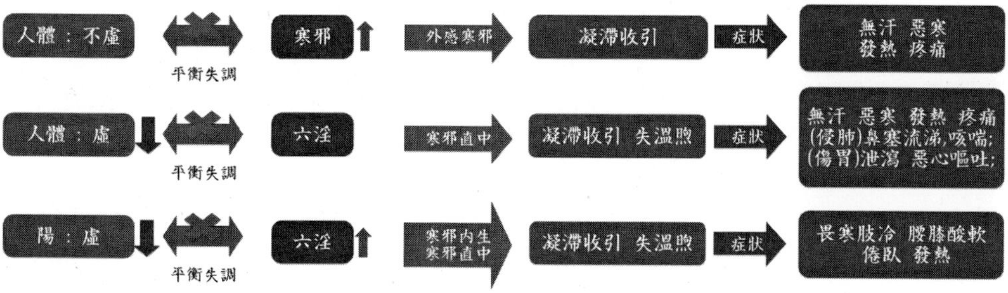

3) 濕邪

濕은 長夏(後半期)를 주관하는 氣이다. 長夏는 변화가 많은 계절로 특히 濕氣가 盛하여 濕病이 가장 많다. 濕邪로 인한 發病에는 '外濕'과 '內濕'이 있다. '外濕'이란 外感六淫에 의한 濕邪의 侵犯을 말하며, 기후가 潮濕하거나 濕한 환경일 때 발생한다. 이에 반해 '內濕'은 脾의 運化失調로 인하여 津液이 輸布하지 못하고 水濕이 停滯되어 발생하는데 이는 外感六淫에 의한 濕邪와는 구분된다.

(1) 濕의 성질

濕은 長夏의 主氣이며 本性이 陰凉하나 쉽게 化熱시켜 濕熱相雜한다. 또한 濕은 水의 漸次이며, 水은 濕의 聚集이다. 그리고 濕은 潤하며 粘滯한 성질이 있어 무겁고 濁하여 위에서 아래로 흐르는 성질이 있다.

濕 : 有形이며, 주로 長夏(後半期)의 氣이다. 속성은 陰이고, 粘滯 重濁하는 성질이 있다.

(2) 濕邪의 特性

'濕爲陰邪'라 하여 濕邪는 陰에 속하며, 陽氣(衛, 頭竅, 四肢)를 해치고 쉽게 化熱하여 濕熱相雜된다. 이로 인해 淸陽(頭竅)이 상쾌하지 않으며 衛失溫煦防禦하면 惡濕이 발생한다. 衛氣가 虛하면 失固攝하여 汗出이 일어나며, 邪正鬪爭으로 發熱이 나타나고(①), 有形의 邪氣이므로 化熱한다(②). 따라서 濕邪는 人體의 氣機(肺・脾・

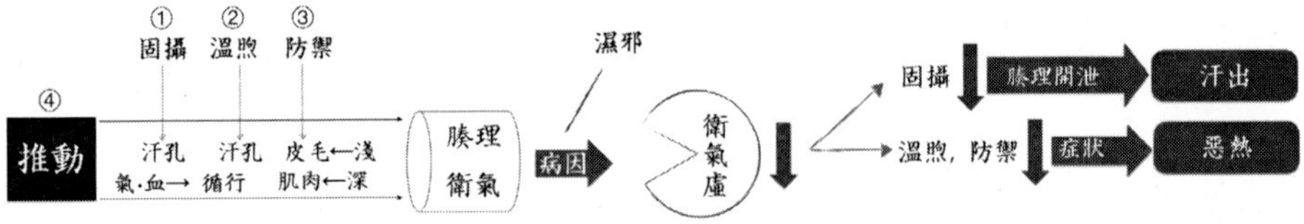

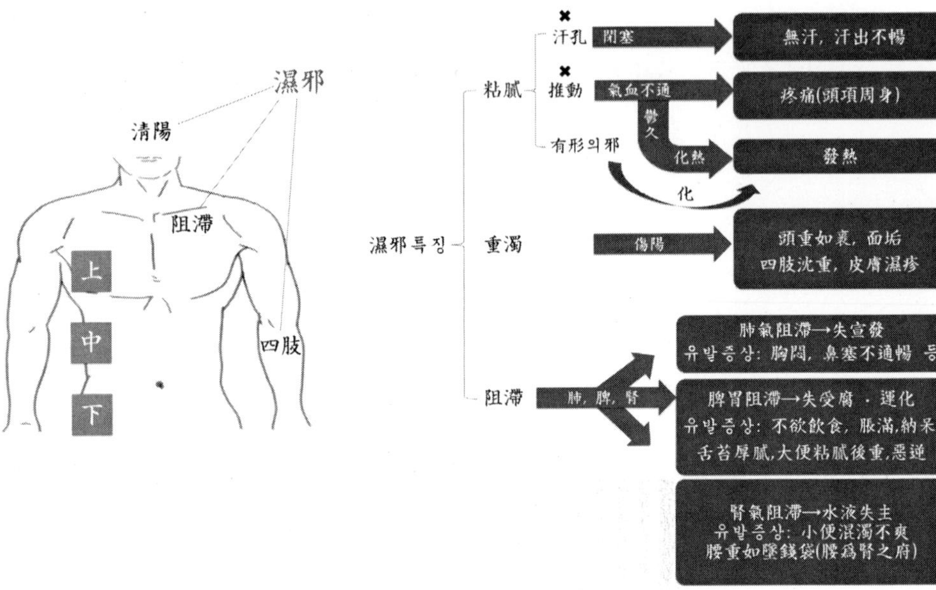

腎의 機能活動)를 阻滯하며, 人體의 陰位(下肢, 陰囊, 會陰, 關節)를 侵襲한다.

濕邪의 또 다른 特性으로는 '粘滯'이다. 粘은 粘膩를 의미하며 諸竅를 통하게 하는 데에 문제를 일으키고 玄府(汗孔)를 막고 淸陽(頭竅)하지 못하게 한다. 또한 血脈도 不通하게 하여 鬱久化熱된다. 이로 인해 頭暈, 無汗, 疼痛, 發熱(③) 증상이 일어난다. 滯는 阻滯를 의미하며 肺氣阻滯로 인해 失宣發하게 되어 胸悶 鼻塞不通暢, 鼻涕不淸을 일으킨다. 또한 脾胃阻滯로 인해 失受腐, 失運化하게 되어 不欲飮食, 脹滿, 納呆, 惡逆, 口粘不知味, 舌苔厚膩, 大便泄瀉, 大便粘膩後重, 帶下와 같은 증상을 일으킨다. 또한 腎氣阻滯로 인하여 水液失主하여 小便混濁不爽, 腰重如墜錢袋(腰爲腎之府)와 같은 증상을 일으킨다.

濕邪의 다른 特性으로는 '重濁'이 있다. 重은 무거움을 의미하며, 이러한 예로는 四肢沈重, 頭重如裹가 있다. 반면 濁은 穢垢不潔을 의미하며 이러한 예로는 面部穢

垢不潔, 四肢關節部位, 陰囊濕疹, 會陰部 濕疹瘙痒이 있다.

濕邪는 '脾相應'한 特性도 있다. '外濕 誘發 內濕生' 즉, 濕邪는 脾胃를 노곤하게 만들어 運化를 실조시켜 內濕을 발생하게 한다.

위와 같은 濕邪의 特性으로 인해 惡濕, 發熱, 無汗 혹은 (汗出不暢, 汗出後, 熱不解) 頭重如裹, 四肢沈重, 皮膚濕疹, 面垢 증상이 나타난다.

예) 차가운 음료를 많이 마시면 水濕困脾로 運化水濕機能이 失調되어 水濕內生하여 泄瀉 및 水腫이 발생한다. 따라서 차가운 음료는 外濕에 속하며, 脾失運化로 생성된 水濕은 內濕이라 할 수 있다. 즉, 外濕은 內濕을 유발한다.

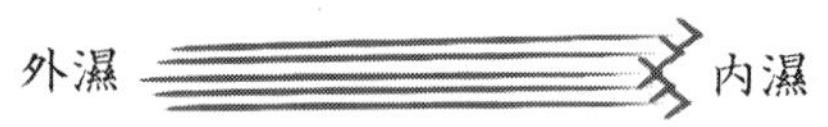

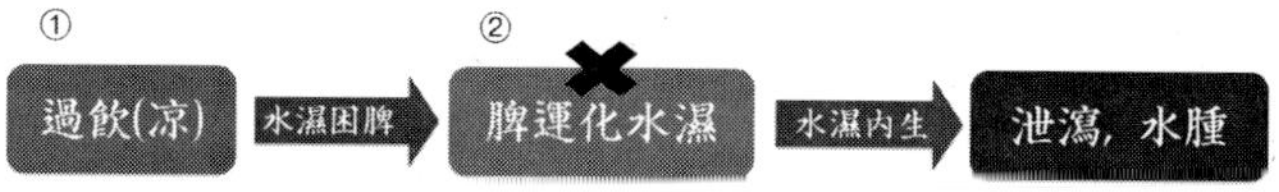

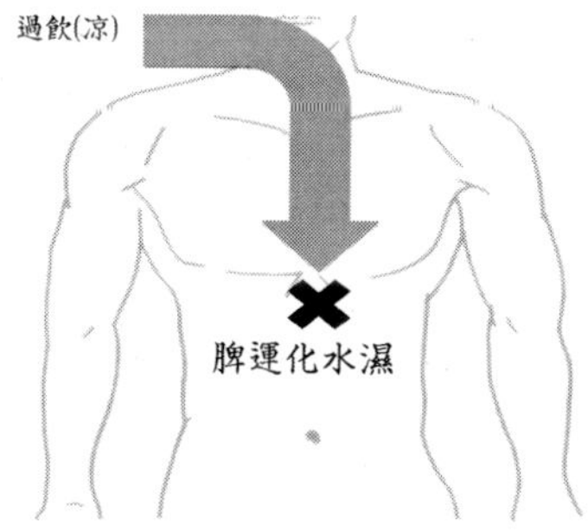

4) 暑邪

暑는 長夏(前半期)를 주관하는 氣이다. 暑邪는 뚜렷한 계절성이 있어서 夏季에만 發病한다. 또한 六淫과 달리 연관되는 臟腑가 없고 순수하게 外感에만 속한다.

(1) 暑의 성질

暑는 長夏의 主氣이며 뚜렷한 계절성이 있다. 또한 暑는 陽에 속하며, 火熱로부터 化生하는 성질이 있다. ≪素問·五運行大論≫에 이르기를, "其在天爲熱, 在地爲火, … 其性爲暑"라 하였다. 즉, 暑는 火熱로부터 化生하고, 대개 濕을 수반한다.

暑 : 주로 長夏 (前半期)의 氣이다. 속성은 陽이고, 炎熱, 昇散, 傷陰液, 耗氣하는 성질이 있다.

(2) 暑邪의 特性

暑邪는 '炎熱'이라 하여 顔面, 皮膚에 上炎하는 특성이 있다. 이로 인한 증상의 예로는 發熱이 있다. 다른 특성으로는 '昇散'이 있으며, 腠理를 開泄한다. 이로 인한 증상의 예로는 汗出이 있다. 또 다른 특성으로는 津液이 不足하게 되는 '傷陰液'과 津液의 소모에 따라 氣(物質 및 機能活動)가 탈진하는 '耗氣'가 있다. '傷陰液'의 대표적 예로는 煩渴(喜冷飮)이 있으며, '耗氣'의 예로는 昏厥(營陰不能上榮 淸竅), 肺氣虛로 인한 氣短 증상, 脾氣虛로 인한 少食, 納呆, 腹脹 등의 증상이 있다. 이외에도 '挾濕'이라는 특성이 있는데, 이는 脾에 악영향을 미쳐 大便糖泄不爽, 嘔惡, 不思飮食 증상을 일으키는 것을 말한다. 또한 暑邪는 여름의 主氣라는 특성이 있어서 뚜렷한 계절성에 의한 것이므로 內暑가 없다. 즉, 臟腑內屬이 없다.

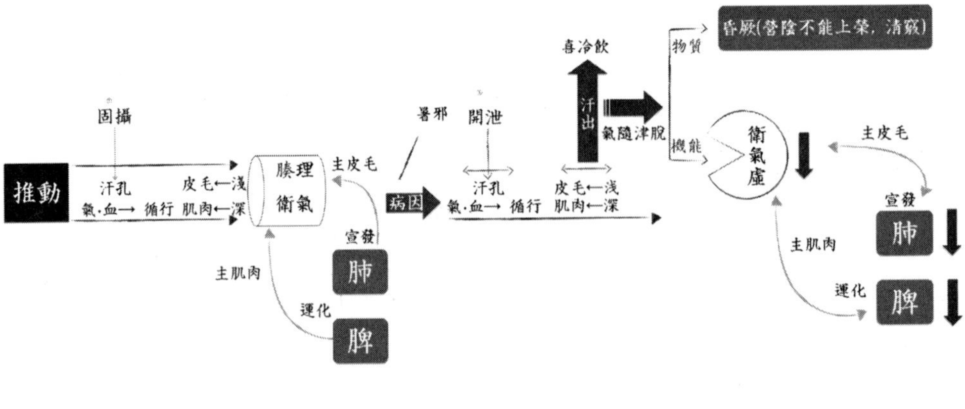

(3) 暑病의 구분과 治法 및 대표약물

暑病은 '傷暑'와 '中暑'로 구분이 가능하다. 暑熱에 의한 輕症은 '傷暑', 暑熱에 의한 重症은 '中暑'로 구별한다. '傷暑'는 祛暑淸熱, 祛暑解表, 祛暑利濕 효능에 따라 각각 다른 약재를 사용하며, '中暑'는 淸暑益氣의 효능이 있는 약재를 사용한다.

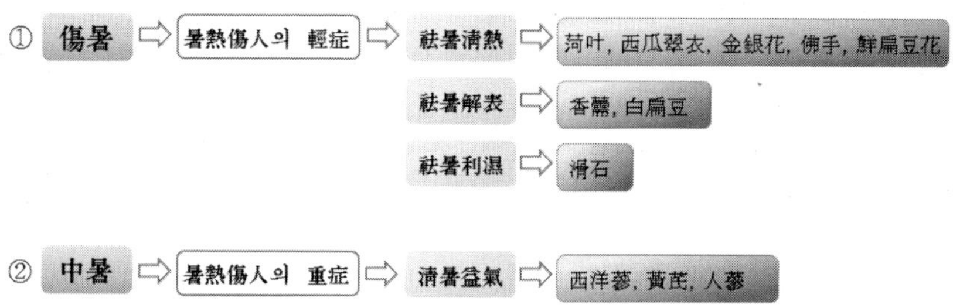

暑病의 구분과 治法 및 대표약물

5) 燥邪

燥는 秋를 주관하는 氣이다. 따라서 燥邪로 인한 病은 주로 秋季에 발생한다.

(1) 燥의 성질

燥는 秋의 主氣이다. 또한 燥澁하여 斂肅하는 성질이 있어 속성은 陰에 속하지만 燥邪는 陽에 속한다.

燥 : 주로 秋季의 氣이다. 속성은 陰이지만 燥邪는 陽에 속하며, 또한 燥澁, 斂肅하는 성질이 있다.

(2) 燥邪의 特性

燥邪는 陽邪가 쉽게 人體津液을 消耗하게 하는 특성이 있어 脣, 咽, 鼻竅를 乾燥하게 하는데, 그 속성은 喜潤하다고 볼 수 있다. 다른 특성으로는 乾澁이 있으며 燥勝則乾하므로 枯涸과 皮膚와 口脣의 皸裂을 유발한다. 또한 燥邪는 肺相應 腎所惡하는 특성이 있으며 肺는 연약한(嬌) 臟이므로 燥한 성질을 감당하지 못하고, 또한 腎은 一身之水를 주관하므로 津液을 쉽게 손상하는 燥를 싫어한다. 燥한 성질이 肺와 腎에 계속 영향을 미치면 乾咳와 小便少 등이 유발된다.

(3) 外感燥邪의 傳變 및 常見病症

燥邪는 陽邪, 乾澁한 성질이 있다. 陽邪의 성질은 傷津을 야기하여 傷肺陰, 傷胃陰, 傷腎陰을 일으킨다. 더불어 乾澁한 성질과 傷津으로 인해 皸裂을 일으킨다.

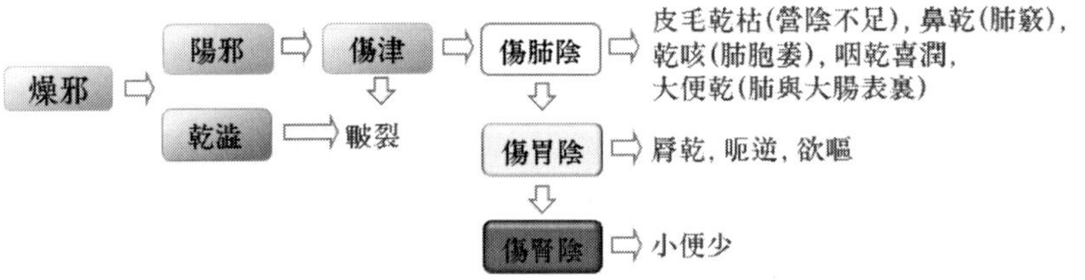

外感燥邪의 傳變 및 常見病症

6) 火邪

火邪는 주로 夏季에 왕성하나 暑邪가 뚜렷한 계절성이 있는 것과 달리 火邪는 뚜렷한 계절성이 없다. 火邪는 陽熱類의 發病요소인 溫邪·熱邪·暑邪와 疫癘病邪를 포괄한다. 또한 風·寒·濕·燥 등 기타 六淫도 病理과정에서 鬱結하여 化熱成火하기도 한다.

(1) 火의 성질

火는 뚜렷한 계절성이 없다. 또한 燔灼, 上炎하는 성질이 있으며, 陽에 속한다.

火 : 주로 夏季의 氣이다. 속성은 陽이며 또한 燔灼, 上炎하는 성질이 있다.

(2) 火邪의 特性

火는 '陽邪'라는 특성이 있다. 따라서 傷陰液하여 津液이 不足하면 口渴喜飮(冷飮), 咽乾口燥, 小便短赤 증상이 일어난다. 또한 耗氣하여 氣隨津脫하게 되는데 氣短, 倦怠無力 증상이 일어난다.

火邪는 '燔灼'이라는 특성도 존재한다. 燔은 炎上이 循經하게 되는 것과 지나치게 動血하는 것을 의미한다. 灼(傷)은 耗傷陰, 血을 의미하며 陰과 血不足(①)에 따른 心神失養으로 心悸, 健忘, 多夢, 失眠 증상을 일으키며, 筋脈失養으로 諸風內動을 유발한다. 또한 灼(傷)은 陰은 凝하게 되며, 血은 瘀하게 되는 것을 의미하며, 이러한 이유로 痰飮化熱로 인해 痰火擾心하며 瘀血에 의해 刺痛(心胸部)하게 된다. 그리고 血肉이 壅聚不散하며 局部的으로 紅腫, 癰疽, 膿血이 일어난다. 즉, 火는 쉽게 腫瘍을 생성하는 특성도 있다.

火邪는 心相應이라는 특성도 있는데, 이는 火邪로 心疾患을 誘發하는 예를 통해 알 수 있다.

附) 火의 개념(概念)

火邪는 '實火'와 '虛火'로 구분할 수 있다. '實火'는 '外火'와 '內火'로 나눌 수 있고, '虛火'는 陰虛와 氣虛로 분류가 가능하다.

(3) 火邪 區分

實火	外火	外感 : 溫熱 邪氣
		外感寒濕邪→鬱久化熱
	內火	七情不舒→ 鬱久化熱
		不內外因 : 痰, 瘀→久化熱
虛火	陰虛	陰虛內熱
	氣虛	氣虛內熱

火邪 구분

(4) 火의 程度

溫이란 '萬物惟溫則生'이라 하여 萬物은 溫하여야 生長할 수 있다는 개념을 포함한다. 또한 '血得寒則凝, 得溫則行'이라 하여 血은 寒하면 엉기며, 溫하면 흐른다는 개념도 포함한다. 즉, 溫은 신체에 대해 有益無害하다.

火란 "火, 天地之陽氣也. 天非此火, 不能生物, 人非此火, 不能有生. 故萬物之生皆由陽氣. 但陽和之氣則生物, 亢烈之火反害物, 故火太過則氣反衰, 火和平則氣乃壯"이라 하여 '火는 天地의 陽氣이다. 하늘에 火가 없으면 살아 있는 萬物이 기능을 잃으며, 사람에게 火가 없으면 살 수 없다. 따라서 萬物이 生하는 陽氣이다. 단 陽氣가 萬物을 生하는 氣이지만, 熱이 심한 火는 萬物에 해롭다. 그러므로 火가 太過하면 그 기를 反衰하며, 미지근한 火(溫)만이 萬物을 번성하게 한다'는 의미이다. 즉, '少火生氣'하여 相火는 신체에 有益無害하다고 볼 수 있다. 추가적으로 壯火란 '壯火食氣'를 의미하며 燥熱은 약제의 四氣속성으로 독을 의미한다.

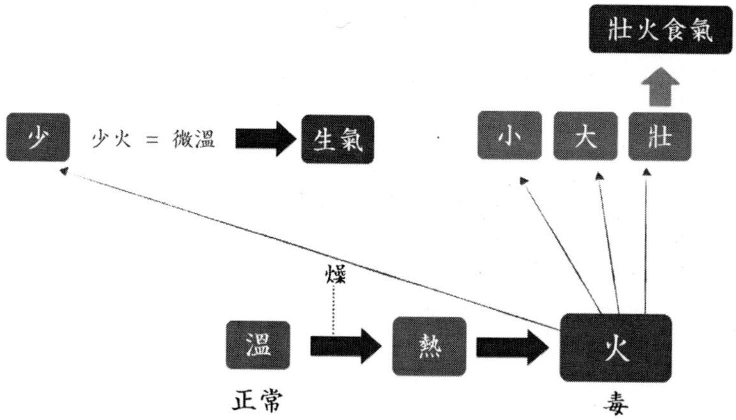

	구분	내용	비고
微溫	正常	인체의 정상 체온 상태 溫煦, 生化작용	少火生氣 = 微溫
溫	正常	溫爲熱之漸 : 溫은 熱이 스며드는 것. 外感 熱病 因子	火熱과 성질이 相同 外感熱病의 發病因子
燥	邪氣	津液을 消耗함	
熱	邪氣	대개 外淫에 屬함 - 外感 熱病 因子 (風熱・暑熱・濕熱 등)	
火	邪氣	火爲熱之極 : 火는 熱이 極한 것. 항상 內生한 火熱內擾의 病理反應狀態(心火上炎, 肝火亢盛, 胃火熾盛 등)	壯火食氣

(5) 少火는 生氣

≪黃帝內經≫에 이르기를, "君火以明, 相火以位, 主人身十二經"이라 하였다. 즉, 君火(心火)는 이름만 내세우고 精神을 주관하나 相火에 實權이 있으며, 전신의 十二經과 장부 기능활동을 주관한다는 의미이다.

張介賓이 말하길 "相火當在命門"이라 하였다. 즉, 相火는 命門에 저장되어 있다는 뜻이다. 이어 趙獻可는 ≪醫貫≫에서 이르기를, "凡此十二官者, 不得失也, 故主明則下安, 主不明則十二官危"라 하였다. 즉, 이러한 十二官(臟腑)이 서로에게 손익을 주지 않은 이유는 바로 下焦의 命門에 저장된 相火가 올바르게 역할을 하기 때문이며, 만약 相火가 올바른 역할을 하지 못하면 十二官(臟腑)이 危(殆)하여 진다는 의미이다.

더 나아가 柯琴이 말하길, "命門之火는 陰中之陽이라고도 하며 溫煦, 推動하므로 陰水는 움직이고 흐른다. 그러므로 少火는 氣를 生하게 한다. 단, 少火가 지나쳐 壯火가 되면 氣를 상하게 한다"고 하였다.

결론적으로 命門에 저장된 無形적인 相火는 '少火'라고도 하며, 전신의 臟腑기능 활동을 溫煦, 推動한다.

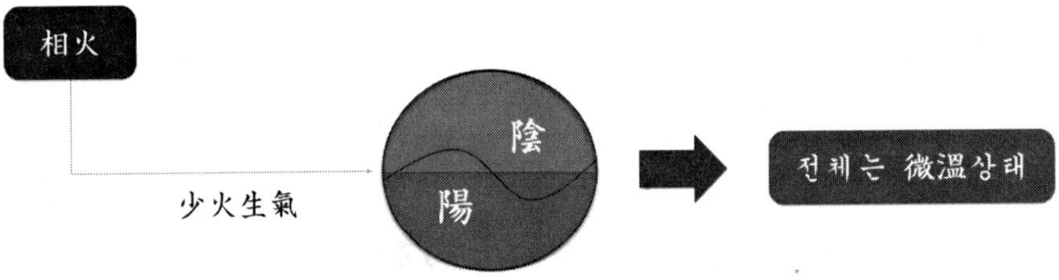

7) 六淫의 비교

六淫	相應	主氣	性質	대표증상
風	肝	春	輕淸升提, 善行而數變, 百病之長, 兼邪致病	汗出, 惡風(寒), 發熱 疼痛(游走性, 串痛)
寒	腎	冬	寒爲陰邪, 傷陽氣 凝滯收引	無汗, 惡寒, 發熱 疼痛(甚), 肢體屈伸不利
濕	脾	長夏	濕爲陰邪, 粘滯, 重濁	無汗 或汗出不暢, 惡濕, 發熱 汗出後 熱不減 頭重如裹, 肢体沉重, 面垢 濕疹瘙痒, 便溏, 小便混濁
暑	없음	夏	炎熱 昇散, 傷津液, 耗氣, 挾濕	高熱, 汗出, 煩渴(喜冷飮), 昏厥(甚), 氣短, 少食, 納呆, 腹脹
燥	肺	秋	乾澁 易傷肺, 爲腎, 所惡	皮毛乾枯, 皲裂, 乾燥[鼻·脣·咽]
火	心	뚜렷한 계절성 없음	陽邪, 傷陰液耗氣, 燔灼, 易致腫瘍, 심하면 生風動血	發熱, 口渴喜飮, 面紅, 口舌生瘡, 心悸, 腫瘍, 出血

제3장 內傷性 發病因子

1. 七情

1) 七情의 기본개념

七情은 喜·怒·憂·思·悲·恐·驚의 7가지 情志활동이다. 情志활동이란 인간이 외부의 刺戟에 의해 나타나는 情緖的인 反應이다. 이러한 反應은 정상적 生理활동과 心理활동의 범위 내에서 관련된 장부에 도움을 주며 病에 이르지 않게 한다.

2) 七情의 分類

(1) 喜

喜는 喜樂, 喜悅, 心情愉快, 意氣和暢이다. '喜則氣緩'이라 하여 적당히 喜하면 心의 推動血脈 機能이 완만해지며 최소한의 推動으로도 全身에 血液을 공급할 수 있다고 전해진다. 더 나아가 喜는 간접적으로 心氣를 補한다고 할 수 있다.

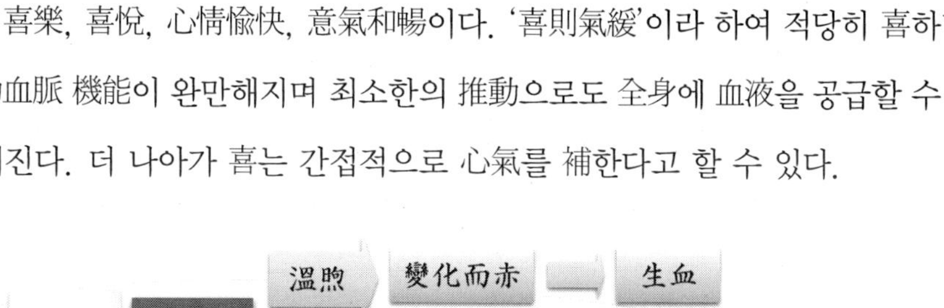

(2) 怒

怒는 惱怒, 憤怒, 氣憤不平이다. '怒則氣上'이라 하여 적당히 怒하면 肝의 疏泄機能이 일정한 범위를 넘게 되는데, 그의 물질 기초인 臟血 또한 陰陽互根原理에 의해 증가한다. 더 나아가 怒는 간의 기능을 증강하여 肝氣를 補한다고 할 수 있다.

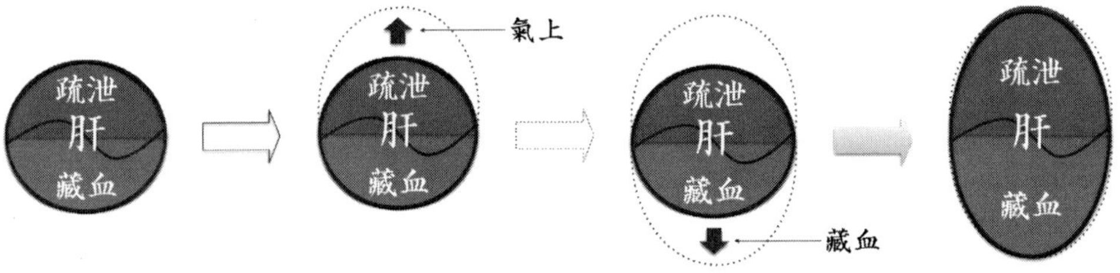

(3) 思

思는 思考, 思慮이다. '思則氣結'이라 하여 思考의 物質基礎는 水穀精微이며, 적당한 思는 일정한 營養物質(水穀精微)을 消耗하여 脾의 運化(정미) 機能을 촉진시킨다. 더 나아가 思는 脾氣를 補한다고 할 수 있다.

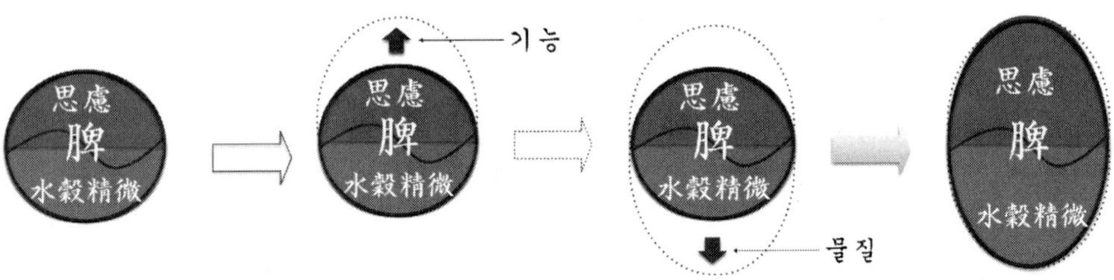

(4) 悲

悲는 悲哀, 悲傷이다. '悲則氣消'라 하여 적당한 悲는 肺의 肅降機能을 보조하므로 肺氣鬱滯를 消散시키며 더불어 宣發도 돕는다고 전해진다. 더 나아가 悲는 간접적으로 肺氣를 補한다고 할 수 있다.

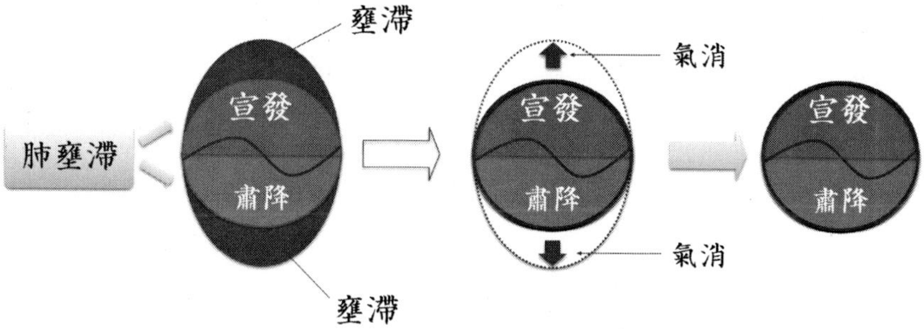

(5) 恐

恐은 恐懼, 畏懼이다. '恐則氣下'라 하여 적당한 恐은 腎의 封藏 機能을 추진시킨다고 전해진다. 더 나아가 恐은 간접적으로 腎氣를 補한다고 할 수 있다.

(6) 驚

驚은 驚嚇, 驚駭, 突然緊張이다. '驚則氣亂'이라 하여 적당한 驚은 心의 과다한 思慮로 耗傷 陰血의 부작용을 예방함으로써 心이 주관하는 血脈 機能을 촉진시킨다고 전해진다. 더 나아가 驚은 간접적으로 心氣를 補한다고 할 수 있다.

※ 驚과 恐의 區別

驚은 자신이 모르는 상황에서 갑작스럽게 외부에서 유입되는 요소이며, 恐은 자신이 미리 알면서도 내부에서 느끼는 요소라 볼 수 있다.

(7) 憂

憂는 憂愁, 憂慮이다. '憂則氣鬱'이라 하여 적당한 憂는 肝의 지나친 疏泄을 억제하므로 肝의 정상적 疏泄 機能을 유지시킨다. 憂는 肺說하므로 憂愁는 肺와 상응한다. 憂는 心說하므로 憂慮는 心과 상응한다. 즉, '喜則氣緩'이라 하여 憂는 喜의 반대 개념으로, 憂慮하므로 흩어진 心氣를 모아줄 수 있다. 憂는 肝說하므로 憂則氣鬱한다. 怒와 憂는 陰陽關係로 疏泄平衡을 유지한다. 그러므로 憂로 인해 지나친 怒를 抑

制하므로 肝의 정상적 疏泄 機能을 유지시킬 수 있다. 憂는 간접적으로 肝氣를 補한다고 할 수 있다.

3) 七情致病 원인

외부의 精神刺激을 太過라고 한다. 즉, 갑자기 강해지거나 비정상적으로 지속되어 결국 精神刺激이 인체의 生理調節범위를 벗어나 臟腑氣血 機能활동을 무질서하게 만들어 최종적으로 陰陽 사이의 동태평형을 失調시켜 疾病을 發生시킨다.

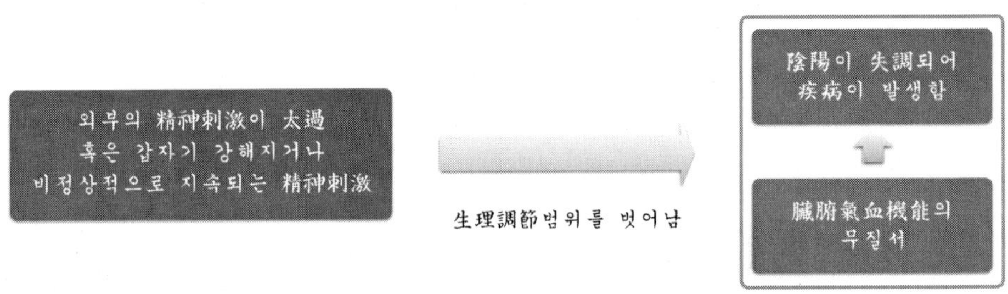

七情致病 원인

4) 七情과 六淫의 차이

情志활동은 五臟精氣를 物質基礎로 삼으므로 情志활동이 太過이거나 혹은 갑자기 강해지거나 비정상적으로 지속되는 精神刺激으로 인해 직접 內臟이 손상을 입게 된다. 이에 반하여 六淫은 外感病因으로서 邪氣가 外部로부터 인체에 侵犯하여 發病因子가 된다. 따라서 六淫은 七情內傷과는 구별된다.

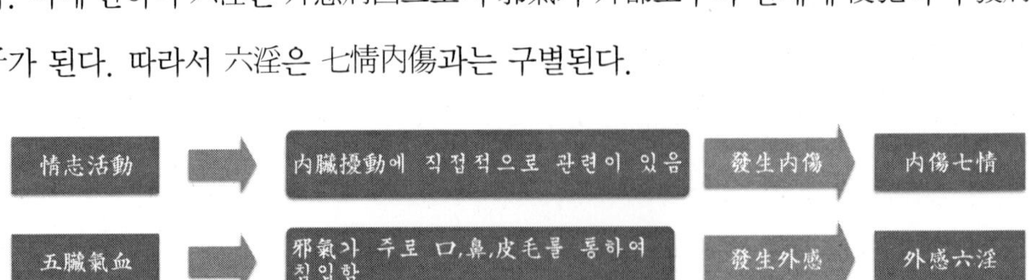

七情과 六淫의 차이

5) 七情과 臟腑氣血의 관계

情志活動은 五臟 機能活動의 外在的 表現이므로 情志變化에 異常이 생기면 臟腑 機能活動과 氣血運行에도 영향이 미친다. 또한, 五臟氣血은 情志活動의 物質基礎이므로 臟腑 機能活動이 비정상화된 경우 氣血運行이 失調되므로 情志異狀變化가 일어날 수 있다.

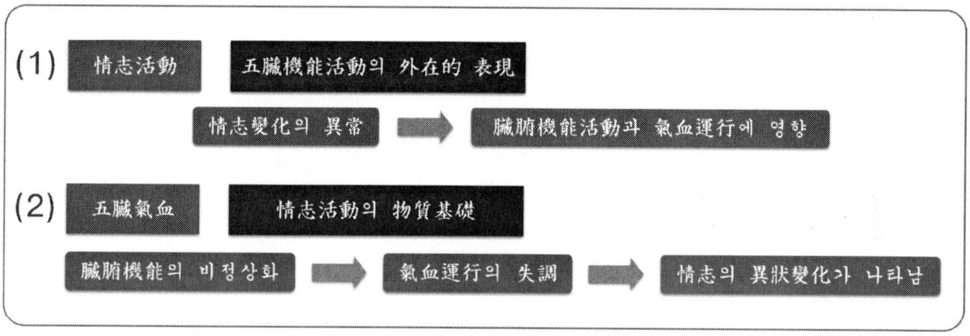

七情과 臟腑氣血의 관계

本臟의 氣血이 有餘偏盛하면 대부분 本臟의 情志에 먼저 반영되어 표현된다. 또한 本臟의 氣血이 부족하면 대부분 母子관계 혹은 相侮관계에 있는 臟의 情志에도 반영되어 표현될 수 있다.

① 本臟 影響 : 怒·優 傷肝 / 喜·驚 傷心 / 思 傷脾 / 悲 傷肺 / 恐 傷腎

② 他臟 影響 : 鬱하면 肝乘脾 / 肝鬱하면 腎에 영향을 준다(子盜母氣).

6) 七情致病의 일반적 특징

七情致病의 일반적인 특징으로는 네 가지가 있다.

a. 精神刺戟과 관련이 있다는 점

七情致病은 대개 精神刺戟을 받아 發病하는데, 발병 후 精神情志 失常의 病症이 주로 나타난다.

b. 內臟에 직접적인 손상을 가할 수 있다는 점

七情이 太過하거나 情志의 刺戟이 지나치게 오래되면 직접 內臟의 生理기능이 영향을 받아, 病理변화를 일으킬 수 있다. 특히 心은 情志활동의 統領으로 情志의 자극은 心에 먼저 영향을 미치고 그 후 다른 각 臟腑에 영향을 미친다.

c. 五臟기기에 영향을 준다는 점

七情이 五臟을 損傷하면 주로 五臟氣機에 영향을 미치며, 五臟氣機가 무질서하게 되고 氣血運行이 失常되어 病에 이르게 한다.

d. 병세변화에 영향을 준다는 점

疾病의 발전과정 중 나타나는 情志의 변화는 病情에 영향을 미친다.

7) 內傷七情病機 및 常見病症

喜則氣緩으로 喜가 과하면 逆으로 心이 상하게 된다. 이러한 현상의 결과로는 心神失養, 推動血脈의 失調, 그리고 生血의 不足에서 오는 血虛 증상이 포함된 血脈失主로 크게 나눌 수 있다.

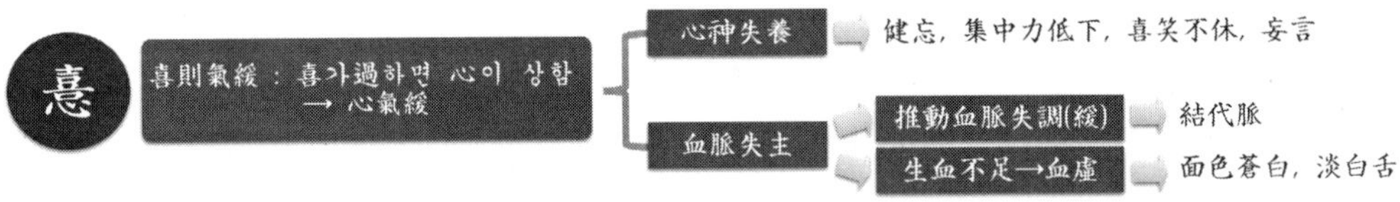

怒則氣上으로 怒는 肝을 상하게 하고 肝氣를 上逆시킨다. 이러한 영향으로 多怒抑鬱이 발생한다. 심하면 肝火上炎으로 눈이 상하고, 혈액이 말라 心火가 生한다. 承은 脾胃의 運化기능이 실조하고 侮하면 肺의 항상성이 실조한다.

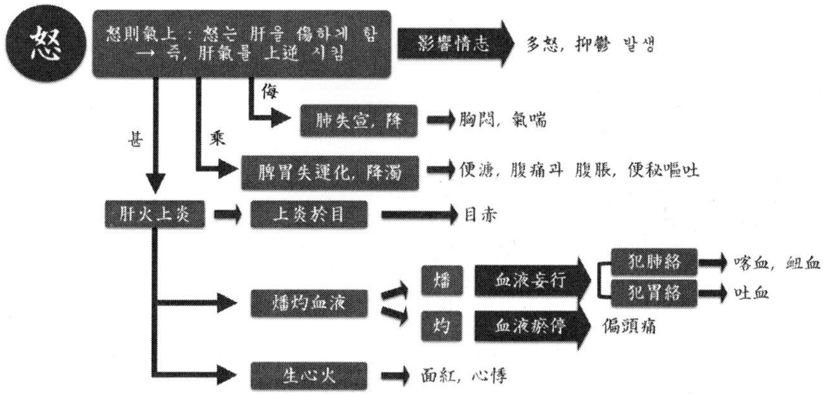

思則氣結으로 思가 과하면 脾가 상하며 脾氣의 虛를 일으킨다. 이에 따라 脾는 運化기능을 상실하며, 胃는 受納 기능을 잃는다.

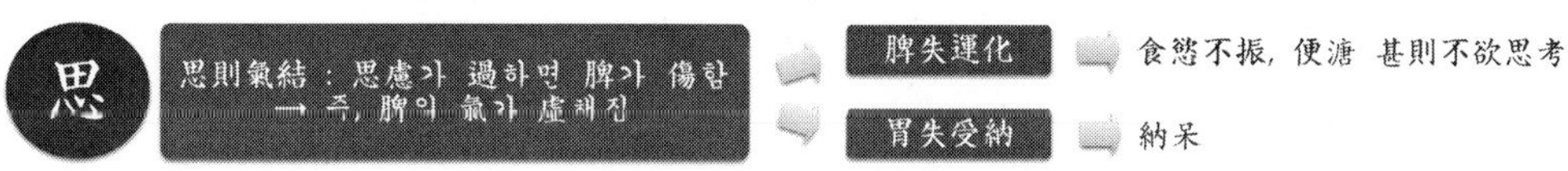
思
思則氣結 : 思慮가 過하면 脾가 傷함
→ 즉, 脾의 氣가 虛해짐
脾失運化
食慾不振, 便溏 甚則不欲思考
胃失受納
納呆

悲則氣消으로 悲가 과하면 肺가 상하게 되며 肺氣의 虛를 야기한다. 이에 따라 宣發肅降의 기능과 封藏의 기능이 失調된다.

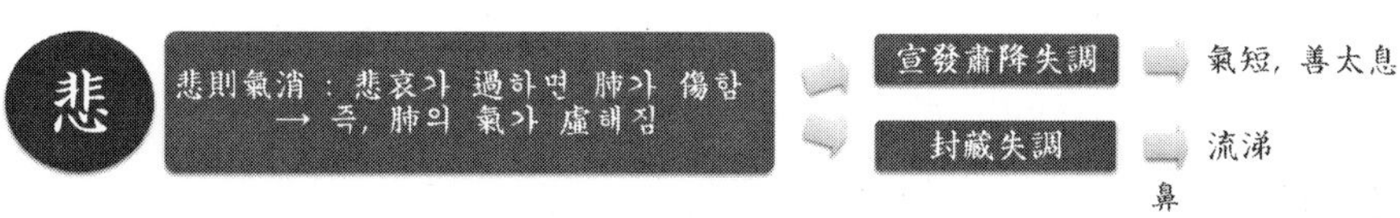
悲
悲則氣消 : 悲哀가 過하면 肺가 傷함
→ 즉, 肺의 氣가 虛해짐
宣發肅降失調
氣短, 善太息
封藏失調
流涕
鼻

恐則氣下하여 恐이 과하면 腎이 상하는데 이때 腎氣의 虛를 가져온다. 封藏 기능이 실조되어 遺精, 腹瀉, 尿失禁 증상이 나타난다.

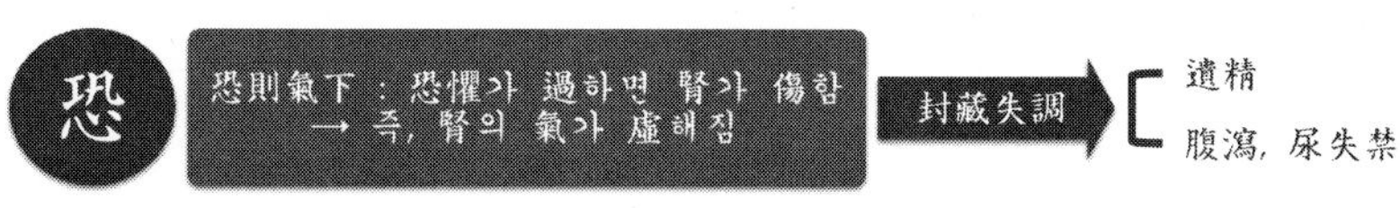
恐
恐則氣下 : 恐懼가 過하면 腎가 傷함
→ 즉, 腎의 氣가 虛해짐
封藏失調
遺精
腹瀉, 尿失禁

驚則氣亂하여 驚이 과하면 心이 상하여 心氣의 虛를 야기한다. 神志를 실조하게 하여 精神錯亂을 일으킨다.

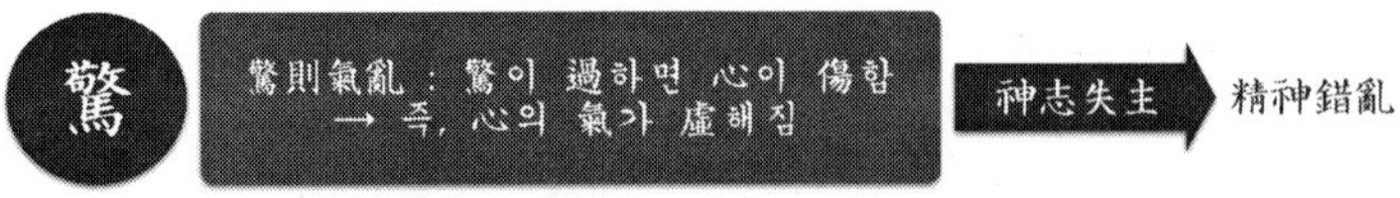
驚
驚則氣亂 : 驚이 過하면 心이 傷함
→ 즉, 心의 氣가 虛해짐
神志失主
精神錯亂

憂則氣鬱하여 憂가 鬱하면 肝이 상하여 肝氣鬱滯가 나타난다. 이에 따른 영향으로 情志하여 憂鬱, 易怒 증상을 보이고, 經絡循行하여 胸脇脹滿痛, 肩部 拘急 증상이 일어난다. 또한 乘하년 脾胃 運化 실조로 인해 降濁하고, 이는 昇降 실조로 이어져 폐의 항상성이 떨어진다.

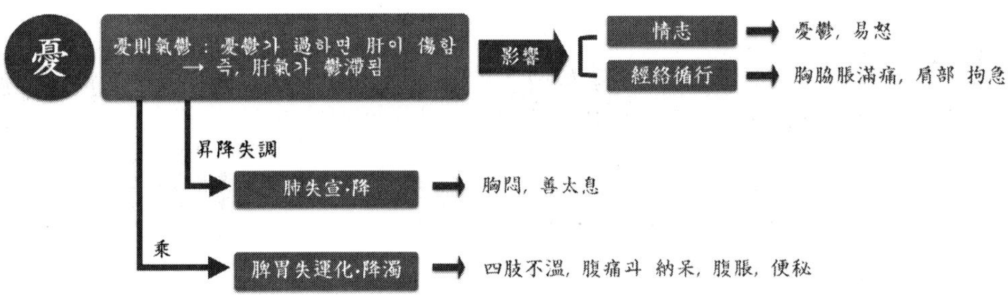

2. 飮食所傷

飮食은 인체의 攝取傳化 과정을 거쳐 水穀精微와 氣血의 원천이 된다. 하지만 다양한 原因에 의해 飮食이 失宜되면 疾病發生의 원인 요소가 될 수 있는데 그러한 요소로는 주로 飮食不節, 飮食偏嗜, 飮食不潔의 세 가지이다.

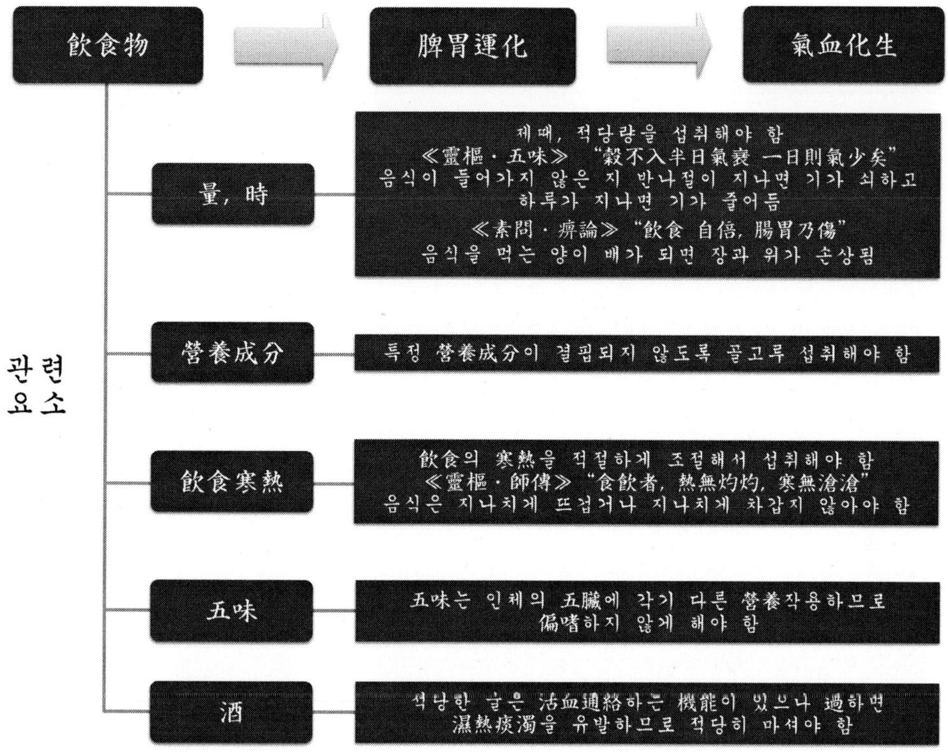

1) 飮食不節

飢飽失常과 식생활 습관의 失常을 의미한다. 정상적인 飮食攝食을 위해서는 적당한 量과 時를 지켜야 한다. 만약 過飢나 過飽, 즉 정도가 지나치거나 불규칙한 식사를 하면 疾病 發生의 원인이 될 수 있다.

過飢의 槪念은 飢餓가 지나쳐 氣血生化의 源泉이 없어지면 氣血이 不足하게 된다는 의미이다. 즉, 영유아는 모유 부족으로 정상적 生長發育이 저해되며, 성인은 氣血이 허약해지고 훼손되므로 몸의 체중이 감소하며, 正氣가 虛弱해지고, 외부의 衛氣가 無力해진다.

飢飽의 槪念은 음식을 지나치게 많이 먹어 脾胃의 消化능력을 초과하는 것을 의미하며, 飢飽는 脾胃를 傷하게 하여 음식물을 제때 腐熟, 運化하지 못하여 阻滯된다. 이는 宿食積滯의 原因이 되며, 더불어 痰濕內生이 될 수 있다. 즉, 영유아는 食積으로 脾胃가 虛弱해지며 正氣가 虛해지고 邪氣가 實해져서 痰積, 手足心熱, 脘腹脹滿 증상이 일어난다. 또한 성인은 過食으로 인하여 食滯, 鬱久化熱, 下利, 便血, 痔瘡 증상이 일어난다.

2) 飮食偏嗜

飮食偏嗜란, 특정한 종류의 음식을 과하게 먹거나 먹지 않는 등의 행동으로 음식의 內容이 偏重되는 것을 의미한다. 따라서 偏食으로 인해 營養成分이 결핍된다. 음식의 偏食은 偏寒偏熱, 飮食偏嗜, 飮酒偏嗜, 五味偏嗜를 포괄한다.

偏寒偏熱은 偏寒과 偏熱로 분류되는데, 偏寒은 모유 부족으로 영유아의 정상적 生長發育이 저해되는 것을 의미하며, 偏熱은 氣血이 허약하여 훼손된다. 몸의 체중이 감소하며, 正氣가 虛弱해지고, 외부의 衛氣가 無力해지는 것을 의미한다.

偏嗜種類는 甘肥厚味하여 生痰化熱이 되어 肥胖, 眩暈, 昏厥, 胸痹, 中風, 消渴 증상이 나타난다. 또한 특정 營養成分이 결핍되므로 夜盲, 癭瘤, 佝僂病, 脚氣病 등의 증상이 나타난다.

飮酒偏嗜는 過飮하여 濕熱痰濁이 생겨서 疾病을 유발한다. 酒의 대부분은 水로 이루어져 있으며 性味가 辛熱하여 적당량을 마시면 活血하는 성질이 있다. 따라서 瘀血이 內停된 사람이나 心筋梗塞한 사람에게는 오히려 도움이 된다. 그러나 지나친 飮酒偏嗜는 脾胃를 損傷시키므로 脘腹脹痛, 納少, 口苦口膩 증상이 나타난다. 더 나아가면 酒毒으로 肝이 傷하게 되어 中毒과 昏迷를 유발한다.

五味偏嗜는 장기간에 걸친 偏食상태가 지속되는 것을 의미한다. 飮食의 五味는 五臟과 대응되는데, 五味가 위에 들어가면 각각 대응되는 臟으로 귀속된다. 酸味는 肝으로 들어가고, 苦味는 心으로 들어가며, 甘味는 脾로 들어가고, 辛味는 먼저 肺로 들어가며, 鹹味는 腎으로 들어간다. 五味는 각각의 臟의 氣를 增强시켜주지만 만약 장기간에 걸친 偏食상태가 지속되면 해당 臟器의 기능이 지나치게 盛해지고 그것이

지속되면 오히려 內臟이 損傷되어 疾病의 원인이 된다. 즉, 臟氣가 偏盛되고 機能이 失調되어 다양한 病變을 유발한다.

≪素問・至眞要大論≫ “五味入胃, 各歸所喜, 故酸先入肝, 苦先入心, 甘先入脾, 辛先入肺, 鹹先入腎, 久而增氣, 物化之常也, 氣增而久, 夭之由也.”

“곡식의 五味가 胃로 들어가면 우선 각각의 臟에 귀경하는데, 酸은 肝으로, 苦味는 心臟으로, 甘味는 脾臟으로, 辛味는 肺로, 鹹味는 腎臟으로 간다. 오래되어 氣가 늘어나면 변화하는 것이 보통인데, 기가 쌓이는 것이 지나치면 오히려 요절하게 된다.”

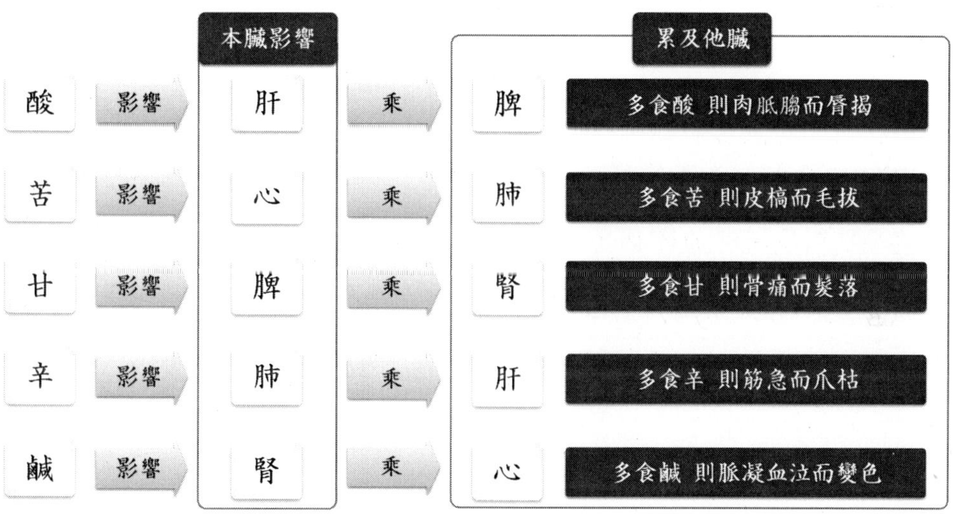

3) 飮食不潔

疾病이 유발되는 원인 중에서도 오염된 飮食物에 의해 발생하는 것을 지칭하는 것으로서, 주로 胃腸疾病을 일으킨다. 세균, 기생충 및 毒物 등에 의해 오염되어 飮食物 중독 및 소화기 계통의 전염병을 유발한다. 즉, 胃腸疾病은 細菌, 寄生蟲, 毒性 物質에 의해 발생한다고 볼 수 있다.

부패하고 변질된 음식은 胃腸機能을 失調시켜 脘腹脹滿, 惡心嘔吐, 腸鳴腹泄, 腹痛裏急後重, 痢下膿血 등을 초래한다. 毒性 物質에 오염된 음식은 음식물 中毒을 일으켜 輕症은 脘腹疼痛, 嘔吐腹瀉 증상을, 重症은 神識昏迷 증상을 나타낸다. 蟲卵에 오염된 음식은 寄生蟲病을 유발하여 腹痛, 嗜食異物, 面黃肌瘦, 肛門瘙痒 증상을 초래한다.

3. 房室 勞逸

勞動과 休息이 적절하게 調節되어야 인체의 健康한 상태가 유지된다. 그러나 과도한 肉體・精神的 勞動 및 房事로 인한 過勞나 지나친 안일은 疾病을 일으킬 수 있다.

1) 房室不節

房室不節이란, 性生活을 절제하지 못해 淫欲無度하여 精氣를 耗傷(과하게 소모하여 손상에 이름)하며 결국 病에 걸림을 말한다. 腎陽虧耗는 全身性 衰弱, 腰膝痠軟, 眩暈耳鳴, 精神萎靡, 倦怠乏力, 男子遺精, 陽萎, 女子月經不調, 帶下 등의 증상을 초래하며, 腎陰虧耗는 早漏와 쉽게 擧하되 不堅하는 증상이 일어난다.

2) 過勞過逸

勞逸이란 過勞와 過逸을 일컫는 것으로 過勞는 지나치게 勞動하는 것을 말하며, 過逸은 勞動이나 체력단련을 전혀 하지 않음을 말한다. 過勞損傷은 ≪諸病源候論≫에서 五勞라 하여 志勞・思勞・心勞・憂勞・瘦勞를 언급하였다.

過勞한 正氣虛損으로 臟腑機能이 減退하는 것을 말하며, 全身性 虛弱, 四肢乏倦, 神疲懶言, 動則氣喘, 心悸, 健忘, 失眠, 納少, 脹滿, 便溏 증상이 일어난다. 過逸이란 氣血運行의 不暢으로 臟腑 機能이 減退하는 것을 말하며, 呆滯, 氣血不足, 抗病能力低下, 正氣不足, 食少乏力, 肢體軟弱, 精神不振, 頭昏, 心悸, 失眠 증상이 일어난다.

제4장 不內外因

疾病의 發生發展過程에 일으킨 病理產物이 일정한 조건에서 다시 인체에 영향을 미쳐 臟腑組織功能을 失調케 하여 병리 변화를 일으킨다. 이러한 病理產物이 새로운 질병의 원인으로 된 것을 續發性 發病因子라고 한다.

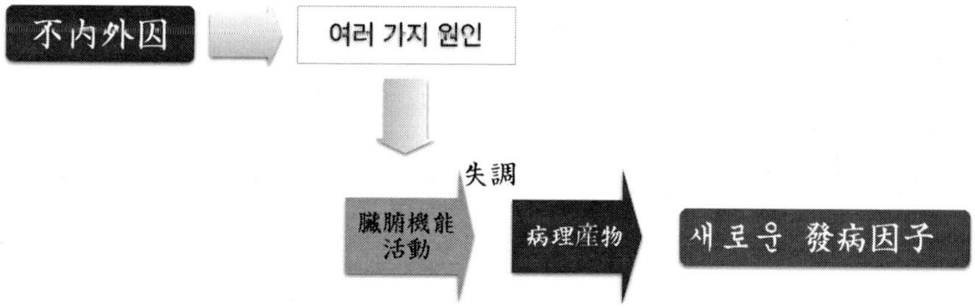

1. 痰飮

痰飮이란, 인체 水液의 대사장애로 나타나는 病理的 產物을 말한다. 痰飮이 人體에 滯留하면 새로운 病變에 이르러 續發性 病因이 된다. 痰飮은 일반적으로 有形과 無形 두 가지로 분류된다.

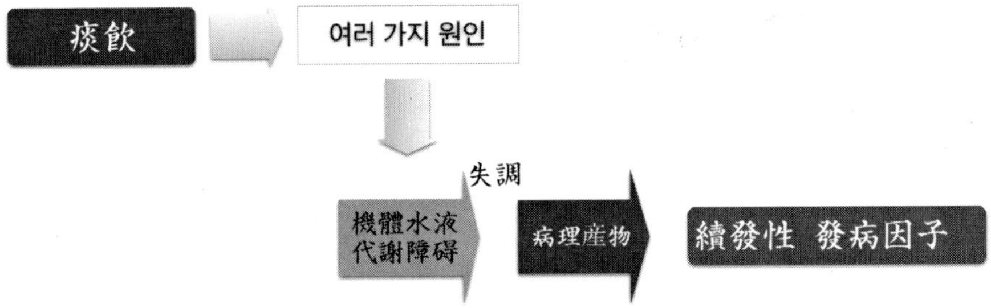

1) 痰飮의 구분

痰飮은 有形과 無形으로 구분한다. 有形 痰飮은 實質性의 痰濁과 飮液을 말하며 "視之可見, 觸之可及, 聞之有聲"이라 하여, "눈으로 볼 수 있고, 손으로 느낄 수 있으며, 귀로 능히 들을 수 있다"고 했다. 예로는 咳吐 時 나오는 痰濁과 喘息의 痰鳴을 들 수 있다. 無形 痰飮은 "怪病皆由痰成也"라 하여, 痰은 불치병의 원인이 될 수 있다고 하였다. 眩暈症, 梅核氣, 神昏 및 癲狂(痰迷心竅, 痰火搖心)의 예가 있다.

2) 痰飮의 성질

痰飮은 "陰邪, 病勢纏綿, 病程較長"이라 하여 인체 수액대사의 運行, 輸布 및 轉化 失調로 인하여 형성되어 물질성 疾病因子로 작용하는 것으로 陰邪에 속하기 때문에 痰飮病邪의 性質은 陰에 속한다. 또한 痰濕은 그 성질이 難解難化하여 치유가 어렵고 病變과정이 비교적 길다.

痰飮은 "痰稠而飮稀, 痰濁而飮淸"이라 하여 痰은 濃度가 비교적 진하며, 그 性質이 비교적 粘稠하며, 飮은 濃度가 비교적 낮으며, 그 성질이 비교적 淸稀하다. ≪醫宗必讀・痰飮≫에서는 "稠濁者爲痰, 淸稀者爲飮"이라 하여, "걸쭉하고 탁한 것은 痰이고, 맑고 묽은 것은 飮이다"라고 하였다.

그리고 "聚散不定, 流動不居"라 하여 痰飮은 形成 후 밖으로는 經絡, 肌肉, 筋骨로, 안으로는 臟腑 등 全身의 모든 곳을 돌아다니며 이르지 않는 곳이 없고, 이로 인하여 發病의 위치가 광범위하며, 全身의 모든 곳에서 痰飮의 病症을 볼 수 있다.

3) 痰飮 病機의 특징

痰飮 病機의 특징으로는 다음의 네 가지가 존재한다.

① 經脈氣血의 運行을 阻滯한다.

② 氣機의 升降出入을 阻遏한다.

③ 水液代謝의 진행에 영향을 끼친다.

④ 神明을 蒙蔽한다.

4) 痰飮의 形成과 病機

外感六淫, 七情內傷, 飮食所傷, 勞逸太過 등으로 수액대사를 주관하는 肺脾腎에 영향을 미쳐 痰飮이 형성될 수 있다. 수액신진대사 실조로 생성된 병리산물인 痰飮은 나아가 장부조직기관에 영향을 주어 새로운 병증을 일으키며 크게 세 가지 병증으로 분류하는데, 有形痰證, 飮證, 無形痰證이다.

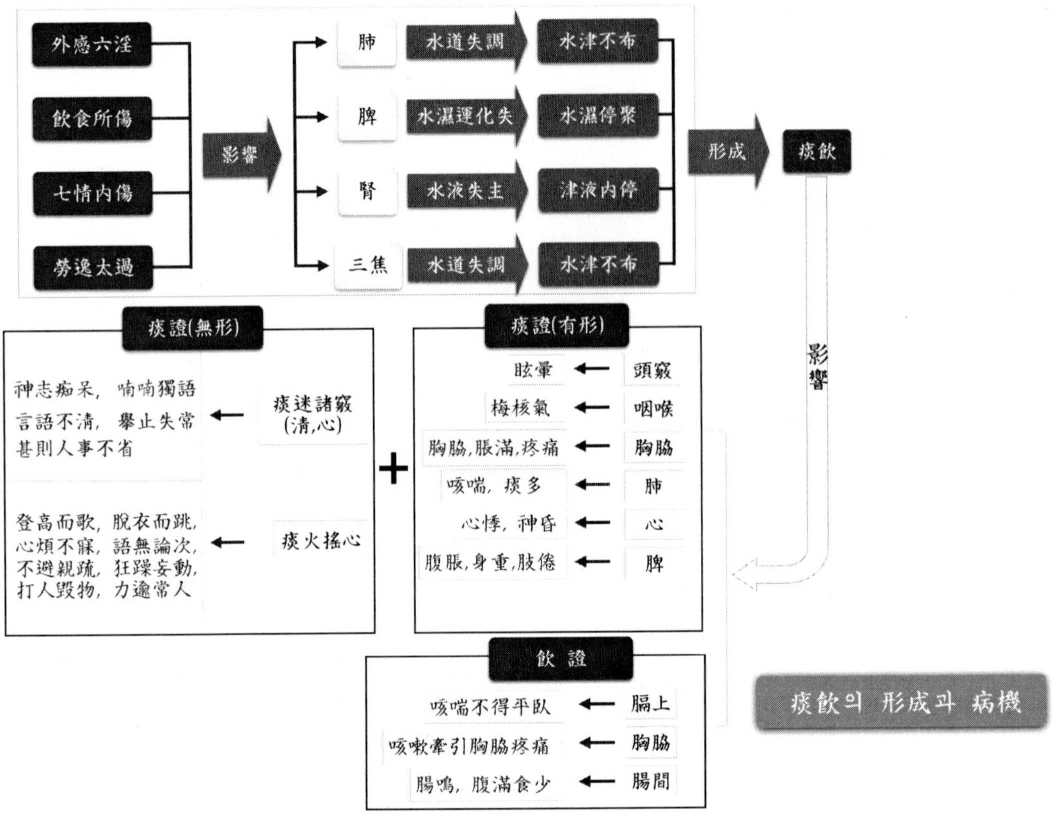

2. 瘀血

瘀血은 體內에 血液이 停滯된 것으로 血液運行循環 장애로 발생하는 病理産物이다. 즉, 새로운 發病因子로 작용하는 續發性 發病因子에 속한다. 瘀血이 形成되면 氣機를 阻滯하고, 血의 運行에 영향을 미쳐 臟腑機能을 失調하도록 하여 病理的 변화를 초래한다.

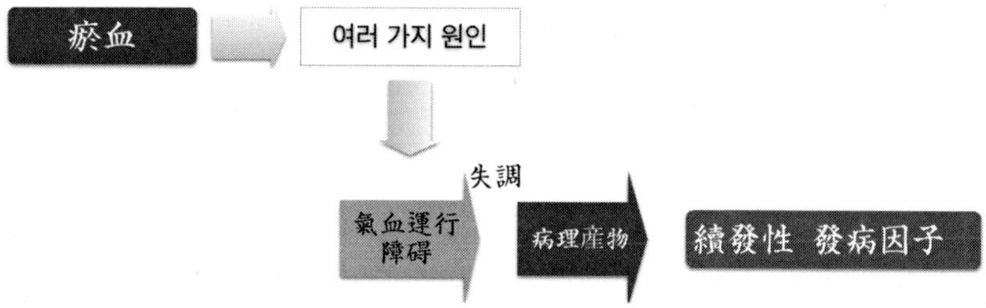

1) 瘀血病症의 특징

a. 疼痛

대부분 刺痛으로 통증의 위치가 이동하지 않으며, 拒按하며, 증세가 낮에는 가벼우나 밤에는 심한 특징이 있다.

b. 腫塊

腫塊가 體表에 形成되면 色이 靑紫色이거나 靑黃色을 띠며, 體內에 形成되면 癥積이 되어 質이 비교적 硬하거나 압통이 있다. 또한 腫塊는 固定不移한 것이 특징이다.

c. 出血

瘀血은 出血의 原因이 되며, 이는 瘀血이 脈道를 瘀阻하여 脈絡을 損傷하므로 血이 經脈의 안에서 흐르지 못하고 脈의 외부로 外溢되기 때문이다. 瘀血出血의 특징은 血色이 紫暗하거나 血塊를 形成한다.

d. 紫紺

經絡의 瘀阻로 인하여 血行이 障碍되어 體表에 靑紫瘀斑이 나타난다. 주로 面部, 口脣, 爪甲靑紫, 舌質紫暗 혹은 瘀斑, 皮膚紫斑으로 나타나는 특징이 있다.

e. 肌膚甲錯

瘀阻가 오래되어 새로 생성된 血이 공급되지 못하여 肌膚經脈의 血液濡養이 失調되면 肌膚 甲錯이 나타난다.

f. 結·代脈

血道의 阻塞으로 인하여 血流가 약해져 結·代脈이 나타난다.

2) 瘀血의 形成과 病機

① 氣虛로 인해 心氣가 虛해지면 推動血脈이 나타나고, 脾氣가 虛해지면 統攝無權하여 脈外로 血溢하여 凝結不散이 나타난다.

② 氣滯하면 肝과 心의 氣가 情志內傷되어 氣機鬱滯, 血失推動이 나타난다.

③ 血寒하면 寒邪로 인해 凝滯되어 血脈不通이 생긴다,

④ 血熱하면 熱邪의 燔灼으로 인해 血脈凝結이 되어 出血 시 離經의 血이 凝聚不散 된다. 外傷이 발생하면 跌打損傷으로 인해 離經의 血이 凝聚不散 된다.

위의 요인들로 인해 瘀血이 생기는데 頭竅, 胸, 腹部 그리고 周身과 四肢에 영향을 준다. 瘀血은 疼痛, 腫塊, 出血, 紫紺, 肌膚甲錯, 結·代脈 증상이 나타난다.

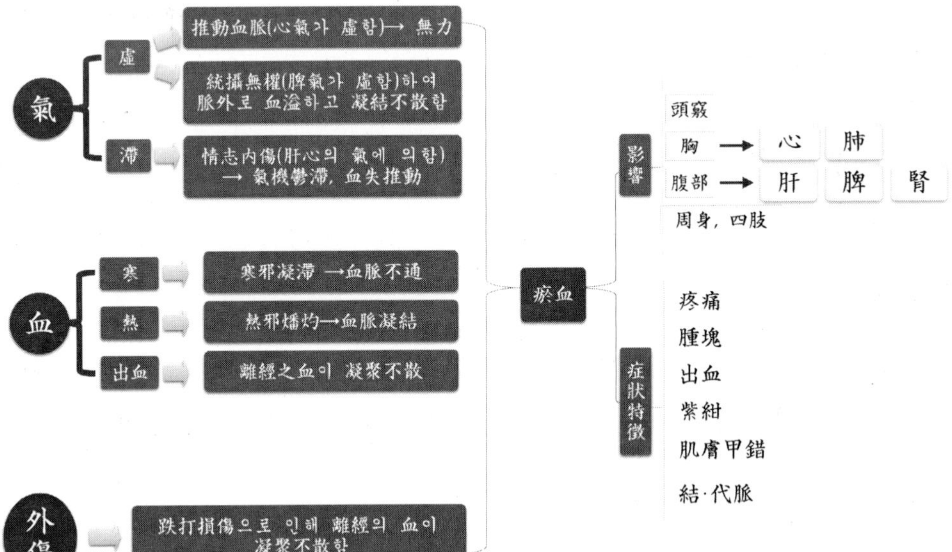

瘀血의 形成과 病機

3) 瘀血과 痰飮의 생리적 · 병리적 현상 비교

瘀血과 痰飮의 생리적 현상과 병리적 현상 비교

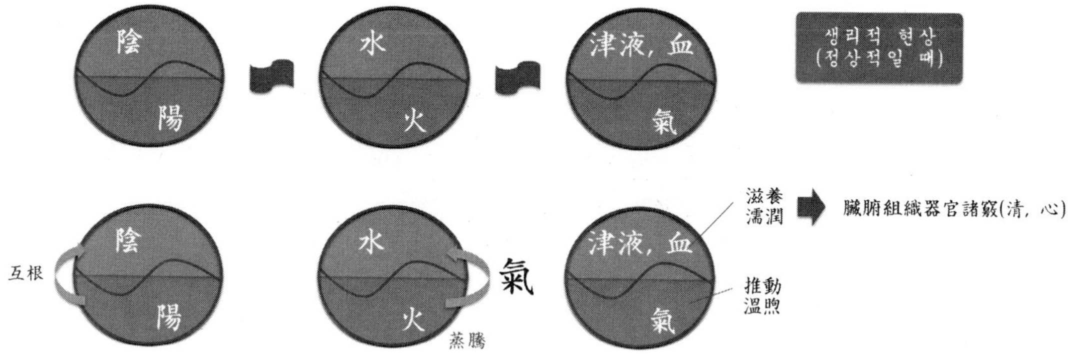

병리적 현상은 火旺, 氣郁, 先天不足 혹은 久病耗傷으로 분류가 가능하다.

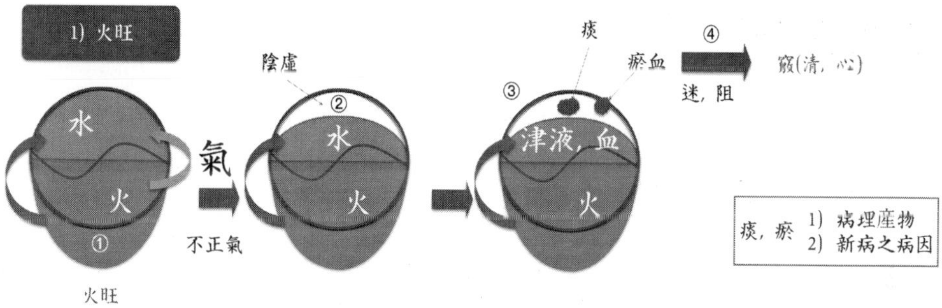

2) 氣郁

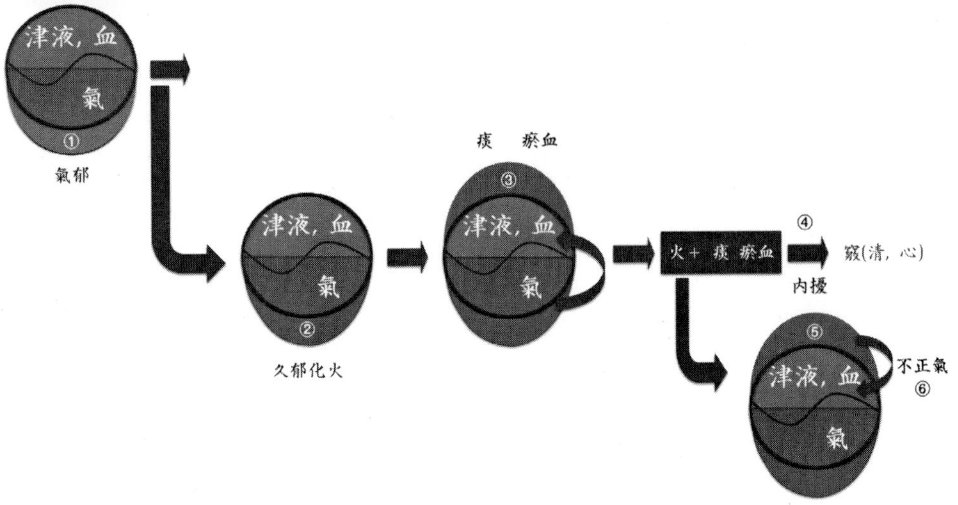

3) 先天不足, 久病耗傷

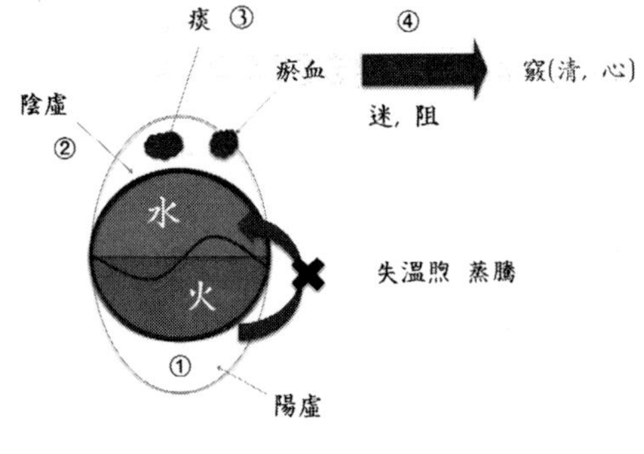

제5장 發 病

1. 發病의 기본 개념

疾病의 發生過程은 機體에 대한 邪氣의 侵害와 正氣가 맞서는 狀態를 말한다. 따라서 疾病의 發生은 機體自身의 機能狀態, 즉 正氣와 機體를 侵害하여 影響을 미치는 發病因子인 邪氣와의 關係에 의해 이루어진다.

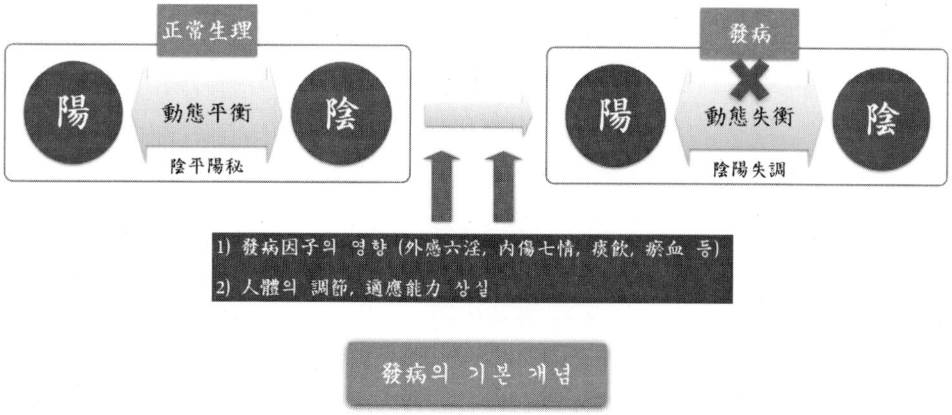

2. 發病의 기본 원리

1) 疾病의 發生은 '正邪相爭', '正不勝邪'의 결과

疾病의 發生은 人體의 正氣와 邪氣 간 兩方面의 要素와 관계가 있다. 正氣란 人體의 機能활동과 疾病을 방어하거나 恢復하는 능력을 말한다. 이에 相對的 개념인 邪氣는 外感六淫, 七情內傷, 痰飮, 瘀血 등과 같이 人體에서 각종 發病因子가 되는 모든 것을 일컫는다.

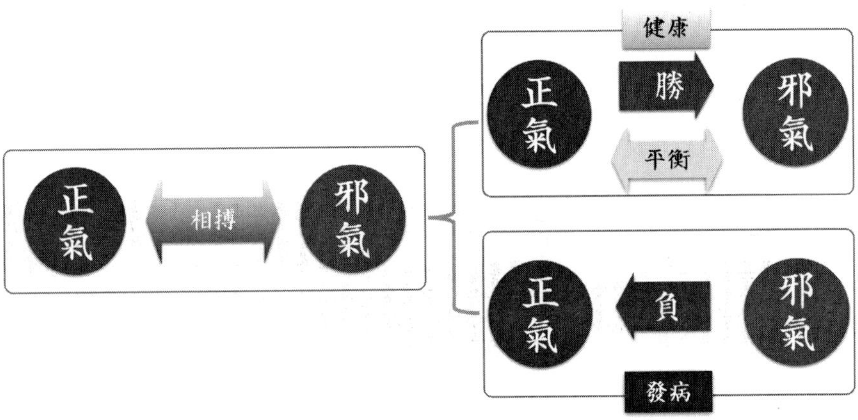

疾病의 發生은 正邪相爭, 正不勝邪의 결과

2) 正氣虛는 發病의 內在的 根據

胃의 기능은 受納, 腐熟, 降濁 세 가지가 있다. 첫째로 受納이란 음식물이 食道를 통해 내려간 후 胃로 受納되는 것을 의미한다. 둘째로 腐熟이란 消化가 진행되며, 수액의 일부를 吸收하는 것을 의미한다. 셋째로 降濁이란 飮食腐熟된 후의 産物(糟粕)을 아래의 小腸으로 내려 보내는 것을 의미한다.

(1) 正氣旺盛하면 쉽게 病이 안 걸림

≪素問·刺法論≫에 이르기를, "正氣存內, 邪不可干"이라 하였다. 즉, 正氣가 强盛하면 邪氣의 侵透에 대하여 抗爭하고 防禦할 수 있기 때문에 邪氣를 제거하고 疾病 발생에 이르지 않는다.

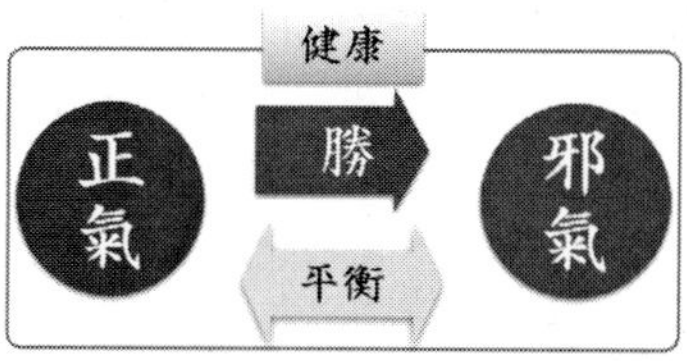

正氣旺盛하면 쉽게 病에 걸리지 않는다

(2) 正氣虛弱하면 쉽게 病이 걸림

≪素問·評熱病論≫에 이르기를, "邪之所湊, 其氣必虛"라 하였다. 즉, 正氣가 相對的으로 虛弱하면 邪氣에 대한 抗爭이 無力해짐으로써 邪氣가 쉽게 侵透하여 發病에 이르게 된다. 이때 正氣가 虛하다는 개념은 機體臟腑組織의 기능활동과 疾病에 대한 防禦, 鬪爭, 恢復능력이 저하된 것을 의미하며, 또한 病邪의 發病力이 正氣에 비해 더 강하여 正氣의 抗禦 능력을 초월한 것을 의미한다. 즉, 正氣가 邪氣에 비해 相對的으로 弱하다는 의미이다.

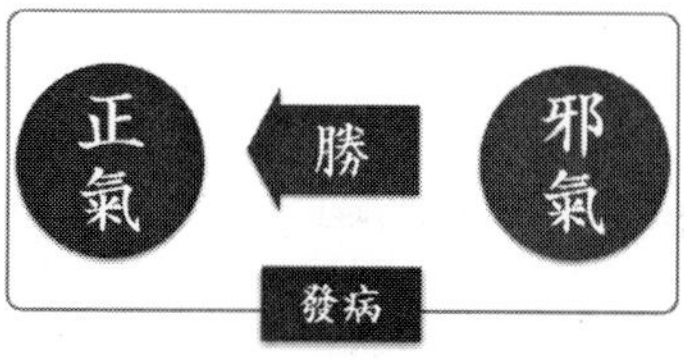

正氣虛弱하면 쉽게 病에 걸린다

3) 邪氣의 侵犯은 發病의 중요 요인

邪氣는 正氣에 相對的이어서 각종 發病의 原因要素가 된다. 邪氣는 外界環境에 包括的으로 存在하고 人體 內部에서 生成되는 각종 發病 原因要素도 邪氣로 작용한다. 東醫學에서는 正氣가 發病에 主導的 作用을 한다고 강조하나, 邪氣가 發病에 重要한 作用을 한다는 것 또한 배제하지 않았다. 邪氣의 人體 侵犯은 發病에 重要한 條件이 된다.

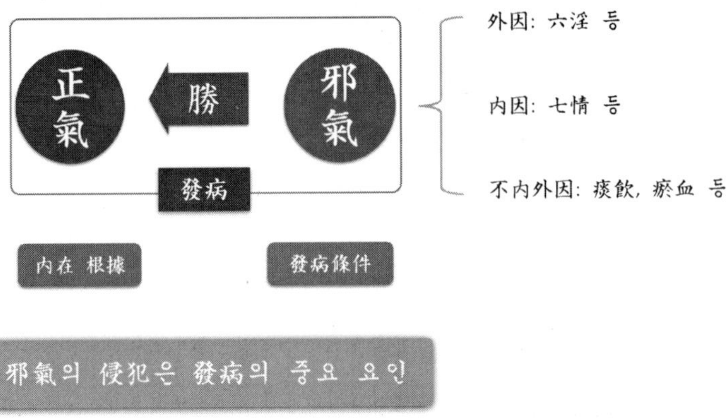

3. 發病에 영향을 주는 因子

1) 體質要素

體質적인 특징이 疾病과 연관이 있어서 타고난 體質은 生理的으로 차이를 나타내며 發病에 대해서도 차이를 보인다. 이는 體質이 正氣와 相關關係가 있기 때문이다. 일반적으로 體質이 强壯한 사람은 正氣가 旺盛하고 抗邪 능력이 강하여 쉽게 病에 걸리지 않으며, 體質이 幼弱한 사람은 正氣가 虛弱하고 抗邪 능력이 부족하여 病에 걸리기 쉽다. 따라서 비록 같은 邪를 感受하여도 體質에 따라 發病하거나 發病하지 않는 차이가 생긴다.

2) 精神狀態

精神狀態는 인체에 직접 영향을 미치는데, 때로는 臟腑의 기능활동을 紊亂케 하여 發病의 內傷性 원인이 된다. 情志舒暢, 精神愉快한 상태에서는 氣滯通暢, 氣血調和하면 臟腑기능이 왕성하여 正氣가 强盛하므로 病邪가 인체에 침입하기가 어렵다. 그러나 精神情志狀態이 不同하여 大喜, 大悲, 大怒 등의 강렬한 情志刺戟은 發病의 원인이 될 수 있으며 돌발성 胸痹心痛, 失眠 등으로 나타난다.

3) 營養 및 단련要素

營養 및 단련은 인체 正氣를 强盛하게 하고 抗邪 능력을 提高하는 중요 因子가 된다. 營養이 풍부하면 氣血이 충족되고, 正氣가 旺盛하여 抗邪능력이 正常的으로 이루어져 病邪가 인체에 侵入하기가 어렵게 된다. 또한 적당한 身體鍛鍊은 氣血을 通暢하세 하고 體質이 增强되어 臟腑기능활동을 촉진시켜 抗病 능력을 提高할 수 있다. 그러나 營養상태가 좋지 않거나 단련이 부족하면 正氣가 부족하고 衰하여져서 邪氣를 방어할 능력이 低下된다.

營養 및 단련은 인체 正氣를 强盛하게 하고 抗邪 능력을 提高하는 중요 因子가 된다. 營養이 풍부하면 氣血이 충족되고, 正氣가 旺盛하여 抗邪 능력이 正常的으로 이루어지므로 病邪가 인체에 侵入하기가 어렵다. 또한 적당한 身體鍛鍊은 氣血을 通暢하게 하고 體質이 增强되어 臟腑 기능활동을 촉진시켜 抗病 능력을 提高할 수 있다. 그러나 營養상태가 좋지 않거나 단련이 부족하면 正氣가 부족하고 衰하여져서 邪氣를 방어할 능력이 低下된다.

4) 環境要素

環境이라 함은 自然環境과 社會環境을 포함한 것으로 인간의 生存과 밀접한 관계가 있다. 또한 環境은 季節氣候, 地理 및 生活환경과 作業환경을 포괄한다. 發病을 일으키는 주요한 邪氣로 作用하는 것은 다음과 같다.

(1) 季節氣候

季節氣候의 異常變化는 邪氣를 發生시키고 傳播하여 疾病의 발생조건을 형성한다. 계절성 多發病이나 계절성 유행병이 이에 속하는데 春季는 쉽게 傷風하고, 夏季는 쉽게 中暑하고, 秋季는 쉽게 傷燥하며, 冬季는 쉽게 感寒한다.

(2) 地域環境

지역적 차이로 氣候가 다르고 水土성질이 다르며 생활습관이 서로 다르기 때문에 疾病 또한 지역적 특수성이 있다. 북쪽지역은 寒邪·燥邪로 인한 發病 원인이 많고, 남쪽지역은 熱邪·濕邪로 인한 疾病발생이 많은 등 지역적으로 常見病과 多發病의 차이가 있다.

(3) 生活職業

생활과 작업환경이 不良하면 發病의 原因이 될 수 있는데, 만약 生活居處가 潮濕陰暗하거나 공기가 穢濁하면 쉽게 疾病이 발생하고 유행할 수 있다. 生活作業환경 중에 廢氣, 廢水, 粉塵, 騷音 등이 그 素因으로 작용한다.

(4) 社會環境

인간의 사회적 지위, 경제상황, 문화정도, 혼인가족, 인간관계 등의 사회환경이 疾病발생의 原因이 될 수 있다.

제2부 病 機

病機란 疾病의 發生, 發展, 變化에 대한 機理를 말한다. 病機學은 臟腑, 經絡, 氣血津液 등의 기초 이론을 근거로 病因과 發病學說 및 辨證學과 연계하여 疾病의 過程, 變化, 發展의 內在的 機制를 연구하고, 그 傳變 轉歸의 病理的 본질을 연구하는 學問이다

제6장 內生五邪病機

內生五邪란 疾病의 變化과정 중 臟腑機能의 減退로 인하여 內部에서 風·寒·濕·燥·火와 유사한 病理상태가 發生하는 것으로, 단 暑는 外感에만 존재한다. 內生五邪가 인체 내의 疾病을 자연현상과 연관시켜 표현하는 것이므로 六淫의 外邪와 구분하기 위해 內風·內寒·內濕·內燥·內火라 한다.

1. 肝風內動

≪素問·至眞要大論≫에 이르기를, "諸暴強直, 皆屬於風", "諸風掉眩, 皆屬於肝"이라 하였다. 즉, 肢體動搖不定, 痙攣, 眩暈 증상의 원인 대부분은 肝風이라는 뜻이다. 구체적으로 血虛生風, 陰虛風動, 肝陽化風, 熱極生風이 그 예이다.

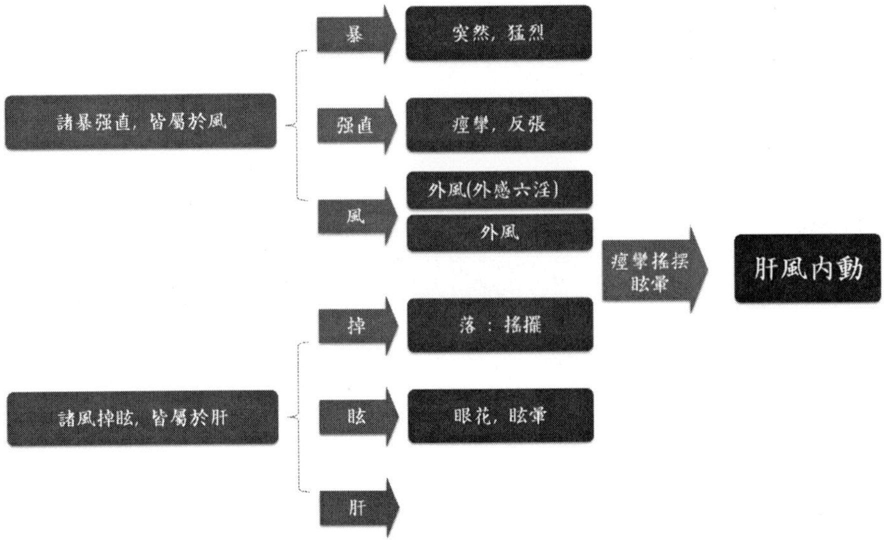

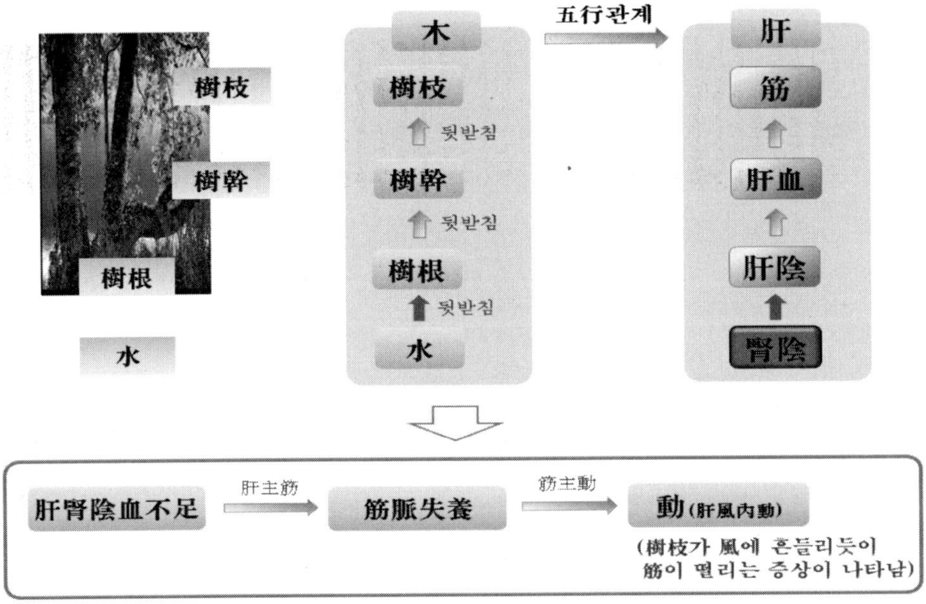

1) 血虛生風

脾虛로 인한 氣血化生不足 혹은 久病暗耗 및 失血過多로 인해 肝血不足 혹은 筋脈失養, 나아가 瘀痰內阻하여 肝血이 더욱 부족하면 肌肉瞤動, 手足振顫 등의 증상이

일어난다.

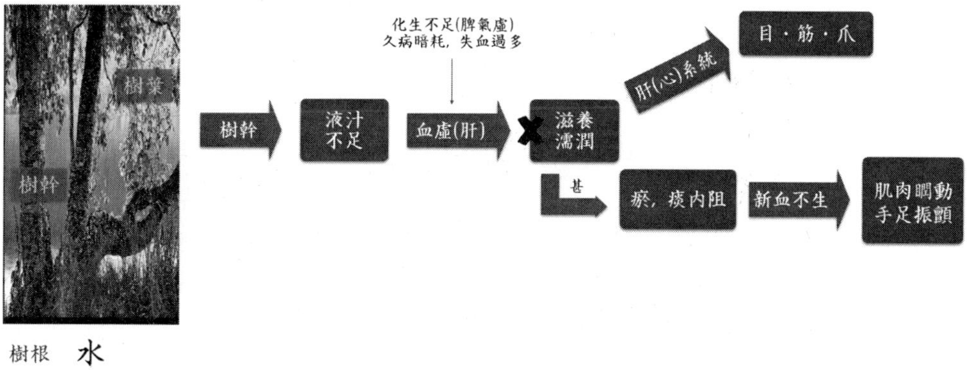

2) 陰虛生風

先天不足, 久病暗耗, 藥物 및 다른 要素로 陰血(腎・肝)이 消耗됨에 따라 筋脈失養, 虛熱內生, 나아가 瘀痰內阻로 인해 肝血이 더욱 부족하면 搖頭, 欲仆, 關節拘急이 나타나고, 兼瘀痰內阻로 인한 語言不流利 등의 증상이 일어난다.

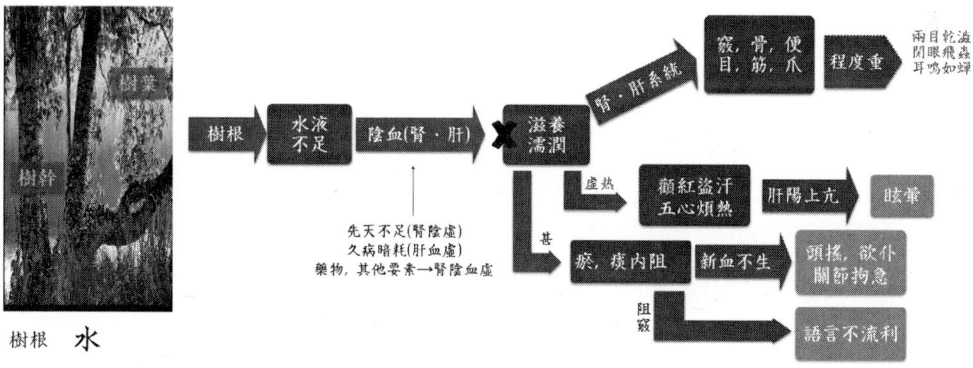

3) 陽虛生風

陽虛畏寒, 虛陽上越; 真陰도 虛弱하게 되고, 筋脈失養, 久則濕痰內阻, 蒙蔽清竅, 語澀, 新血不生으로 足軟 關節脫節 등의 증상이 일어난다.

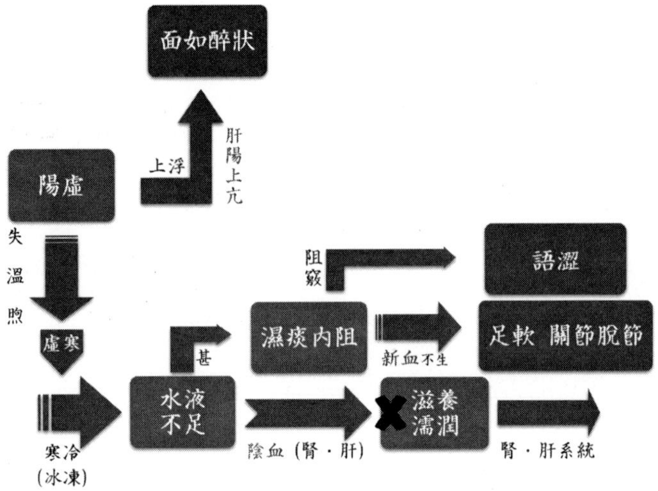

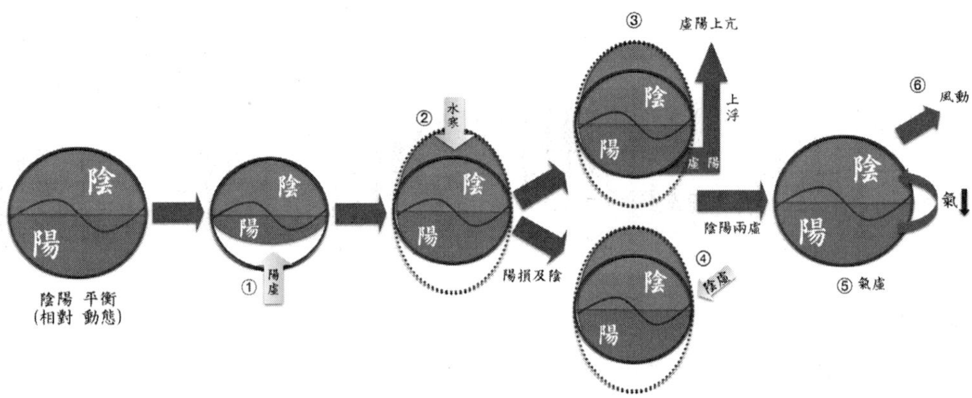

4) 熱極生風

火旺 (肝心)하면, 肝陽上亢, 燔灼陰血, 瘀痰內生, 閉阻清竅로 인해 語言謇澀 半身不遂 증상이 일어나며 耗傷陰血로 인해 筋脈失養, 痙厥 抽搐, 角弓反張 등의 증상이 일어난다.

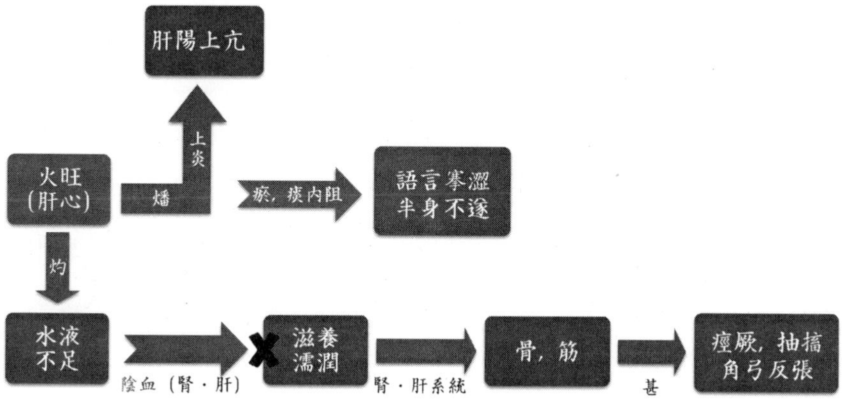
肝陽上亢
上炎
火旺
(肝心)
燔
瘀, 痰內阻
語言謇澀
半身不遂
灼
水液
不足
陰血 (腎·肝)
滋養
濡潤
腎·肝系統
骨, 筋
甚
痙厥, 抽搐
角弓反張

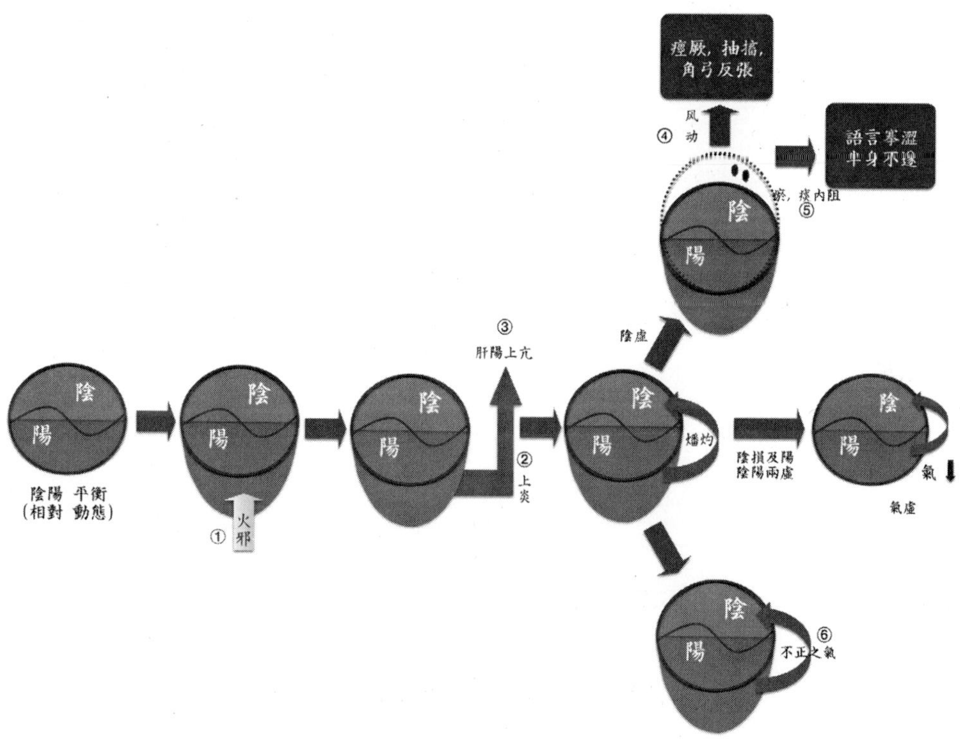
痙厥, 抽搐,
角弓反張
④ 风动
語言謇澀
半身不遂
瘀, 痰內阻
⑤
陰
陽
陰虛
③
肝陽上亢
陰陽 平衡
(相對 動態)
① 火邪
② 上炎
燔灼
陰損及陽
陰陽兩虛
氣
氣虛
⑥
不正之氣

2. 虛寒內生

"諸寒收引, 皆屬於腎", "諸病水液, 澄澈淸冷, 皆屬于寒"이라고 ≪素問·至眞要大論≫에 기술하였다. 주로 機體陽氣虛衰하므로 虛寒內生이 일어난다. 증상은 冷(畏寒, 肢冷), 白(面, 舌色), 稀(大便, 痰液稀白), 潤(舌潤, 口不渴), 靜(精神狀態安靜, 喜臥)하는 특징이 있으며 그 중 '冷'이 가장 기본이다.

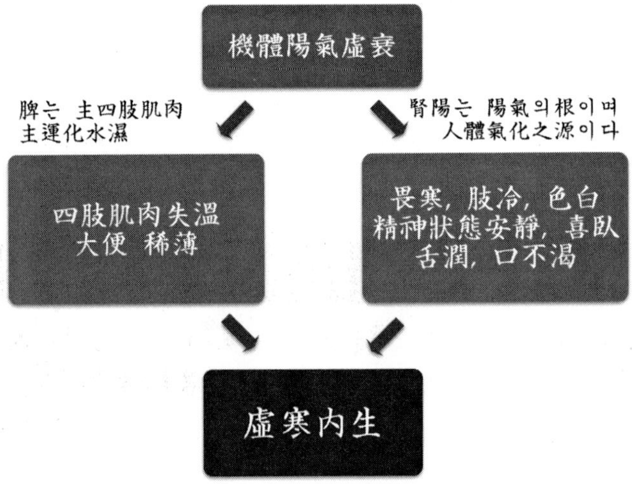

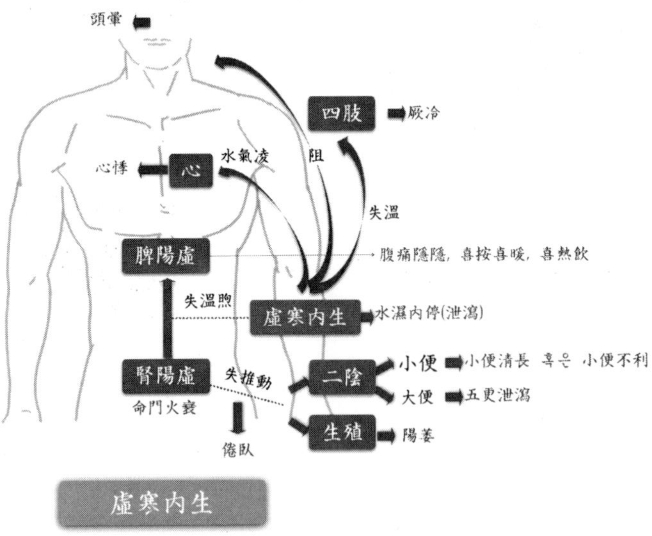

生理	發病機理	代表症狀
陽主溫煦	陽虛 虛寒內生	脾氣虛證과 同一
陽主溫煦	陽虛 虛寒內生 水氣凌心	腹痛喜按喜暖, 喜熱飮, 五更泄瀉, 畏寒肢冷
陽主推動	推動失調	心悸
舌淡紅 苔薄白	淡胖舌主陽氣虛 滑苔主濕 脈沈遲無力主陽氣虛	小便清長 혹은 小便不利, 陽萎, 倦臥
		淡胖舌 白滑苔 脈沈遲無力, 陽萎, 倦臥

虛寒內生

3. 濕濁內生

"諸病腫滿, 皆屬于脾"라고 ≪素問·至眞要大論≫에서 기술하였다. 水濕은 水液代謝失調로 인한 병리적 산물이고, 주로 水液代謝를 주관하는 肺·脾·腎의 기능활동실조로 인한 결과로 볼 수 있으며, 그 중 脾의 運化失常에 따른 濕濁內生이 주요 원인이 된다. 人體 內에 內停된 水濕은 胃의 기능활동에 영향을 줄 뿐만 아니라 上部(肺, 頭面) 및 四肢까지 영향을 준다. 또한 脾에도 다시 영향을 주어 困脾하게 한다.

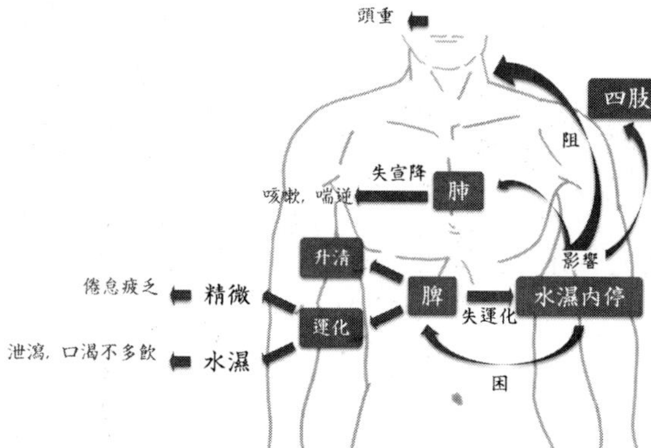

濕濁內生

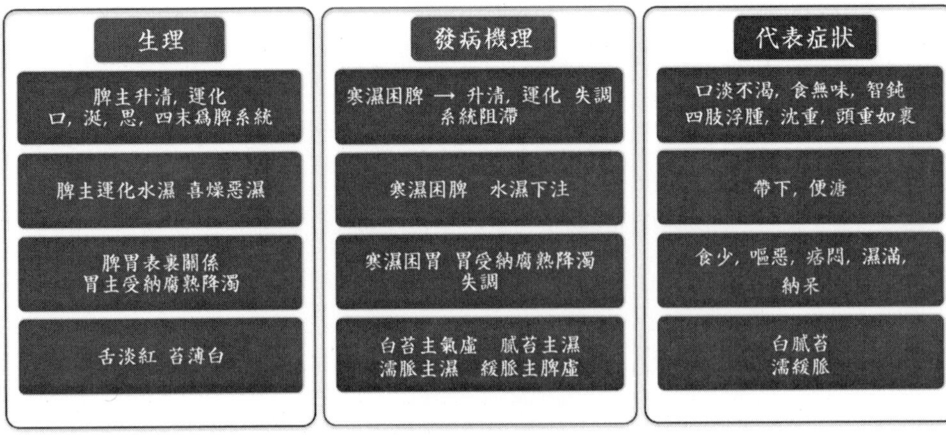

濕濁內生

4. 津傷化燥

"諸澁枯涸, 乾勁皴揭, 皆屬于燥"라고 ≪素問玄機原病式 · 六氣爲病≫에서 기술하였다. 久病暗耗 혹은 溫燥熱邪로 인해 陰津不足, 體內組織器官과 腠理皮膚失濡潤, 乾燥枯澀한 特徵의 病理變化이다.

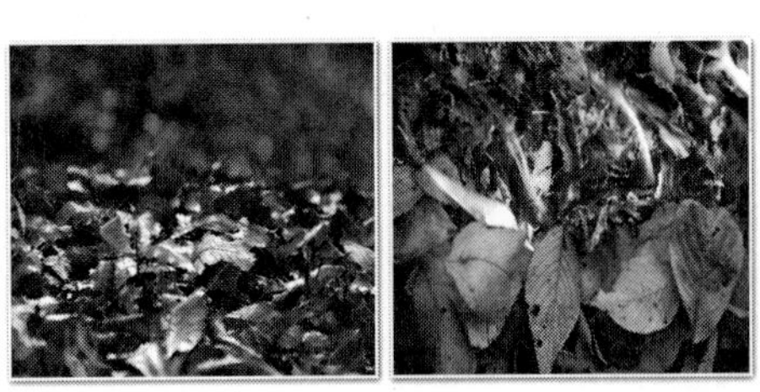

落葉 : 乾枯, 萎

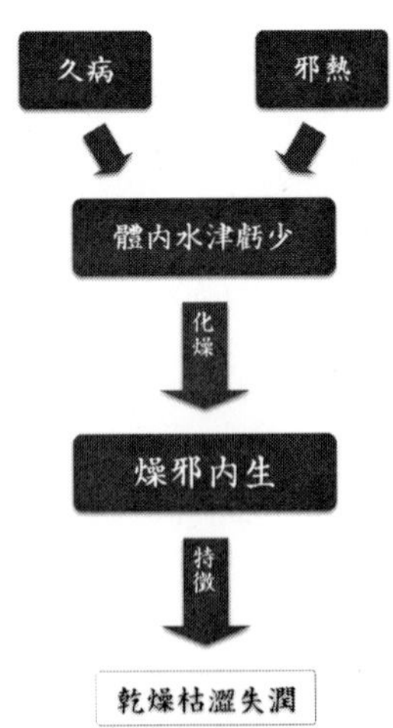

津傷化燥

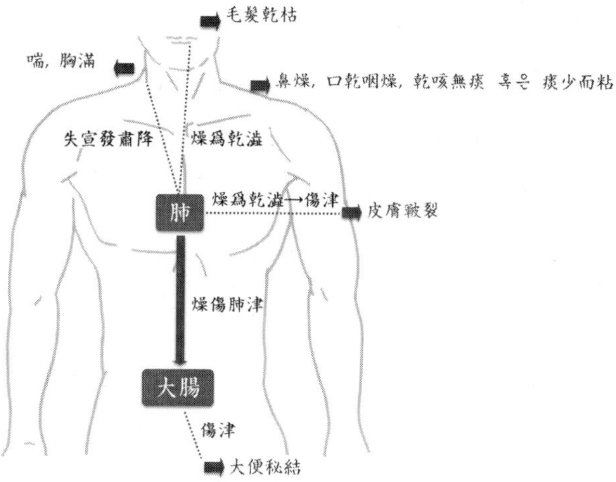

津傷化燥

生理	發病機理	代表症狀
肺開竅於鼻 咽喉爲肺經相通	通暢失調, 燥乾澁 傷津	鼻燥, 咽喉乾燥
肺主皮毛	燥乾澁 傷津	毛髮乾枯, 皮膚皺裂
肺宣發肅降 通調水道	失宣發肅降	氣喘, 胸滿, 煩燥
	燥傷肺津 肺津不布	乾咳無痰 혹은 痰少而粘
肺大腸表裏關係	燥邪傷津	大便秘結
舌淡紅 苔薄白	乾舌主燥 數脈主熱 細脈主裏虛	乾舌 細數脈

津傷化燥

5. 火熱內生

'氣有餘便是火', 즉 氣가 넘치면 火로 변한다는 인식은 동의학에서 이어져 왔다. 火熱內生이란 陽盛有餘하여 情志內傷 過極化火 하거나, 飮痰, 瘀血, 食積, 鬱久化熱 될 수 있으며, 脾氣虛로 인해 水穀精微를 四肢로 제대로 보내지 못하여 鬱久化熱하거나, 陰虛로 인해 虛熱內生의 病理變化가 일어난다.

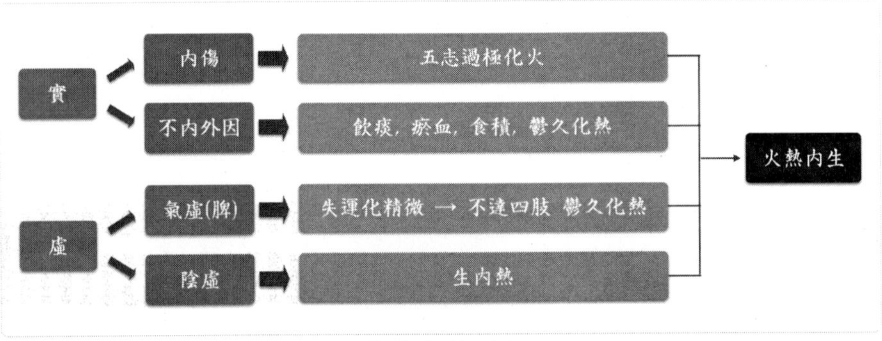

火熱內生

1) 五志過極化火

精神情志의 자극이 지나쳐 신체 내의 氣血과 臟腑의 生理平衡이 흐트러지게 된다.

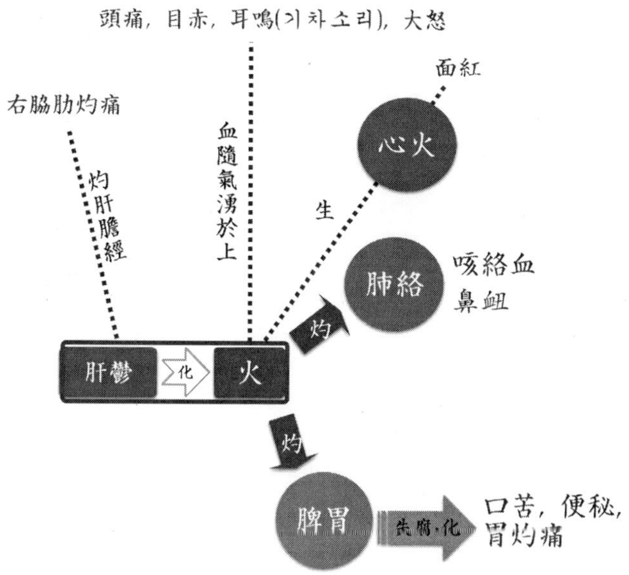

2) 瘀血食積久化熱

滯瘀된 氣血이 결국 化熱한 病理變化를 일으키게 된다.

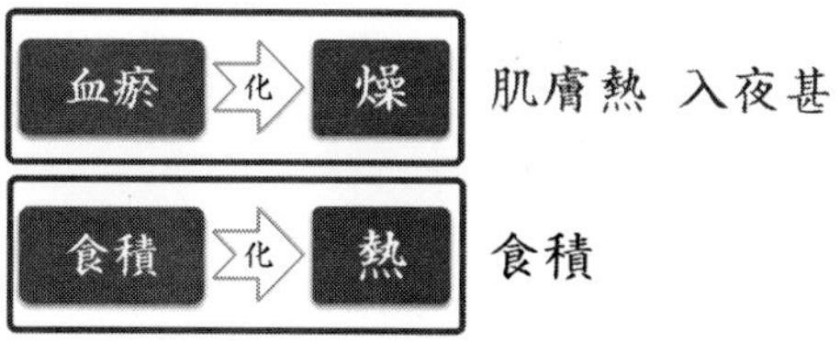

生理	發病機理	代表症狀
肝主疏泄 肝喜條達	肝疏泄失調(疏泄太過)	大怒
肝膽經은 偏頭部, 耳로 循行 및 開竅於目	肝火循經上擾諸竅	頭痛, 目赤, 耳鳴(기차소리)
肝膽經은 신체의 측면과 胸脇 및 上肩을 循行	肝火灼經絡 · 血脈	右脇肋灼痛
血得溫而行	血得熱則妄行 灼傷肺鼻絡	咳絡血, 鼻衄
木生火 面은 心之華	肝火生心火, 上炎	面紅
肝은 膽汁을 生成, 膽은 主로 膽汁을 貯藏排泄, 脾胃消化促進	膽汁上逆	口苦
肝克脾胃	肝灼脾胃絡脈	便秘, 胃灼痛
血屬陰	瘀血化燥	肌膚熱 入夜甚
胃主受納腐熟降濁	食積化熱	易飢
舌淡紅 苔薄白	紅舌黃苔主熱證 弦脈主肝病 數脈主熱證	紅舌, 黃苔 弦滑數脈

火熱內生

3) 氣虛(脾) 虛熱內生

"虛火, 飮食勞倦, 內生虛熱, 此傷脾陽也"라고 ≪類證治裁 · 火證≫에서 기술하였다. 脾氣가 虛하여 失升淸으로 인하여 午後에 肌表發熱 증상이 일어나며, 失滋養으로 인해 口淡無味 증상이 일어나며, 淸陽不升으로 인해 面色萎黃 증상이 일어난다.

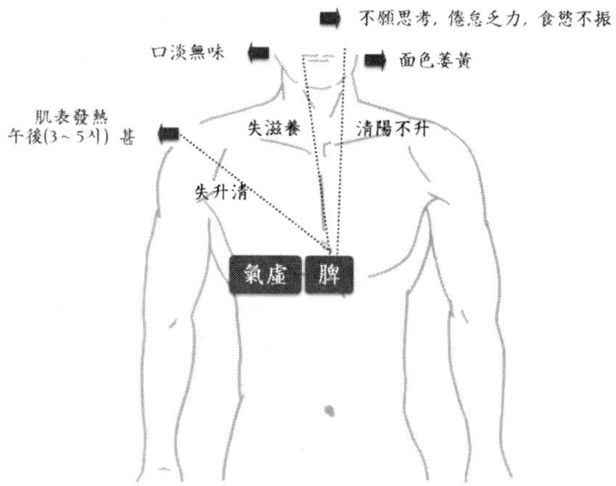

氣虛(脾) 虛熱內生

生理	發病機理	代表症狀
脾主升清, 運化 口, 涎, 思, 四末爲脾系統	寒濕困脾 → 升清, 運化 失調 系統阻滯	口淡無味, 消瘦, 不願思考 肌表發熱 오후(3~5시) 甚
脾主升清, 運化 氣血生化之源 脾主黃色	筋骨滋養失調	倦怠乏力, 面色萎黃, 食慾不振

氣虛(脾) 虛熱內生

4) 陰虛 虛熱內生

"陰虛者能發熱, 此以眞陰虧損, 水不制火也"라고 ≪景岳全書・雜證模≫에서 기술하였다. 腎이 陰虛하여 失滋養으로 腰膝酸軟 증상이 일어나며, 虛火上炎으로 인해 五心煩熱, 盜汗, 해질 무렵에 일어나는 潮熱 등의 증상이 일어난다.

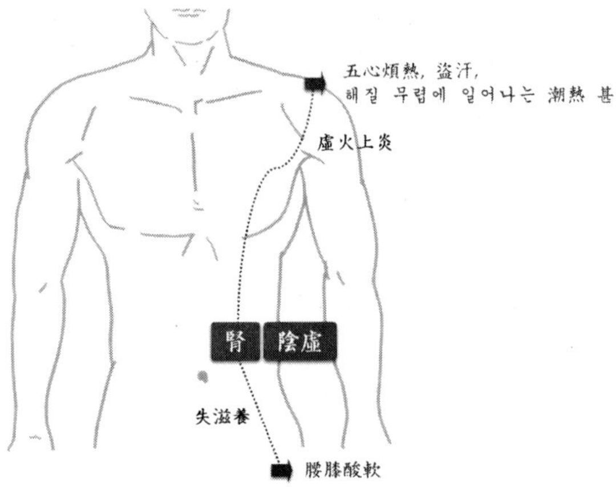

陰虛 虛熱內生

生理	發病機理	代表症狀
腎主骨 腰爲腎之府	滋養失調	腰酸腿軟
腎生髓通於腦 耳爲腎之竅	滋養失調	耳鳴耳聾
腎中之精 可分陰陽 陰陽互根互用	陰虛虛熱內生 虛火上炎	五心煩熱, 盜汗, 해질 무렵에 일어나는 潮熱 甚
舌淡紅 苔薄白	紅舌 少苔 主陰虛 細脈主陰血虛 數脈主熱	紅舌, 少苔 細脈 혹은 數脈

陰虛 虛熱內生

제7장 基本病機

1. 正邪勝敗

正邪勝敗란 疾病의 발전 과정에서 機體의 正氣(機能활동과 抗病능력)와 致病의 原因인 邪氣와의 鬪爭, 즉 正邪相爭의 과정에서 發生하는 勝敗의 결과이다. 이러한 勝敗의 변화는 病機와 病症의 虛實상태와 관계가 있으며, 病勢의 發展과 轉歸에도 영향을 미친다.

〈참고〉

勝이란 單獨이 아닌 雙方의 관계로 敗와 대비되는 개념이다. 病理에서는 正邪勝敗에 의해 外感病이 發生하는 것이 그 예이다.

氣란 ≪類經・陰陽類≫에 이르기를, "陰陽者, 一分爲二也"라 하였다. 즉, 陰陽은 二分할 수 있다. 그러므로 邪氣와 正氣 또한 陰陽으로 구분할 수 있다.

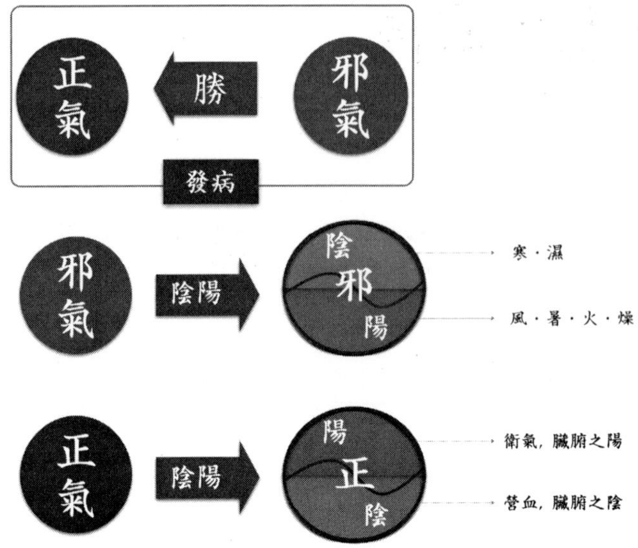

1) 陽邪가 勝하면

陽勝則外熱이라 하여 陽邪의 특징은 熱이다. 즉, 陽邪가 勝하면 人體의 體表에 外熱이 발생함을 의미한다. 또한 陽勝則陰病이라 하여 陽邪가 勝하면 人體 내 陰液과 精血을 煎灼하여 眞陰不足을 일으키므로 轉化하여 陰病이 발생함을 의미한다.

陽勝則外熱의 예로는 發熱甚, 惡寒이 있으며, 陽勝則陰病의 예로는 汗出, 口渴, 口脣乾이 있다.

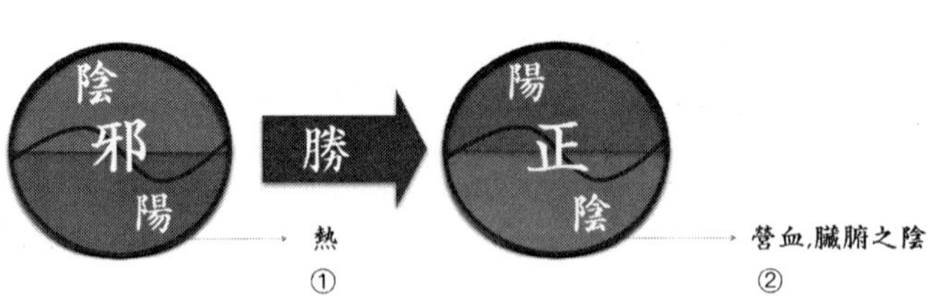

2) 陰邪가 勝하면

陰勝則寒이라 하여 陰邪의 특징은 寒이다. 즉, 陰邪가 勝하면 人體에는 寒이 발생함을 의미한다. 또한, 陰勝則陽病이라 하여 陰邪가 勝하면 人體 內 眞陽이 傷하여 陰

盛陽虛하여 陽病이 발생함을 의미한다.

陰勝則寒의 예로는 惡寒甚, 發熱이 있으며, 陰勝則陽病의 예로는 痛症이 있다.

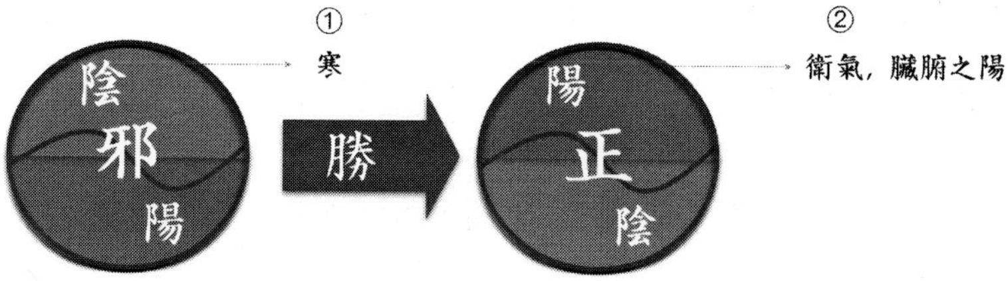

2. 陰陽盛衰

盛이란 雙方이 아닌 單獨의 개념으로 衰와 대비된다. 즉 機體 內 자체의 陰陽盛衰에 의한 변화에서 旺盛과 衰敗함을 의미한다. 病理에서는 陰陽盛衰로 인한 內傷病이 發生하는 것이 그 예이다.

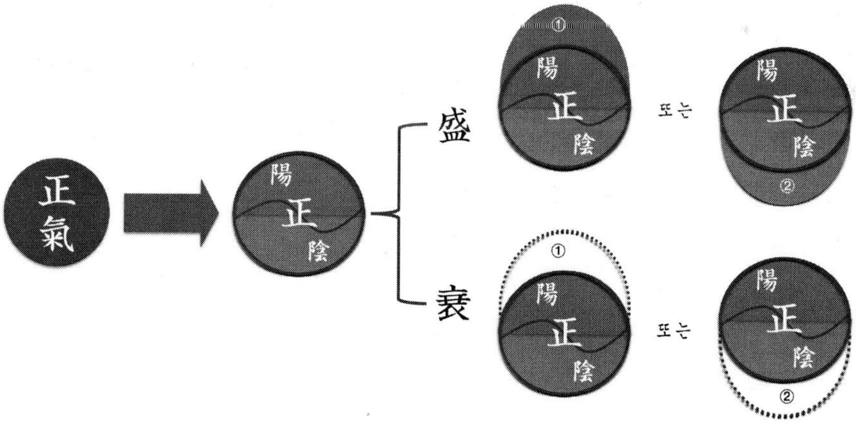

1) 陽盛

陽盛은 '陽盛則熱'의 특징과 '陽盛則陰病'의 특징으로 나누어 설명할 수 있다.

陽盛則熱은 內熱로 壯熱 증상을 유발하며, 上炎(熱의 성질)하여 面紅, 目赤 증상을 일으킨다. 또한 開泄(汗孔)하여 大汗出 증상을 유발하며, 熱擾心神(心主神志)하여 煩燥 증상을 일으킨다.

陽盛則陰病은 迫血妄行(火熱의 성질)으로 出血 증상을 일으키며 瘀痰內生(熱燔陰血)으로 瘀滯에 따른 不通으로 疼痛 증상이 일어나고, 瘀痰閉竅로 인하여 眩暈, 神志行動異常 증상도 일어난다. 또한 陰血不足(熱灼陰血)에 따른 증상이 가벼울 때는 水津不足, 심할 때는 陰血不足(失滋養)이라 한다. 水津不足으로 인한 증상의 예로는 口燥喜潤이 있으며, 陰血不足으로 인한 증상의 예로는 失眠, 多夢, 健忘, 腰膝酸軟, 目澁眼花, 肢體痲木이 있다. 또한 不正之氣가 內生하여 性慾過多 증상을 유발한다.

陽盛이 심해지면 '陰損及陽'하는데 이는 陽虛(陰陽互根)하므로 陰陽兩虛하게 됨을 의미한다. 또한 陽盛이 지속되면 氣虛하여 機能활동 감퇴로 인해 失主封藏한다(五臟主封藏). 따라서 대부분의 竅 또는 대소변에 이상 증상이 생긴다. 더 나아가 熱變化를 일으키는데 虛熱內生(陰虛, 虛熱)하므로 五心煩熱, 潮熱, 盜汗 증상이 일어난다. 즉, 瘀痰久化燥로 인하여 痰火上擾心神(心主神志)하게 된다. 그러므로 眩暈, 神志行動異常 등의 증상이 일어난다. 병의 후반에 熱盛은 점차 熱減(餘熱)한다.

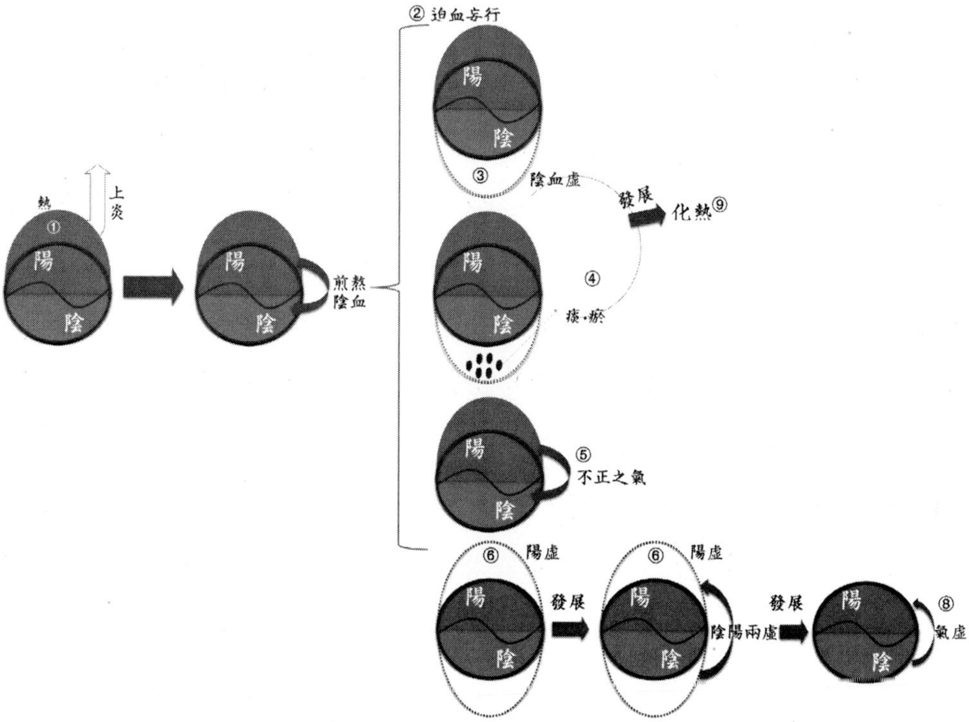

备注

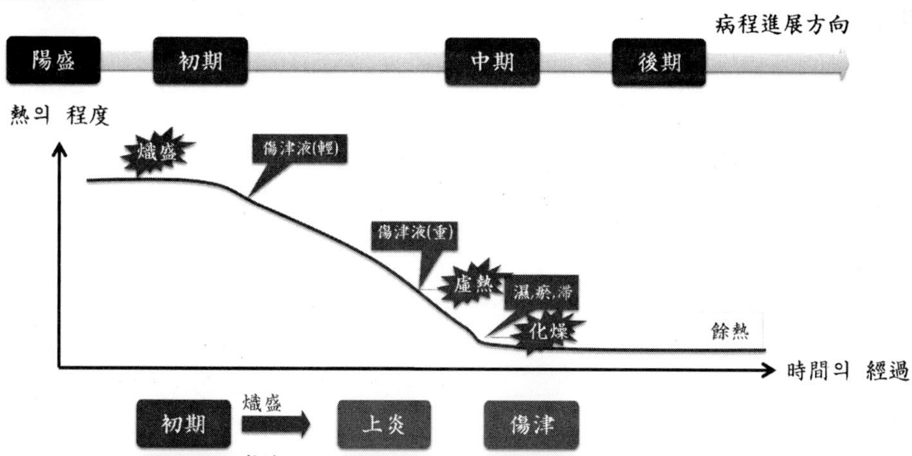

初期	熾盛 →	上炎	傷津
中期	熱減 →	陰虛	虛熱
後期	餘熱 →	濕, 瘀, 滯	燥熱

2) 陰盛

陰盛의 특징은 '陰盛則寒'과 '陰盛則陽病'으로 나누어 설명할 수 있다.

陰盛則寒은 寒主凝滯, 寒主收引하게 된다. 寒主凝滯로 인한 증상의 예로는 無汗, 周身疼痛劇烈(拒按), 脈緊이 있으며, 寒主收引 증상의 예로는 肢體不利가 있다.

陰盛則陽病은 '陽失主動'하게 되며 '陽失溫煦'로 인하여 瘀痰內生이 일어난다. 또한 '寒邪直中'하는 특징이 있다. 陽失主動으로 인한 증상의 예로는 陽萎, 倦臥 등이 있으며, 陽失溫煦로 인한 증상의 예로는 形寒肢冷이 있고, 寒邪直中으로 인한 증상의 예로는 喘, 泄瀉, 小便淸長이 있다.

陰盛이 심하면 '陽損及陰'하는데 이는 陰虛(陰陽互根)하므로 陰陽兩虛한 것을 의미한다. 또한 陰盛이 지속되면 氣虛하게 되어 機能활동 감퇴로 인해 失主封藏한다(五臟主封藏). 따라서 대부분의 竅 또는 대소변에 이상 증상이 생긴다.

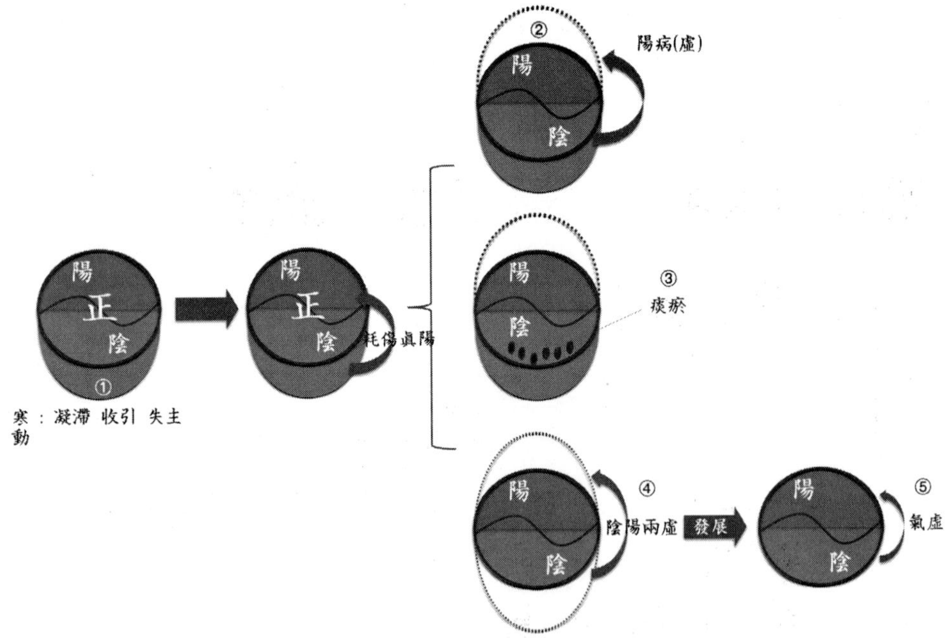

3) 陽虛

陽虛하면 '陽虛則內寒'하게 된다. 이로 인하여 '陽失溫煦, 內寒生'하게 되며, '虛陽畏寒上越'하게 된다. 陽失溫煦, 內寒生으로 인한 증상으로는 畏寒, 四肢厥冷, 腹痛隱隱, 喜暖喜按, 脈弱, 五更泄瀉가 있으며, 虛陽畏寒上越로 인한 증상으로는 面如醉狀, 頭暈이 있다.

陽虛가 심하면 '陽損及陰'하는데 이는 陰虛(陰陽互根)하므로 즉, 陰陽兩虛하게 됨을 의미한다. 또한 陽虛가 지속되면 氣虛하게 되어 機能활동 감퇴로 인해 失主封藏한다(五臟主封藏). 따라서 대부분의 竅 또는 대소변에 이상 증상이 생긴다.

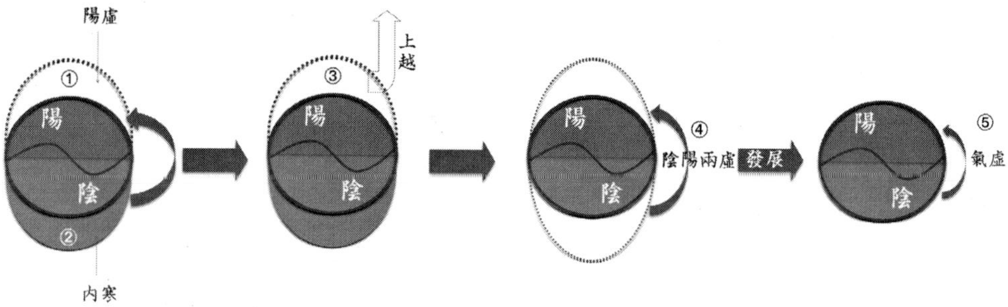

4) 陰虛

陰虛하면 '陰虛則內熱'하게 된다. 이로 인하여 '陰血不足'으로 인해 滋養의 失調로 이어진다. 그러므로 하반신(허리, 무릎, 대퇴부, 발)이 나른하여 감퇴하는 증상, 불면증, 머리가 어지러운 증세를 야기한다. 또한 陰虛하면 陽이 有餘하게 되는데, 虛熱上炎이 일어나므로 五心煩熱, 燥熱, 盜汗 증상이 일어난다. 그리고 有餘된 邪火는 이미 虛損된 陰을 또 다시 蒸騰하여 不正之氣를 化生한다. 그러므로 성욕이 과다하여 쉽게 擧하지만 不堅 하거나 조루 등의 증상이 일어난다.

陰虛가 심하면 陰損及陽하는데 이는 陰虛(陰陽互根)하므로 陰陽兩虛하게 됨을 의미한다. 또한 陰盛이 지속되면 氣虛하게 되어 機能활동 감퇴로 인해 失主封藏한다(五臟主封藏). 따라서 대부분의 竅 또는 대소변에 이상 증상이 생긴다.

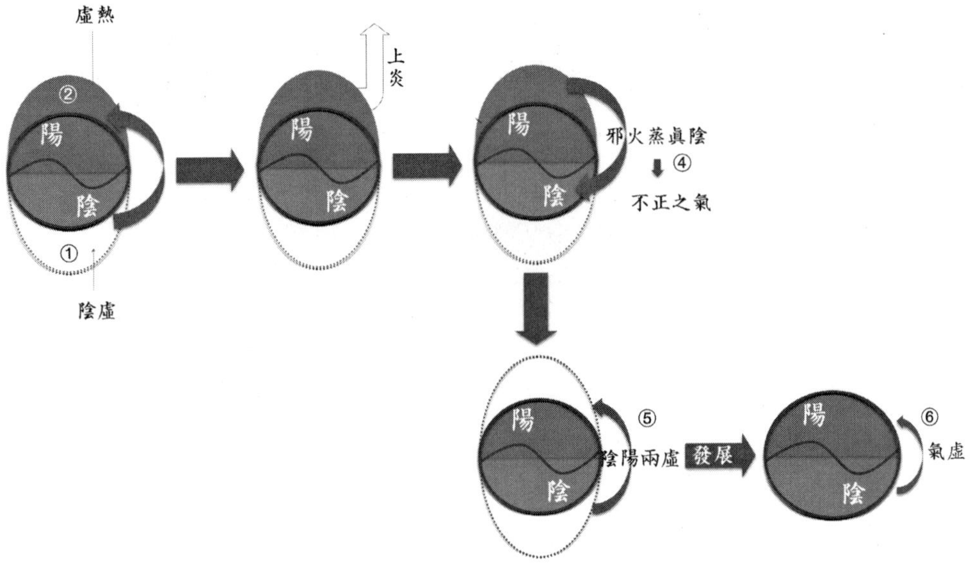

3. 氣 · 血 · 津液의 失調

1) 氣의 失調

氣의 失調란 주로 氣의 生成不足이나 혹은 消耗太過 그리고 氣의 昇降失調로 인한 機能活動 감퇴 등의 原因으로 나타난 各種 病理變化를 말한다. 氣의 失調는 '氣虛'와 '氣機失調'로 분류할 수 있다.

'氣虛'란 臟腑組織器官기능의 감퇴로 인해 병에 대한 저항능력이 저하되어 일어나는 病理變化를 의미한다. 이러한 예로는 衛氣虛 · 肺氣虛 · 脾氣虛 · 腎氣虛가 있다. '氣機失調'란 氣의 昇降出入 失調로 인한 病理變化를 의미한다. 이러한 예로는 氣滯 · 氣逆이 있다.

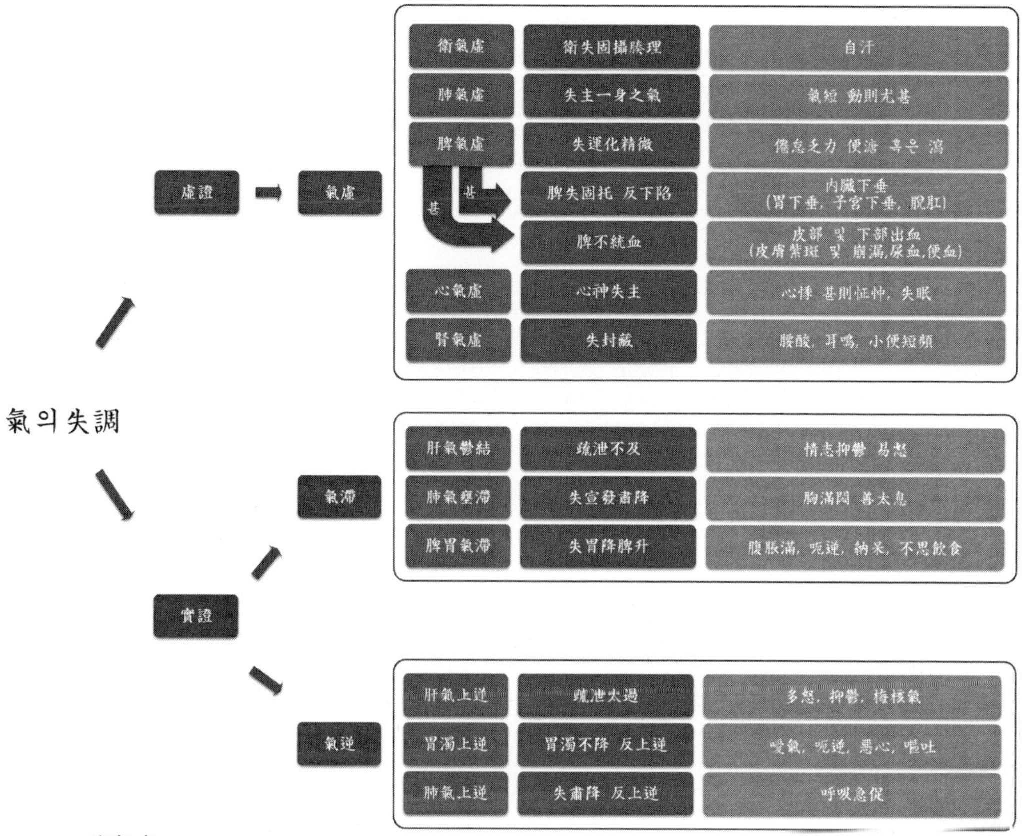

a. 衛氣虛

衛氣가 虛하면 固攝, 溫煦, 防禦, 推動기능이 감퇴하여 병리변화가 일어나 汗出, 惡風, 疼痛, 發熱 등의 증상이 나타난다.

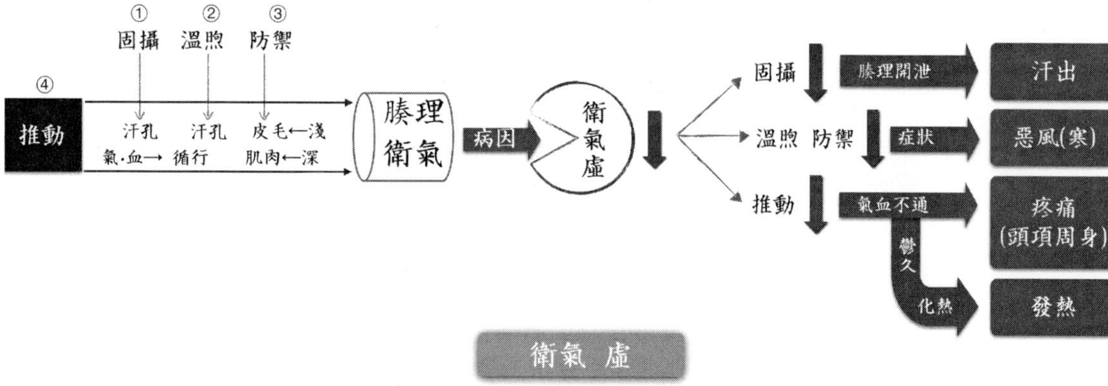

衛氣 虛

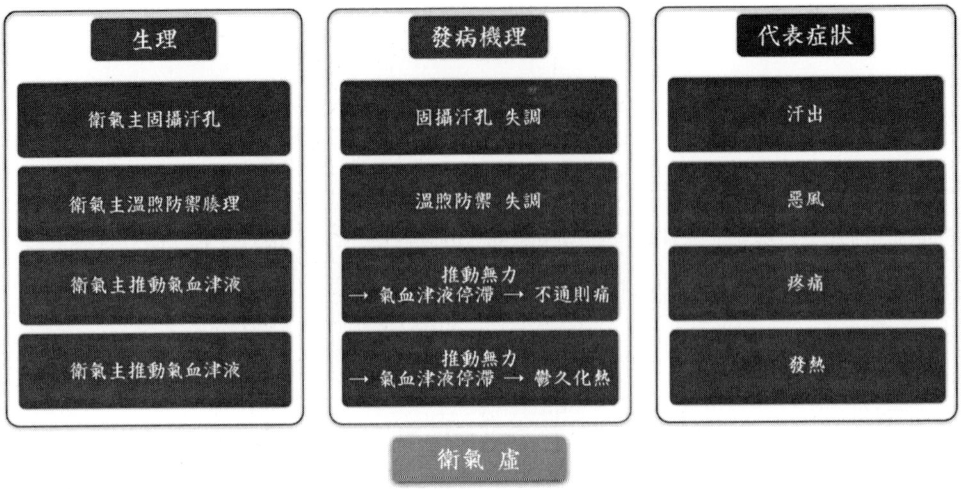

b. 肺氣虛

肺氣가 虛하면 宣發 肅降, 司呼吸, 主一身之氣, 通調水道기능이 감퇴하여 병리변화가 일어나 汗出, 惡風, 鼻塞, 流涕, 氣喘, 少氣短息, 語聽低怯 등의 증상이 나타난다.

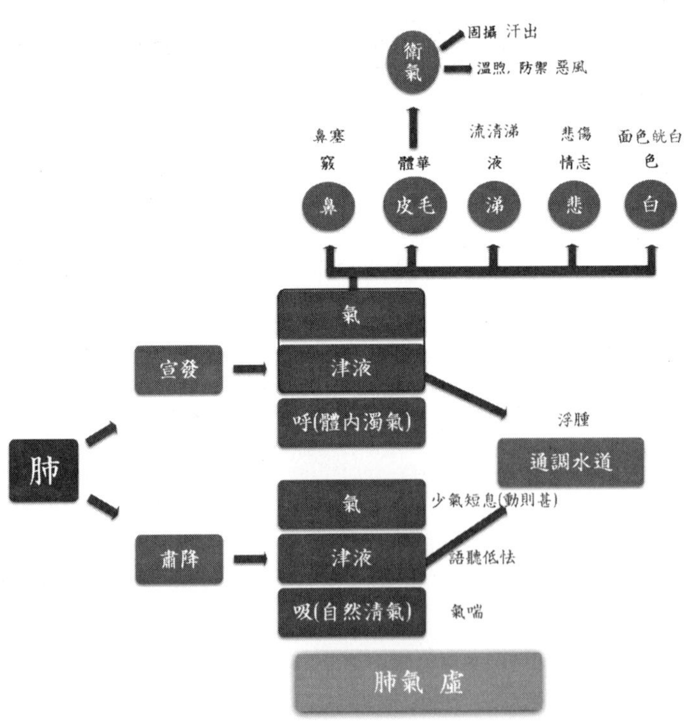

生理	發病機理	代表症狀
肺宣發衛氣, 津液 (衛氣溫煦推動固澁)	衛氣虛	自汗, 惡風
肺開竅於鼻	通暢失調	鼻塞, 流淸涕
肺宣發衛氣 · 津液	宣發失調	神疲體倦, 面色㿠白
肺主一身之氣(朝百脈) 肺主聲	宗氣生成不足	語聲低怯
肺主宣發肅降, 通調水道	水液代謝失調	浮腫
肺主肅降 吸自然淸氣	肅降失調 + 氣虛	氣喘, 少氣短息(動則甚)
悲爲肺之情志	滋養失調	悲傷
舌淡紅 苔薄白	淡舌 白苔 主氣虛 虛脈主虛	淡舌 白苔 虛脈

肺氣虛

c. 脾氣虛

脾氣가 虛하면 運化, 昇淸, 統血기능이 감퇴하여 병리변화가 일어나 消瘦, 倦怠乏力, 食慾不振, 口淡無味, 不願思考, 面色萎黃, 浮腫, 便溏, 白帶下 및 食少, 納呆 痞症, 脹滿嘔吐, 呃逆 등의 증상이 나타난다.

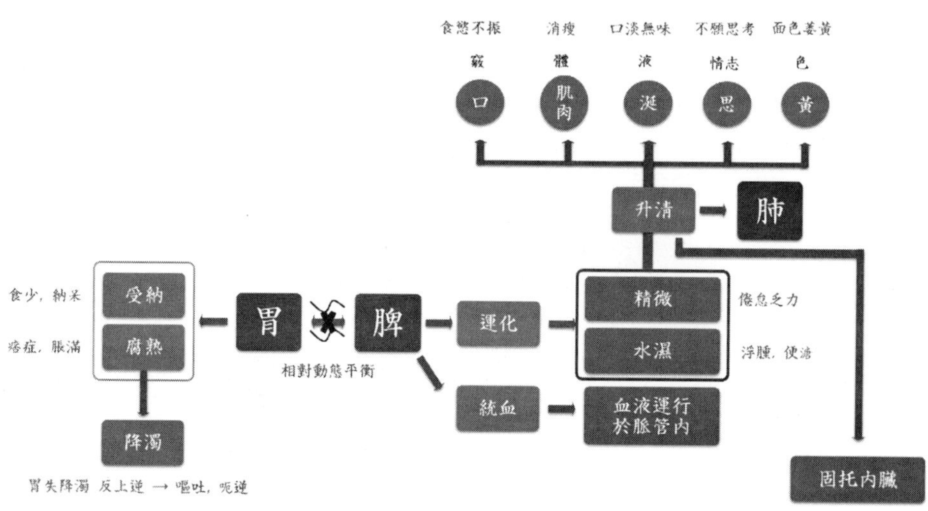

脾氣虛

生理	發病機理	代表症狀
脾主升清,運化 口, 涎, 思, 四末爲脾系統	系統滋養失調	口淡無味, 消瘦, 不願思考
脾主運化精微 氣血生化之源 脾主黃色	淸陽不升	倦怠乏力, 面色萎黃, 食慾不振
脾主運化水濕 喜燥惡濕	水濕下注	浮腫, 便溏, 白帶下
脾胃表裏關係 胃主受納腐熟降濁	胃受納腐熟降濁失調 胃濁上逆	食少, 嘔吐, 噯氣, 呃逆 혹은 便秘, 痞症, 脹滿, 納呆
舌淡紅 苔薄白	白苔主脾氣虛 緩脈主脾虛	白苔 緩弱脈

脾氣 虛

d. 心氣虛

心氣가 虛하면 主神誌, 血脈기능이 감퇴하여 병리변화가 일어나 失眠, 多夢, 健忘, 易驚, 心悸 증상이 일어나며, 심하면 怔忡, 面色淡白, 弱數脈 등의 증상이 나타난다.

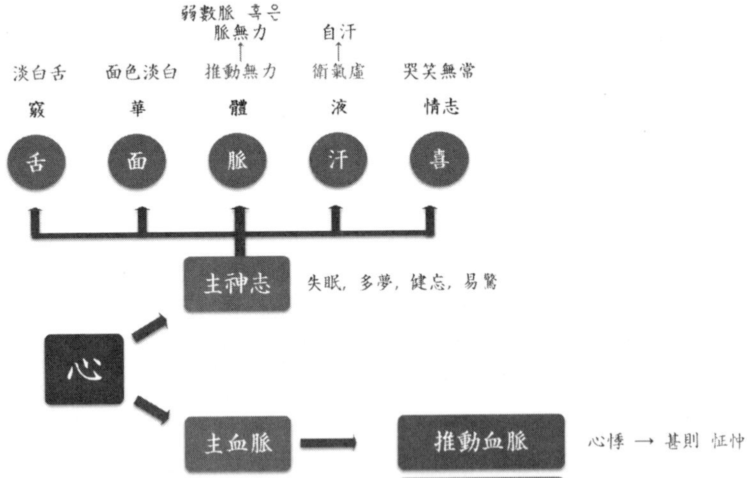

心氣 虛

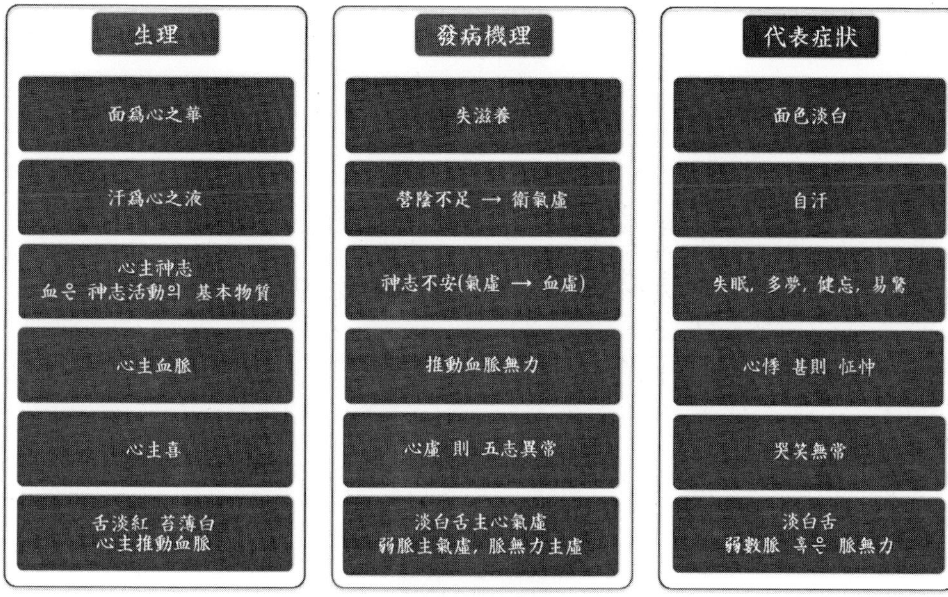

心氣 虛

e. 腎氣虛

心氣가 虛하면 主封藏, 水液기능이 감퇴하여 병리변화가 일어나 滑精, 早泄, 白帶下, 胎動易滑, 喘息, 氣短, 小便頻數, 尿後餘瀝, 夜尿頻多, 水腫, 耳聾, 面色黧黑, 驚恐, 腰酸脚軟 등의 증상이 나타난다.

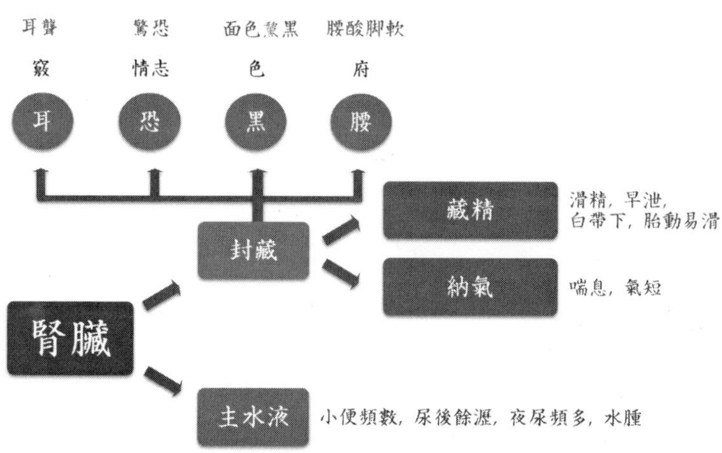

腎氣 虛

生理	發病機理	代表症狀
腎主骨 腰爲腎之府	滋養失調	腰酸脚軟
腎爲先天之本 主生長發育生殖	封藏失調 / 生殖失調	陽萎, 滑精, 早泄, 白帶下
腎主水	水液不輸	水腫, 小便短頻, 尿後餘瀝, 夜尿頻多
腎主納氣	納氣失調	喘息, 氣短
耳爲腎之竅	滋養失調	耳聾
恐爲腎之情志	滋養失調	驚恐
黑爲腎之色	滋養失調	面色黧黑
尺脈有力	尺脈無力主腎虛	尺脈無力

腎氣 虛

2) 氣機의 失調

(1) 氣滯

氣滯란 氣機鬱滯의 病理 狀態를 말한다. 주로 氣機昇降出入과 密接한 관계가 있는 肝·肺·脾의 氣機失調를 의미한다.

a. 肝氣鬱結

肝은 主疏泄, 調暢氣機하는 기능이 있다. 하지만 疏泄不及으로 인해 肝氣鬱結이 일어나 情志不舒, 經絡循行부위가 막힌다. 나아가 藏血기능까지 영향을 줄 수 있으므로, 女性은 月經不調 등의 증상이 나타난다. 또한 五行 및 昇降平衡 관계에 의거하여 肝氣鬱結은 다른 장부의 기능失調로 인한 병변을 초래한다. 그 중에서도 특히 肝乘脾胃로 인한 脾胃氣滯와 肝肺 간의 昇降失調로 인한 肺氣壅滯가 많이 발생한다.

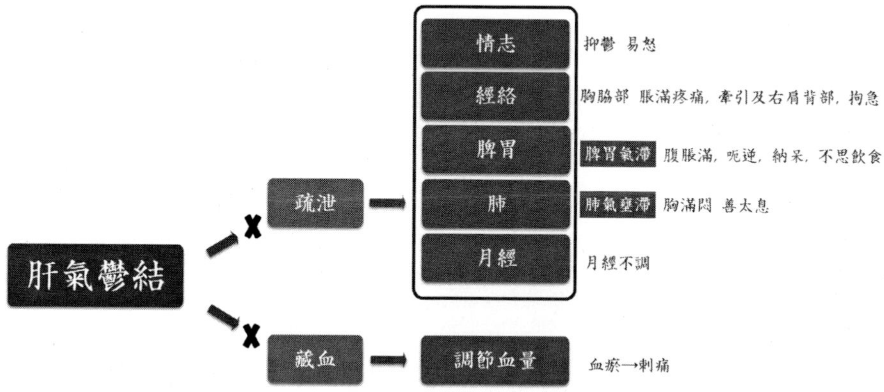

肝氣鬱結

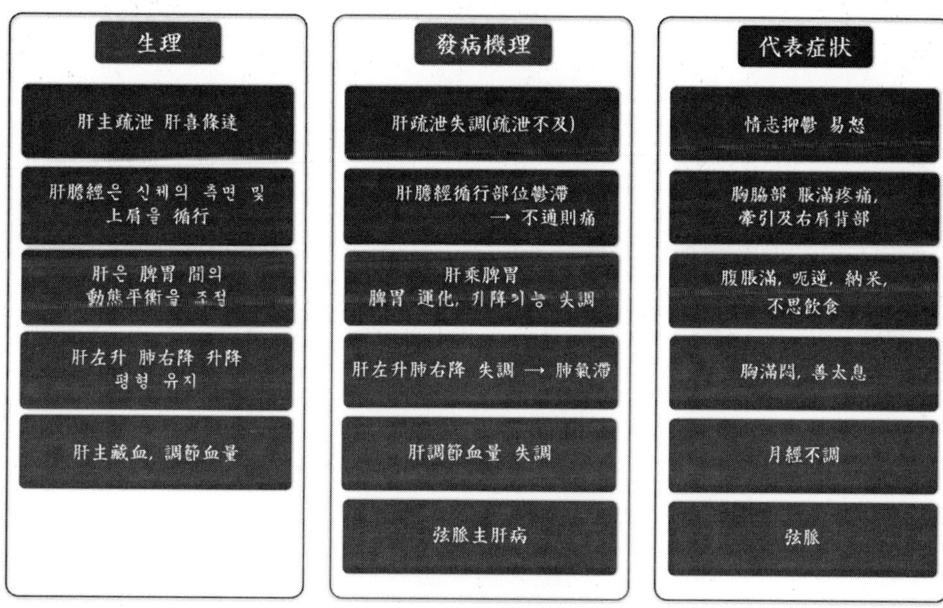
生理
肝主疏泄 肝喜條達
肝膽經은 신체의 측면 및 上肩을 循行
肝은 脾胃 間의 動態平衡을 조절
肝左升 肺右降 升降 평형 유지
肝主藏血, 調節血量
發病機理
肝疏泄失調(疏泄不及)
肝膽經循行部位鬱滯 → 不通則痛
肝乘脾胃 脾胃 運化, 升降기능 失調
肝左升肺右降 失調 → 肺氣滯
肝調節血量 失調
弦脈主肝病
代表症狀
情志抑鬱 易怒
胸脇部 脹滿疼痛, 牽引及右肩背部
腹脹滿, 呃逆, 納呆, 不思飮食
胸滿悶, 善太息
月經不調
弦脈

肝氣鬱結

b. 肺氣壅滯

肺는 宣發肅降을 主管하는 臟으로 肺氣壅滯하면 주로 胸膈滿悶嘆息, 胸部脹痛 등의 증상이 나타난다. 또한 肺氣壅滯가 더욱 심해지면 脾胃와 肝膽까지 영향을 미친다.

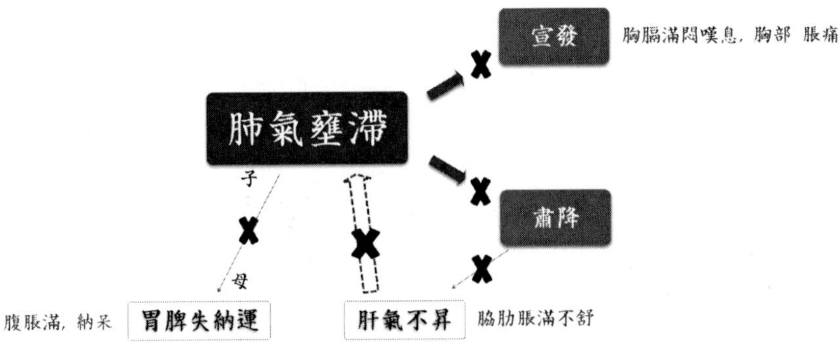

肺氣壅滯

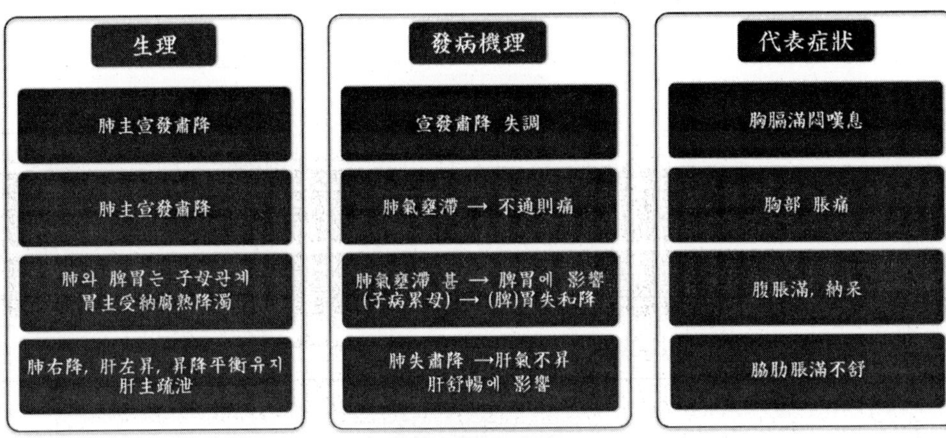

肺氣壅滯

c. 脾胃氣滯

脾主運化, 胃主受納 腐熟 下降하는 效能이 있어 脾胃氣滯하면 주로 納呆, 腹脹滿, 食欲不振, 痞症, 呃逆, 水腫, 便溏 등의 증상이 나타난다. 또한 脾胃氣滯가 심하면 肺와 肝膽에까지 영향을 미친다.

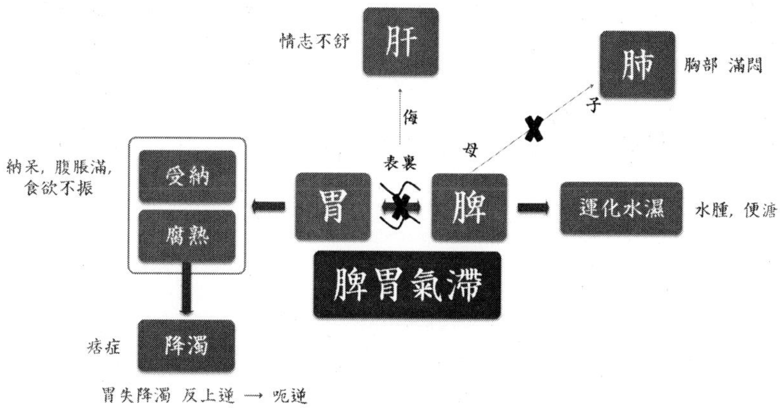

脾胃氣滯

生理	發病機理	代表症狀
胃主受納腐熟	胃受納腐熟 失調	納呆, 腹脹滿, 食欲不振
胃以通降爲順	胃降濁 失調	痞症
胃主降濁	脾胃氣滯甚 → 胃濁不降 反上逆	呃逆
肺主宣發肅降	脾胃氣滯 尤甚 → 影響肺 (母病及子) → 肺失宣降	胸部 滿悶
肝 克 脾胃	脾胃盛 侮 肝木 → 肝失疏泄	情志不舒

脾胃氣滯

(2) 氣逆

氣逆이란 氣機의 昇降失常 중 氣機(臟腑之氣)上逆的 病理변화를 의미한다. 주로 氣機昇降出入과 密接한 관계가 있는 肝·肺·脾의 氣機失調를 의미한다.

a. 肝氣上逆

肝은 主疏泄, 調暢氣機하는 효능이 있다. 하지만 疏泄太過로 인해 肝氣上逆이 일어나 情志變化, 經絡循行부위가 막힌다. 더 나아가 藏血기능까지 影響이 미칠 수 있으므로 女性은 月經不調 등의 증상이 나타난다. 또한 五行 및 昇降平衡 관계에 의거하여 肝氣上逆은 다른 장부의 기능을 失調시켜 병변을 초래한다. 그 중에서도 특히 肝乘脾胃로 인한 胃濁上逆과 肝疏泄太過로 인한 肺氣上逆이 많이 발생한다.

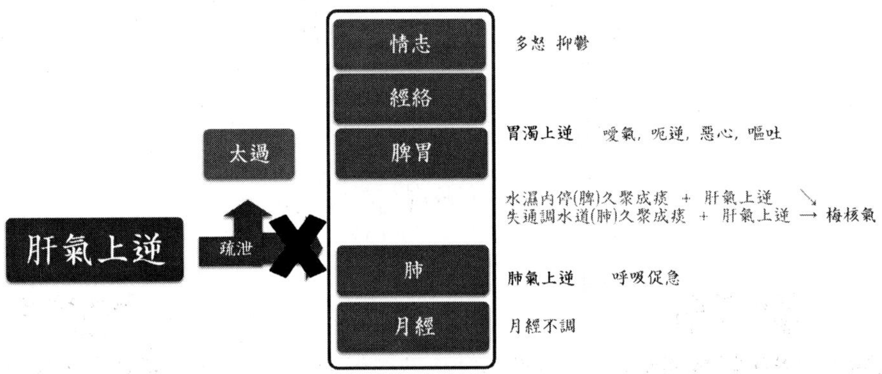

肝氣上逆

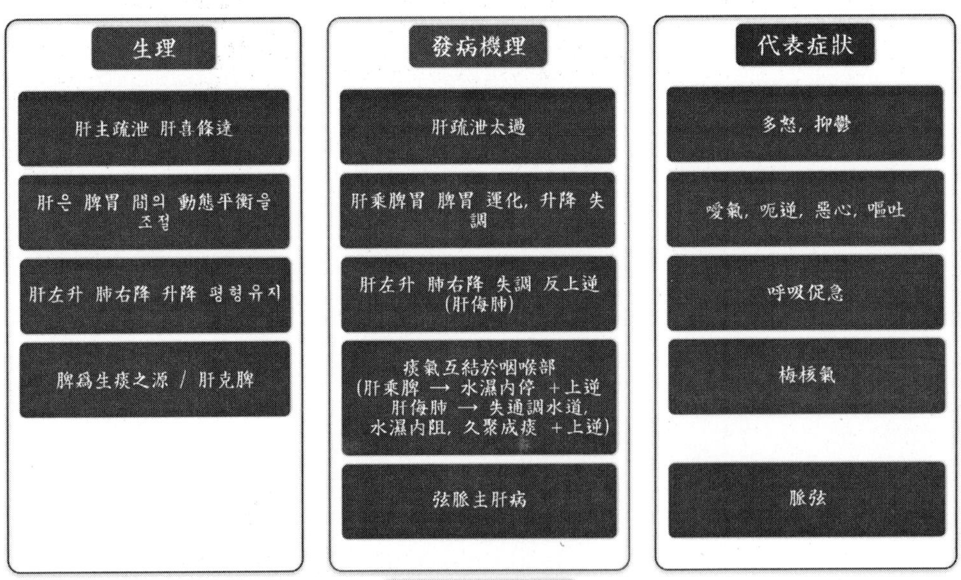

肝氣上逆

b. 肺氣上逆

肺는 宣發肅降 기능이 있다. 하지만 지나친 宣發로 인해 肺氣上逆이 일어나면 胸滿悶, 氣喘 등의 증상이 나타난다. 또한 肺氣上逆은 다른 장부의 기능을 失調시켜 병변을 초래한다. 그 중에서도 특히 肺乘肝으로 인한 肝氣鬱滯와 子病累母로 인한 胃濁上逆이 많이 발생한다.

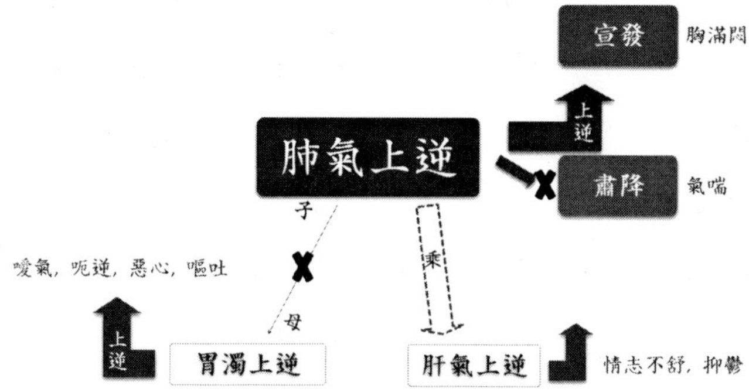

c. 胃濁上逆

脾主運化, 胃主受納 腐熟 下降 기능이 있어 胃濁上逆 즉, 胃濁不降, 反上逆으로 인해 주로 噯氣, 呃逆, 惡心, 嘔吐, 口中腐臭 등의 증상이 나타난다. 또한 五行 및 昇降平衡 관계에 의거하여 胃濁上逆은 다른 장부의 기능을 失調시켜 병변을 초래한다.

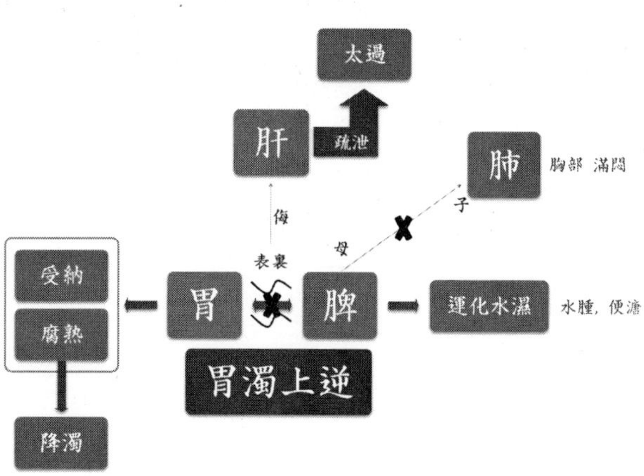

胃失降濁 反上逆 → 噯氣, 呃逆, 惡心, 嘔吐, 口中腐臭

그중에서도 특히 胃侮肝으로 인한 肝氣上逆과 母病及子로 인한 肺氣壅滯가 많이 발생한다.

3) 血液 失調

血液 失調의 概念은 주로 두 가지 측면으로 보는데, 血液不足으로 인한 濡養기능 감퇴와 血液運行失常이 있다. 血液의 失調는 크게 '血虛'와 '血液失調'로 분류가 가능하다.

血虛란 失血過多로 인해 적당한 시기에 새로운 혈액을 생성, 보충하는 것이 불가능해지고, 혈액 생성이 부족해지며, 묵은 병을 치유하지 못해 慢性 消耗가 일어나며, 노년에는 허약해지는 것을 의미한다.

血液失調란 질병 심화 과정 중 몇몇 병인 요소적 영향으로, 장부기능의 失調에 이르름을 의미한다. 또한, 血液運行이 지체되고 통하지 못한다. 혹은 血液運行이 가속으로 나아가 血液妄行을 일으키며, 맥의 바깥으로 넘쳐서 病機變化를 일으킨다. 이러한 증상의 예로는 血瘀, 血熱, 血寒, 出血이 있다.

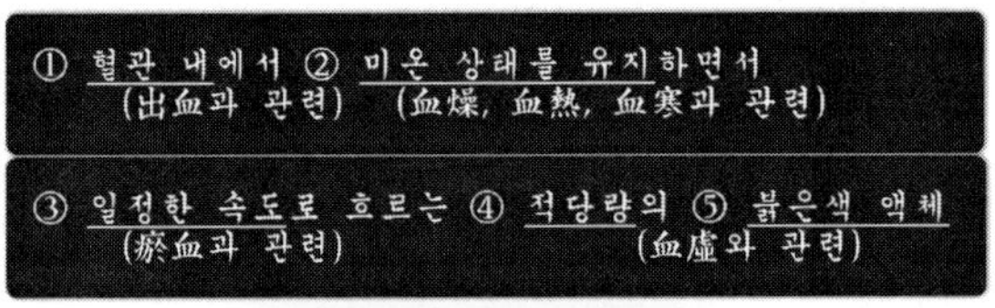

血의 病證

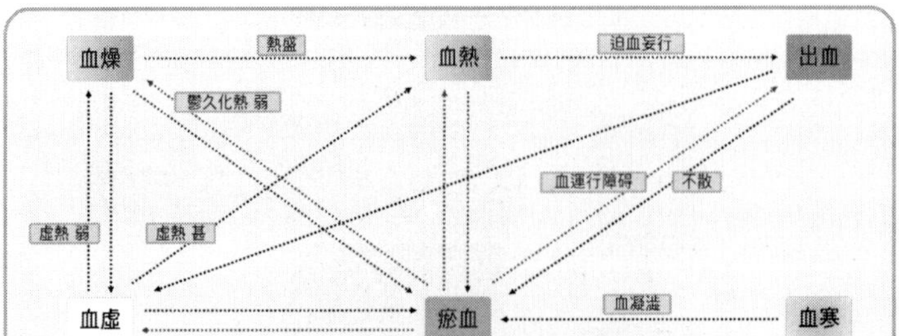

血證의 관계

(1) 血虛

血液이 不足하면 滋養, 濡潤 機能減退로 臟腑百骸가 失養하게 된다. 주로 心·肝 계통에서 그 증상이 나타나며, 症狀의 특징으로는 面色淡, 血量少 등이 있다.

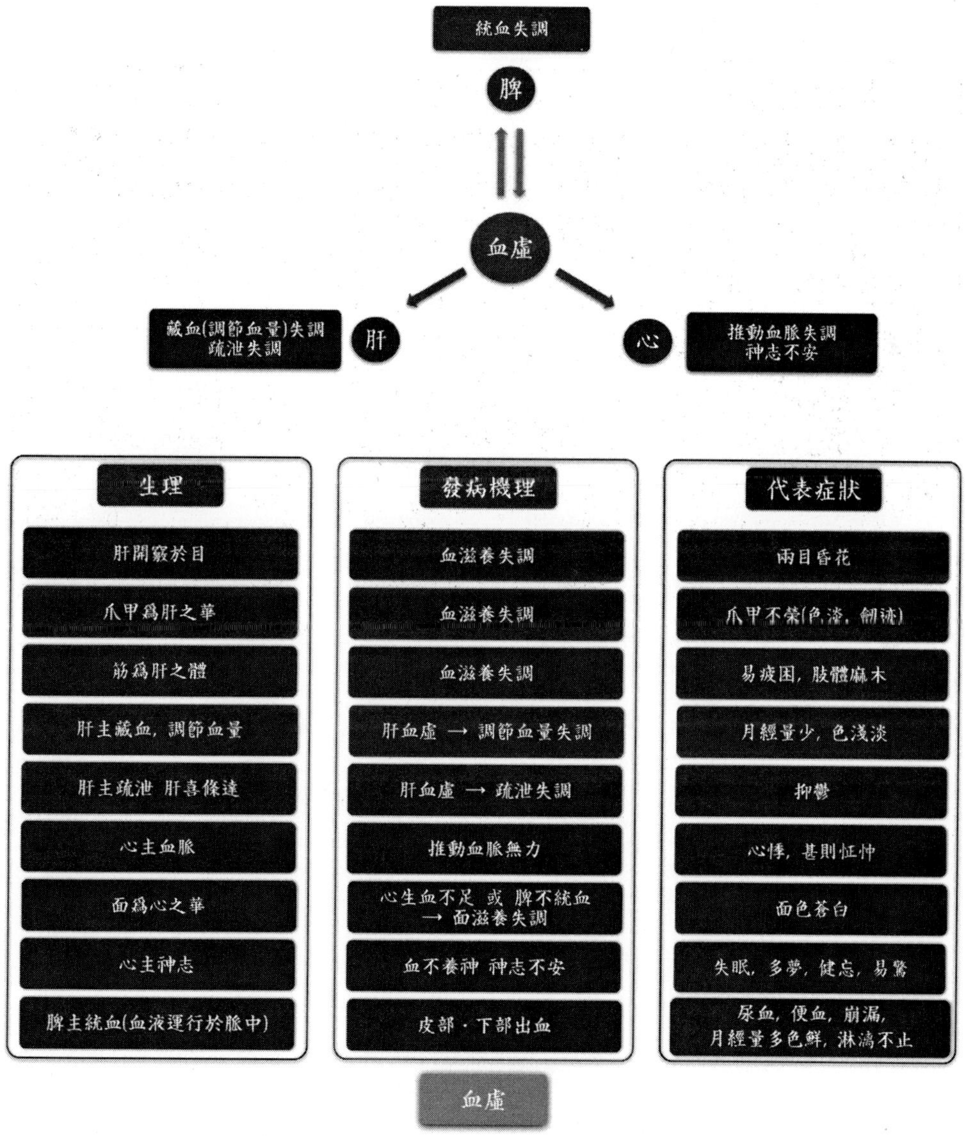

(2) 血瘀

血瘀란 血液 순환이 遲緩하거나 鬱滯하여 血行이 流通不暢한 病理상태이다. 대표적 症狀의 특징은 刺痛, 出血, 腫塊 그리고 口脣, 面部, 舌質이 紫紺色으로 나타나는 것 등이 있다.

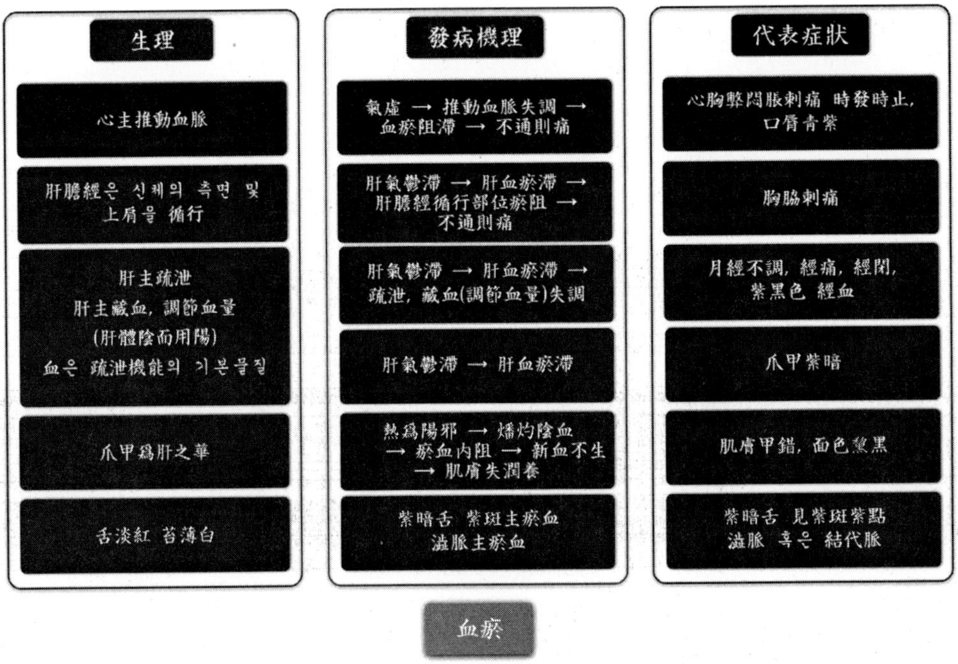

(3) 血熱

血熱이란 血液運行이 加速되거나 나아가 血液妄行하는 病理상태이다. 대표적 症狀의 특징으로 面色淡紅, 出血 등이 있다.

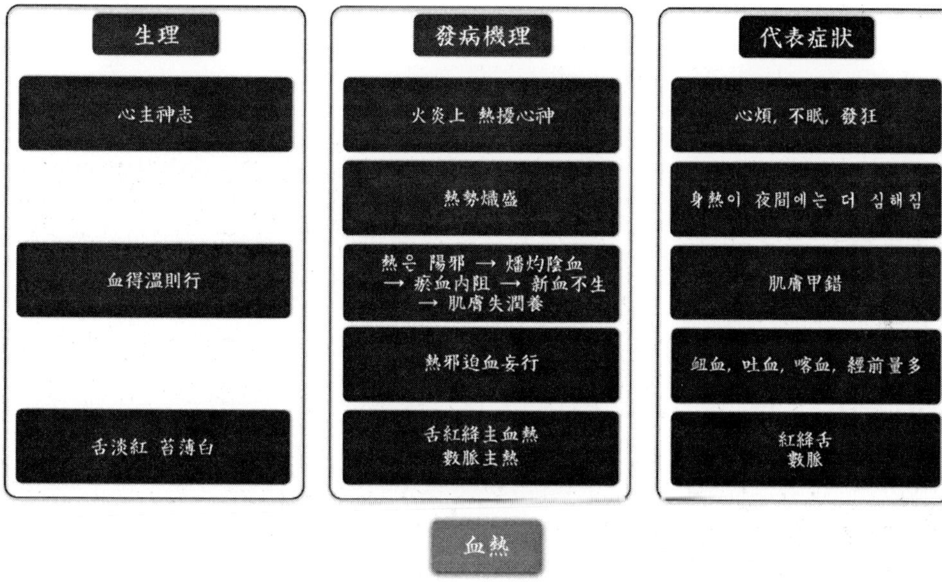

(4) 血寒

血寒이란 局部의 血脈이 凝聚하여 血行이 不暢한 病理상태이다. 대표적 症狀의 특징으로는 面色暗, 劇痛 등이 있다.

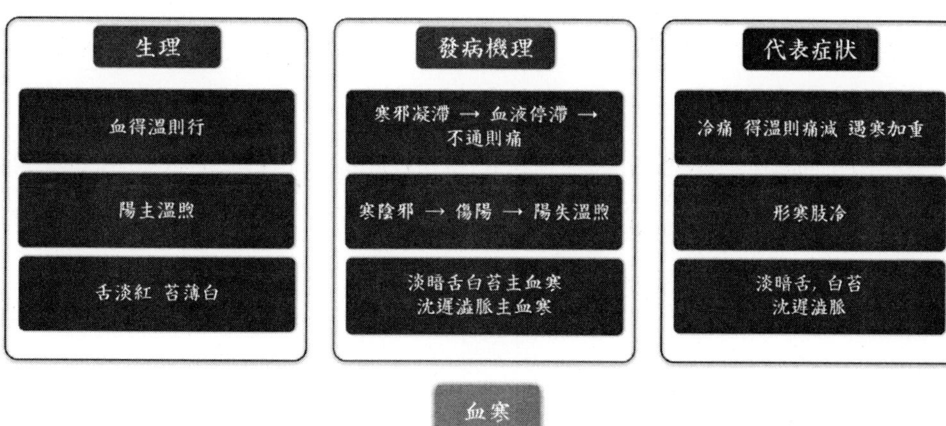
生理
血得溫則行
陽主溫煦
舌淡紅 苔薄白
發病機理
寒邪凝滯 → 血液停滯 → 不通則痛
寒陰邪 → 傷陽 → 陽失溫煦
淡暗舌白苔主血寒 沈遲澁脈主血寒
代表症狀
冷痛 得溫則痛減 遇寒加重
形寒肢冷
淡暗舌, 白苔 沈遲澁脈
血寒

(5) 出血

出血이란 血液運行이 脈管 외로 溢出되는 病理상태이다. 주요 원인을 규명하자면 氣虛失統攝, 血熱妄行, 脈絡損傷으로 볼 수 있다. 대표적 症狀의 특징으로는 각종 出血症이 있다.

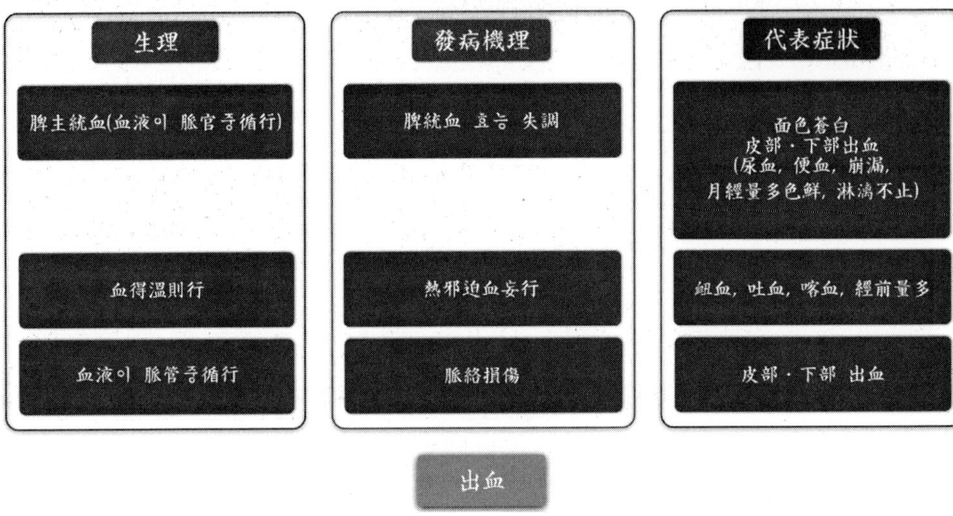

4. 氣와 血液의 相互影響

氣는 血의 帥라 하며, 血은 氣의 母라 한다. 즉, 생리적으로는 상호의존, 상호협조하며, 병리상으로는 상호에 영향을 미친다. 氣와 血의 相互影響은 주로 '氣虛'로 인한 血虛와 血瘀 혹은 '氣滯'로 인한 血瘀와 血虛가 있다. 반면 血과 氣의 相互影響은 주로 '血虛'로 인한 氣虛와 氣滯 혹은 '血瘀'로 인한 氣滯, 氣虛가 있다.

1) 氣와 血의 相互影向

(1) 氣虛에 의한 血虛, 血瘀

生理	發病機理	代表症狀
氣能生血 (혈액의 형성에 氣(心·肺·脾·腎)가 참여함)	心氣虛, 失溫煦, 失主血脈; 肺氣虛로 인한 宗氣不足, 失朝百脈; 脾氣虛로 인한 氣血化生之源不足; 腎氣虛로 인한 失溫煦	面色淡白, 心悸, 失眠, 健忘; 語言低微, 氣短乏力 面色 흑은 萎黃, 便溏 倦怠 腰酸, 耳鳴, 小便短頻
氣能攝血 (혈액이 脈管 중에 순행하는 이유는, 脾氣의 統攝기능이 존재하기 때문이다.)	脾氣虛, 脾不統血	皮部 및 下部出血(皮膚紫斑 및 崩漏, 尿血, 便血)
氣能行血 (肺朝百脉, 心主血脈, 肝主疏泄)	氣虛(肺·心·肝), 推動血脈無力, 血瘀內生	胸脇刺痛, 痛有定處, 拒按, 脣舌爪甲紫暗

氣虛에 의한 血虛,血瘀

(2) 氣滯에 의한 血瘀, 血虛

生理	發病機理	代表症狀
氣能行血 (肺朝百脉, 心主血脈, 肝主疏泄)	氣滯(肺·心·肝), 失推動血脈, 血瘀內生	胸滿悶疼痛(脹痛, 刺痛) 情志抑鬱不舒
氣能生血 (혈액의 형성에 氣(心·肺·脾·腎)가 참여함) 氣能攝血 (혈액이 脈管중에 순행 하는 이유는, 脾氣의 統攝기능이 존재하기 때문이다.)	氣滯→氣機를 阻滯→生血·攝血 기능에 영향→血虛	面色淡白,心悸,失眠,健忘,흑은 皮部 및 下部出血 (皮膚紫斑 및 崩漏,尿血,便血)
	血瘀→新血不生→血虛	脈細澀

氣滯에 의한 血瘀, 血虛

2) 血과 氣의 相互影響

(1) 血虛로 인한 氣虛, 氣滯

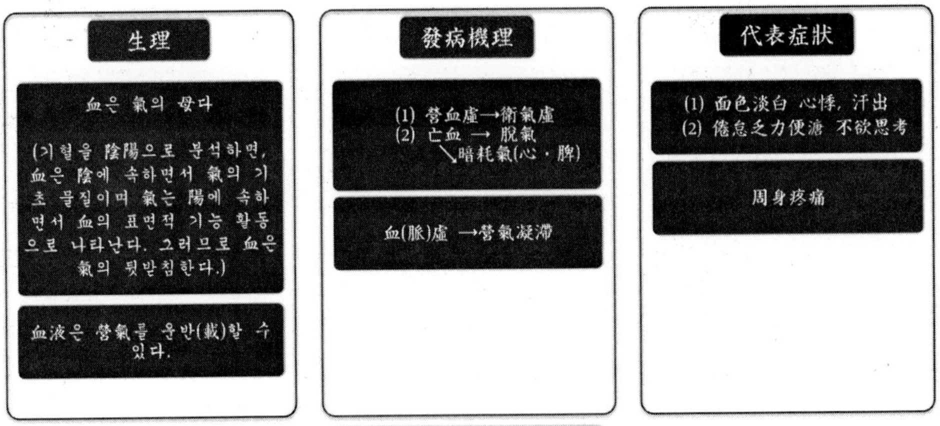

血虛로 인한 氣虛, 氣滯

(2) 血瘀로 인한 氣滯, 氣虛

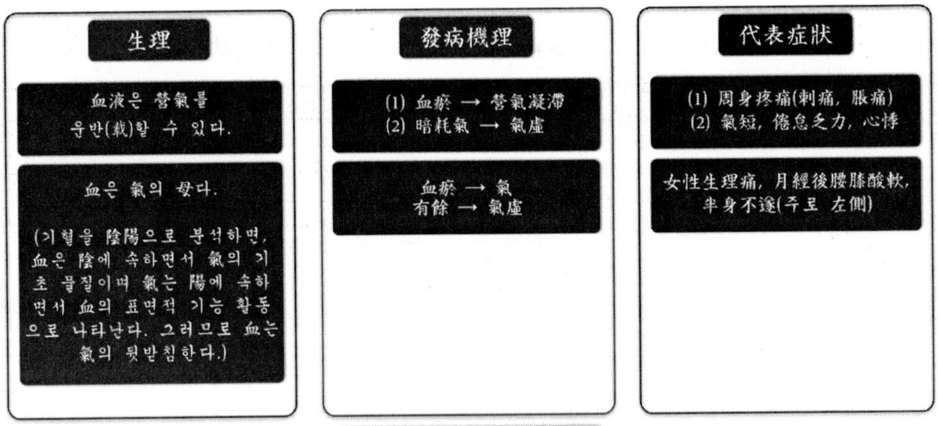

血瘀에 인한 氣滯, 氣虛

5. 津液代謝의 失調

津液대사의 失調란 津液이 生成 혹은 排泄하는 기능을 잃어 失調에 다다른 것이다. 그 원인은 津液생성이 부족하거나 耗散 혹은 排泄이 과다할 때 일어난다. 체내의 津液부족으로 인해 輸布기능의 비정상화, 排泄장애, 水液의 瀦留와 停滯, 泛濫적인 病理變化를 형성한다. 이러한 津液대사의 失調는 크게 '津液不足', '津液輸布, 排泄障碍' 두 가지로 분류된다.

津液不足이란 津液이 虧少(손실되어 적어짐)되어 臟腑, 孔竅, 皮毛 濡潤, 滋養기능의 일련적 失調를 의미하며, 幹燥하여 失潤하는 病理狀態을 의미한다. 이러한 증상으로는 傷津, 脫液이 있다.

津液輸布, 排泄障碍란 津液의 정상적 轉輸 布散기능이 없어진 것을 의미한다. 그러므로 체내의 津液순환이 遲緩하거나 체내에서 국부적인 滯留가 발생한다. 津液이 제 기능을 못하여 水濕內停 혹은 痰飮을 형성하는 病理狀態가 일어나는데, 이러한 증상으로는 濕濁困阻, 水液瀦留, 痰證, (有形・無形) 飮證 등이 있다.

1) 虛證

津液不足으로 인한 病理變化는 津液의 損傷程度를 살펴 '傷津'과 '脫液'으로 분류할 수 있다. 輕한 것을 '傷津'이라 하며, 重한 것을 '脫液'이라 한다. 津傷이란 濡潤기능 失調로 쉽게 燥化되는 것을 의미하며, 脫液이란 滋養기능 失調로 虛熱이 발생하는 것을 의미한다.

(1) 津傷

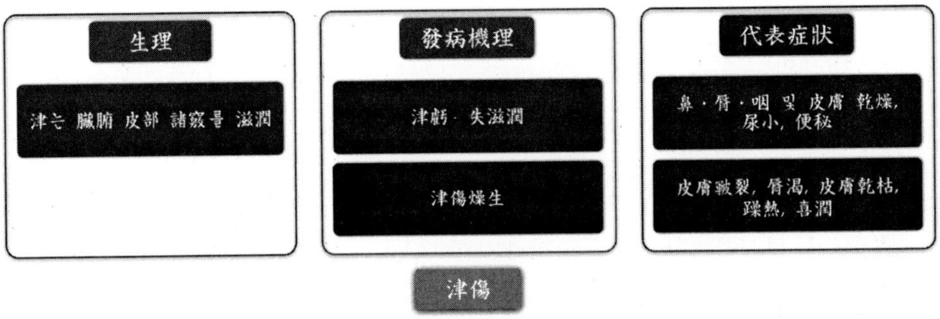

(2) 脫液

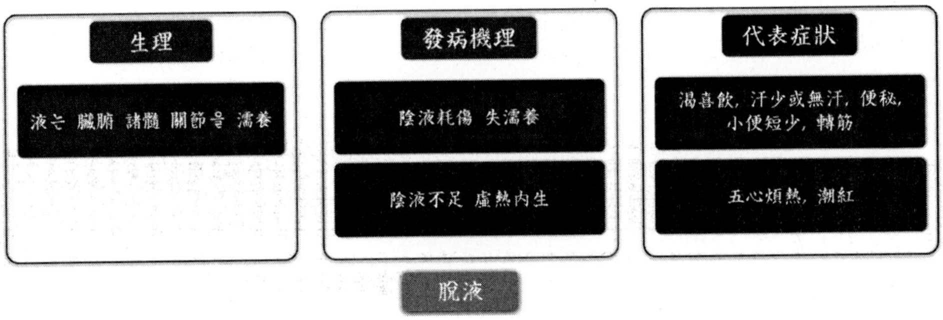
生理
液는 臟腑 諸髓 關節을 濡養
發病機理
陰液耗傷 失濡養
陰液不足 虛熱內生
代表症狀
渴喜飮, 汗少或無汗, 便秘,
小便短少, 轉筋
五心煩熱, 潮紅
脫液

2) 實證

津液의 輸布, 排泄은 삼장(肺·脾·腎)과 밀접한 관계가 있다. 脾의 運化轉輸 기능 失調는 水濕內停이 되며 나아가 脾胃를 困하게 한다. 肺의 通調水道 기능 失調는 飮痰內停이 되며 그러한 痰飮은 서로 다른 부위에서 다른 증상을 일으키며 이외로는 有形과 無形의 兩種을 일으킨다. 腎의 主水기능 失調는 水液瀦留를 일으킨다.

(1) 水濕困阻

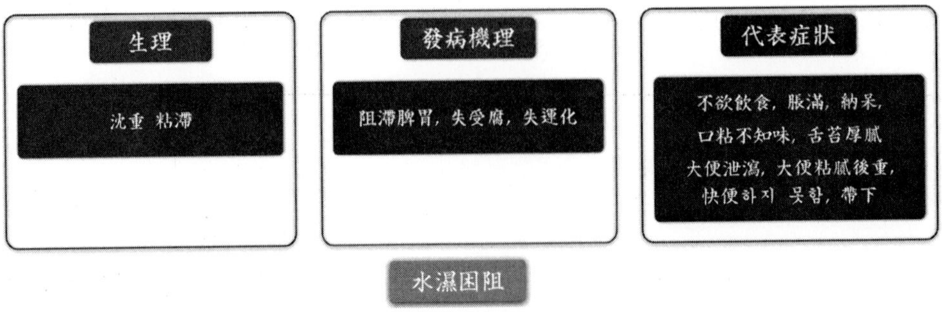
生理
沈重 粘滯
發病機理
阻滯脾胃, 失受腐, 失運化
代表症狀
不欲飮食, 脹滿, 納呆,
口粘不知味, 舌苔厚膩
大便泄瀉, 大便粘膩後重,
快便하지 못함, 帶下
水濕困阻

(2) 水液潴留

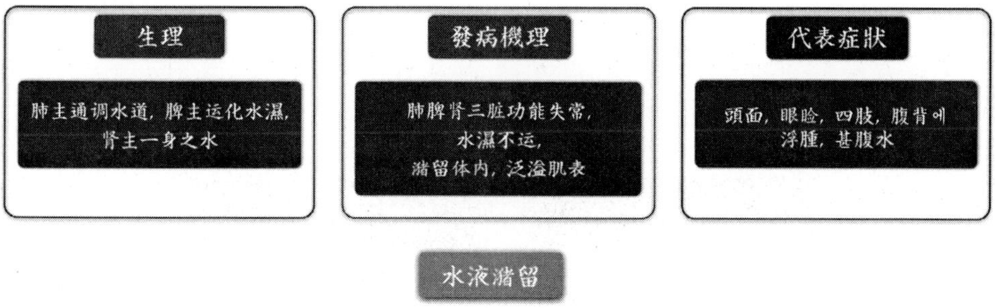

(3) 飮證

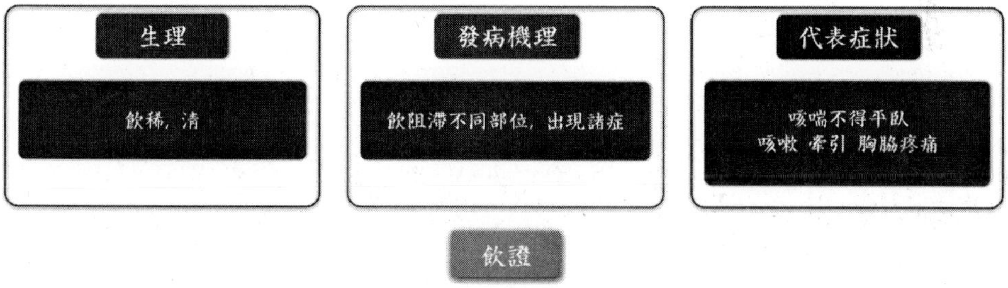

(4) 痰證

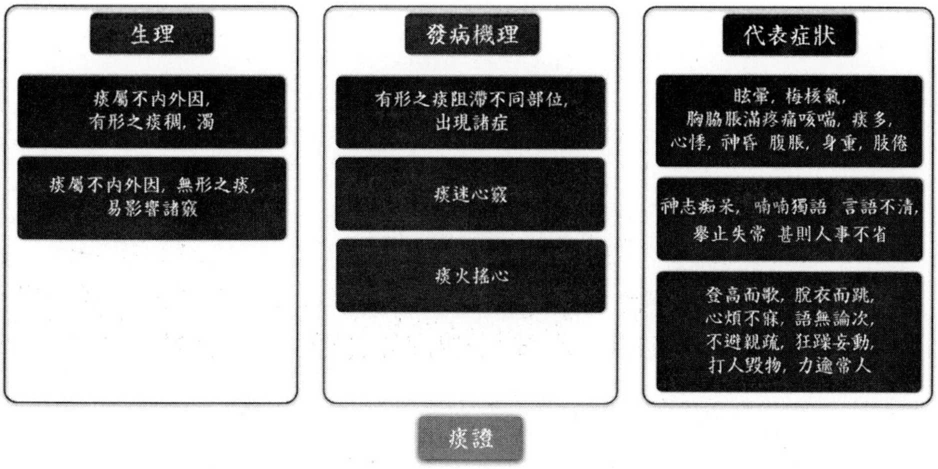

6. 津液과 氣血의 相互影響

氣와 津液의 관계에서 氣는 生津, 行津, 攝津한다. 津液은 氣의 기초물질이며 또한 氣를 운반(載)한다. 血과 津液은 水穀精微이 근원이라는 점에서는 서로 동일하며 상호 轉化하며 병리적으로는 상호 영향을 준다. 주요 증상으로는 水停氣阻, 氣隨液脫, 津枯血燥, 津虧血燥 血津停血瘀가 있다.

1) 水停氣阻

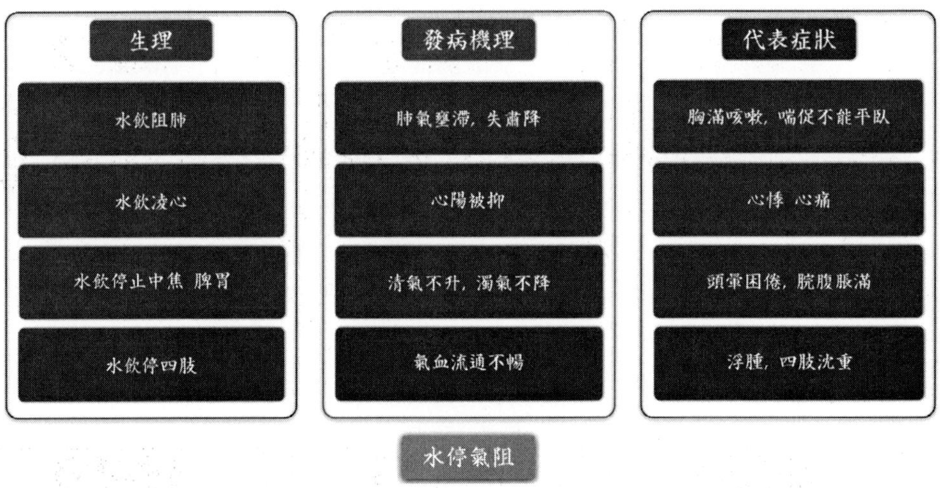

2) 氣隨液脫

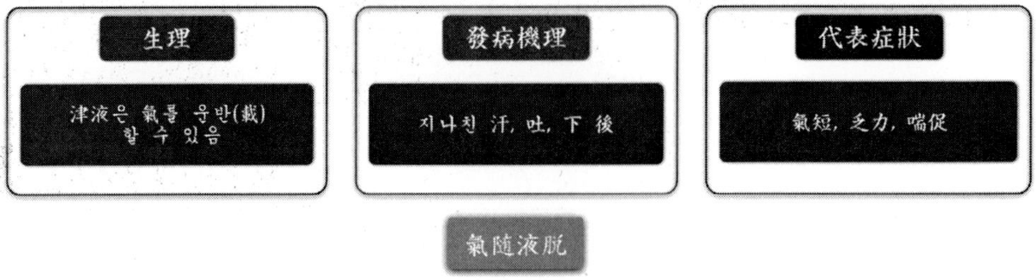

3) 津虧血燥 · 血瘀

生理	發病機理	代表症狀
津血同源	津液虧乏, 血燥內生, 或血瘀內生	心煩, 鼻咽幹燥, 皮膚幹燥, 皮膚瘙癢, 甚肌膚甲錯, 舌質绛 瘀點, 便秘

津虧血燥·血瘀

4) 血瘀津停

生理	發病機理	代表症狀
津血同源	血瘀影響津液運行→津停	女性月經不調, 痛經, 浮腫, 便秘

血瘀津停

제8장 臟腑病機

臟腑病機란 臟腑病變의 발생, 발전, 변화 및 상호 영향의 병리적 기체를 말한다. 臟腑病機는 크게 세 방면으로 나눌 수 있다. 즉, 五臟病機, 六腑病機, 奇恒之腑病機이다. 또한 臟象學說은 五臟을 강조하므로(五臟中心) 五臟六腑를 합쳐서 귀납할 수 있다.

五臟계통의 기본病理變化는 주로 陰陽氣血失調이다.

1) 心(系統)의 病氣

心系統의 病氣는 대체적으로 實證과 虛證으로 나눌 수 있다. 實證은 氣滯血瘀, 心血瘀阻, 心火上炎, 痰迷心竅, 痰火擾心을 포함하고, 虛證은 心氣虛, 氣虛血瘀, 心(腎)陽虛, 心血虛, 心(腎)陰虛를 포함한다.

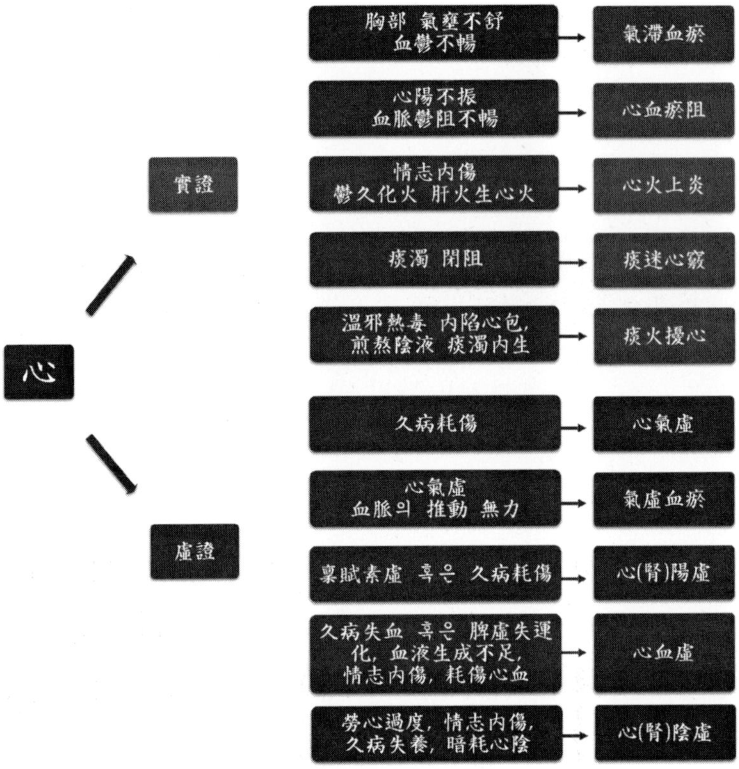

(1) 實證

a. 氣滯血瘀

氣는 血을 行하게 하며, 心氣는 推動기능으로 血이 혈관 안을 따라 흐르게 한다. 心氣鬱滯하면 血脈循行이 안 되어 결국 血瘀가 생기고 氣滯血瘀(주로 胸部) 증상을 일으킨다.

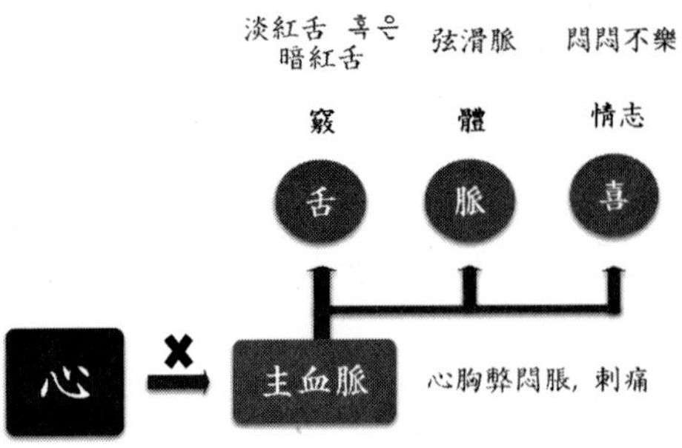

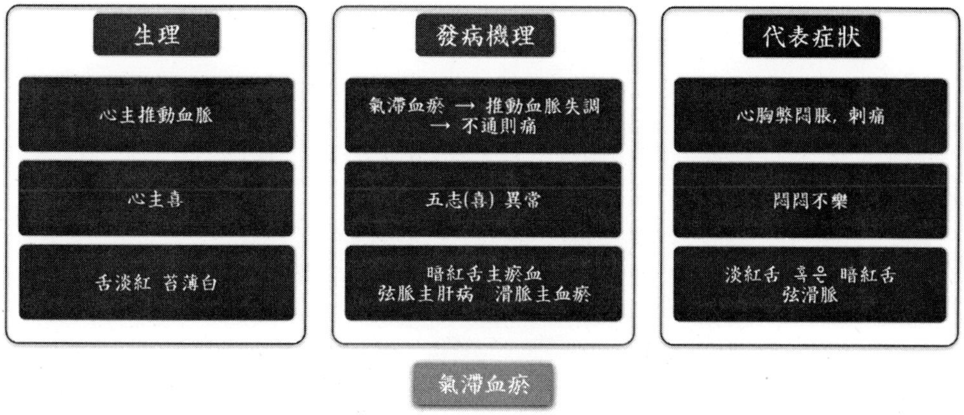

b. 心血瘀阻

心은 血脈을 주관한다. 心血瘀阻하면 瘀血諸症을 일으킬 수 있다.

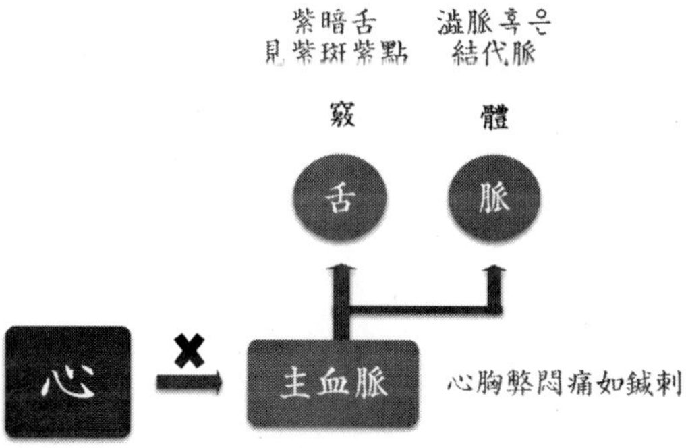

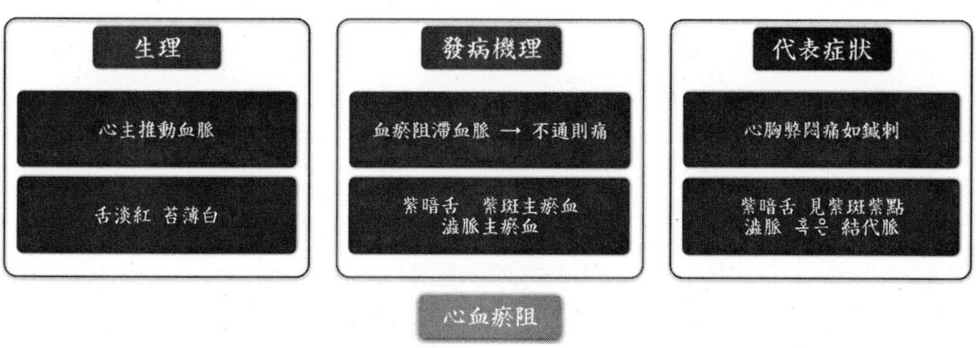

c. 心火上炎

心火가 있으면 循經上炎하여 面(華), 舌(竅)에 영향을 준다. 心火內擾心神하면 心神不安이 나타나며 心火下移小腸하면 소변에 영향을 미친다.

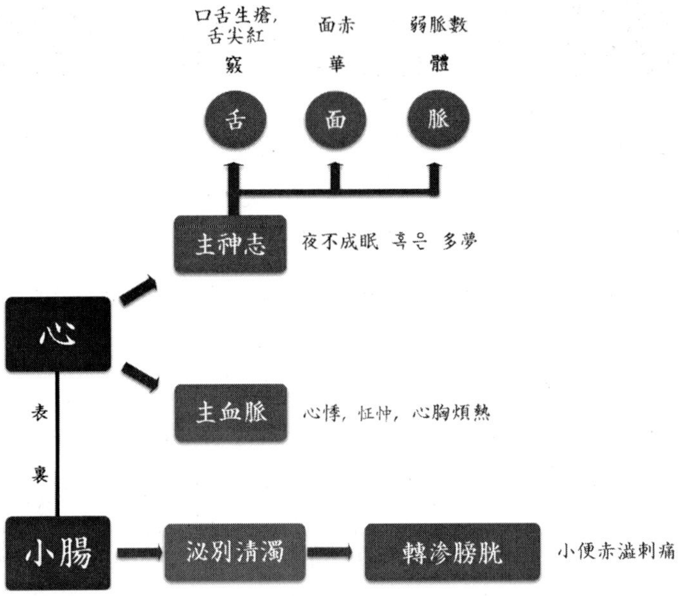

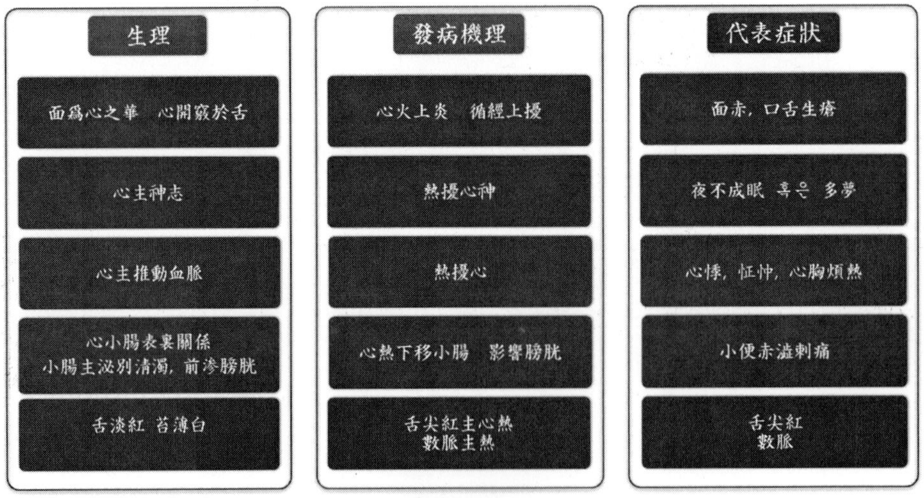

心火上炎

d. 痰迷心竅

心은 神志를 주관하며, 面은 心之華, 痰屬陰, 陰主靜한다. 痰迷心竅하면 神志錯亂을 일으키고 神志痴呆, 喃喃獨語, 言語不淸, 擧止失常 증상을 일으킬 수 있다.

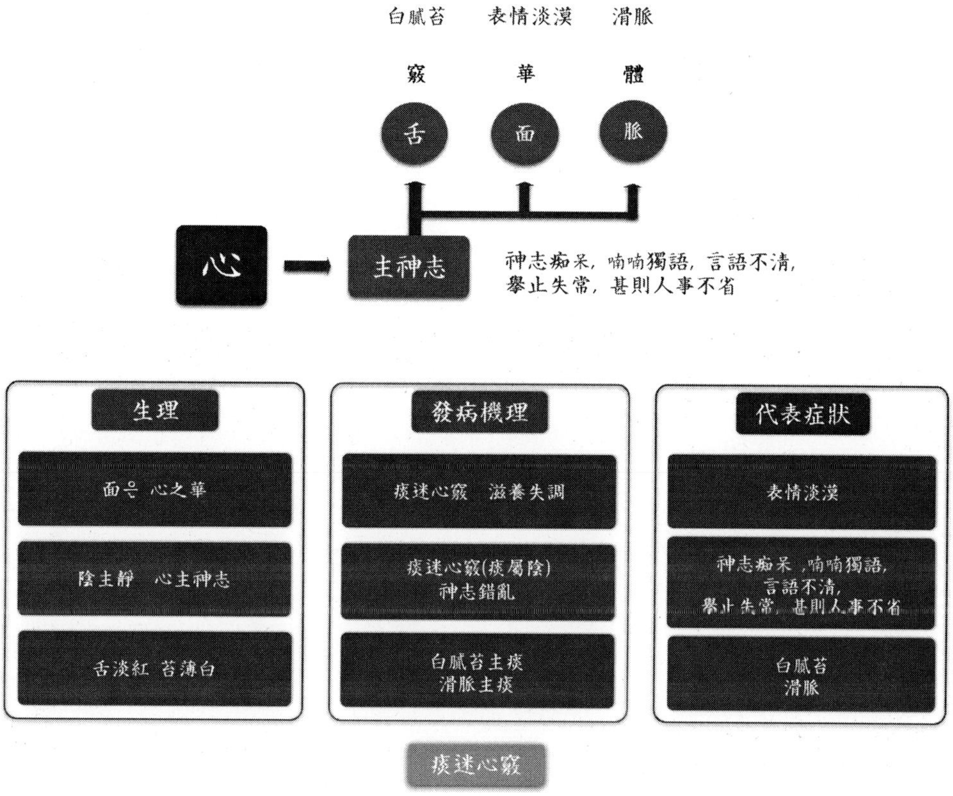

e. 痰火擾心

心은 神志를 주관하며, 面은 心之華, 痰屬陰, 火主動한다. 痰火搖心하면 神志錯亂을 일으키고 狂躁妄動, 打人毁物, 擧止失常 증상을 일으킬 수 있다.

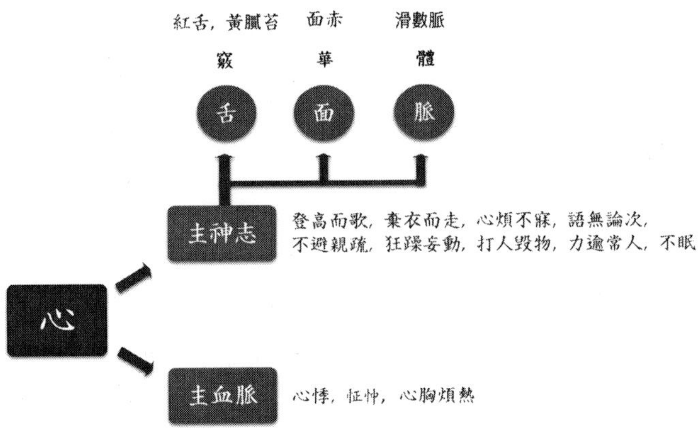

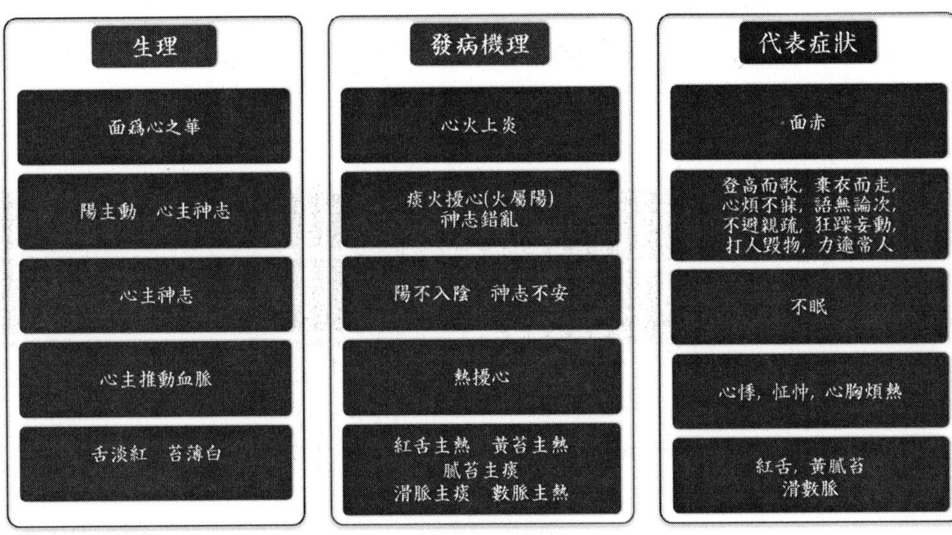

痰火擾心

(2) 虛證

a. 心氣虛

心은 神志와 血脈을 주관하며, 心氣가 虛하면, 心神失養, 血脈不足 증상을 일으킨다. 그리고 小腸에 영향을 미치면 小便不利 증상을 일으킬 수 있다.

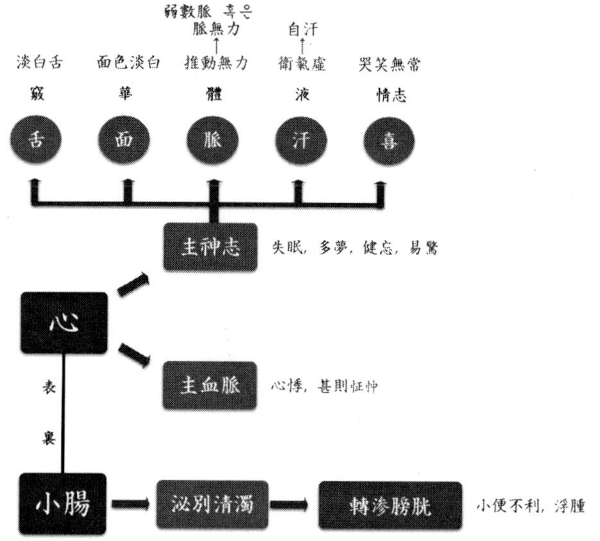

生理	發病機理	代表症狀
面爲心之華	滋養失調	面色淡白
汗爲心之液	營陰不足 → 衛氣虛	自汗
心主神志 血은 神志活動의 基本物質	神志不安(氣虛 → 血虛)	失眠, 多夢, 健忘, 易驚
心主血脈	推動血脈無力	心悸 甚則 怔忡
心小腸表裏關係	小腸泌別清濁 前滲膀胱 失調	小便不利, 浮腫
心主喜	心虛 則 五志異常	哭笑無常
舌淡紅 苔薄白 心主推動血脈	淡白舌主心氣虛 弱脈主氣虛, 脈無力主虛	淡白舌 弱數脈 或 脈無力

心氣虛

b. 氣虛血瘀

氣能行血하며 心氣主血脈한다. 心氣가 虛하면, 血脈推動無力, 血瘀內停 증상을 일으킬 수 있다.

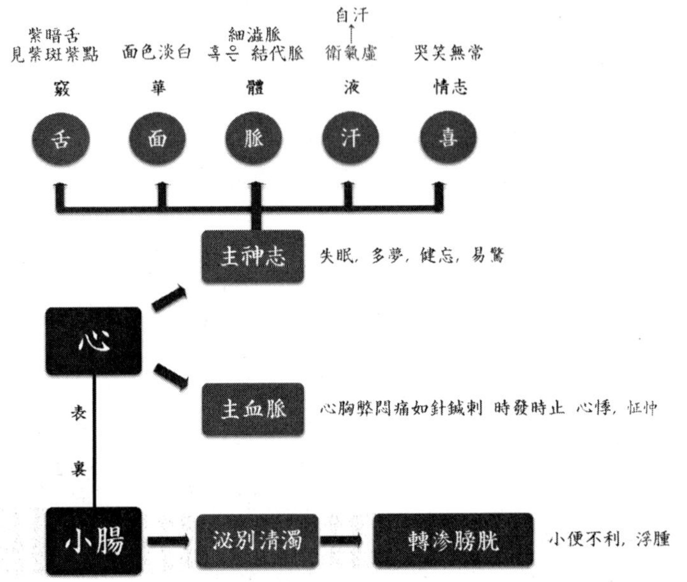

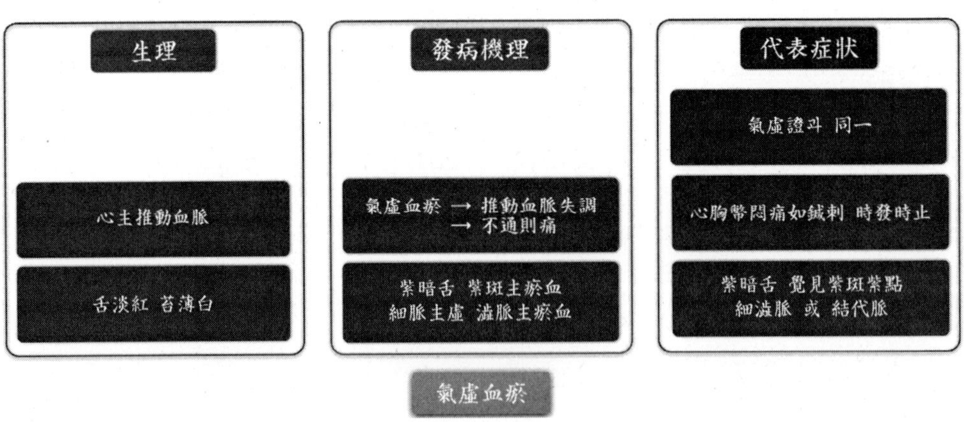

c. 心(腎)陽虛

陽主溫煦이다. 陽虛하면 虛寒內生, 心陽虛, 心神 및 血脈失主 증상을 일으킬 수 있다.

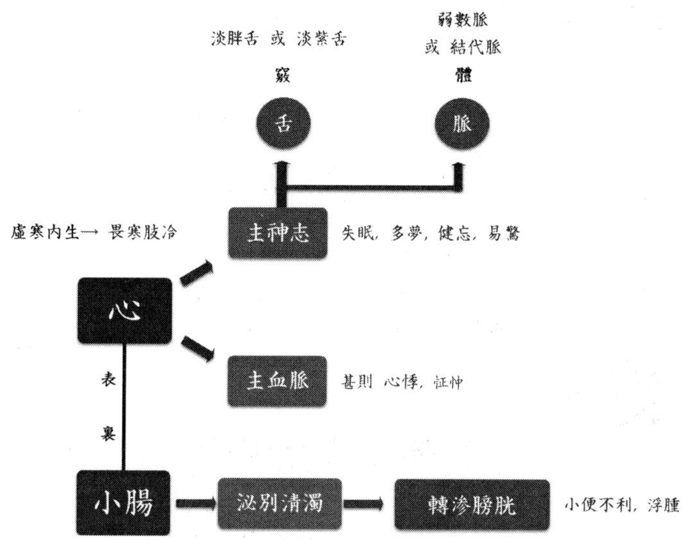

生理	發病機理	代表症狀
陽主溫煦	腎心陽虛 → 虛寒內生	畏寒肢冷
心主神志, (五)志는 驚이다	心神失養	失眠, 多夢, 健忘, 驚
心主血脈	血氣不上升　淸竅失養	頭暈
心와 小腸은 表裏關係 小腸主泌別淸濁, 滲膀胱	心陽虛 → 小腸泌別淸濁失調	小便不利, 浮腫
舌淡紅 苔薄白 心氣推動血脈	淡胖舌主陽氣虛 結代脈主臟衰	淡胖舌 或 淡紫舌, 白滑苔 弱脈, 甚 結代脈

心陽虛

d. 心血虛

心은 神志와 血脈을 주관한다. 心氣가 虛하면, 心神失養, 血脈不足 증상을 일으킨다. 그리고 소장에 영향을 미치면 小便不利 증상을 일으킬 수 있다.

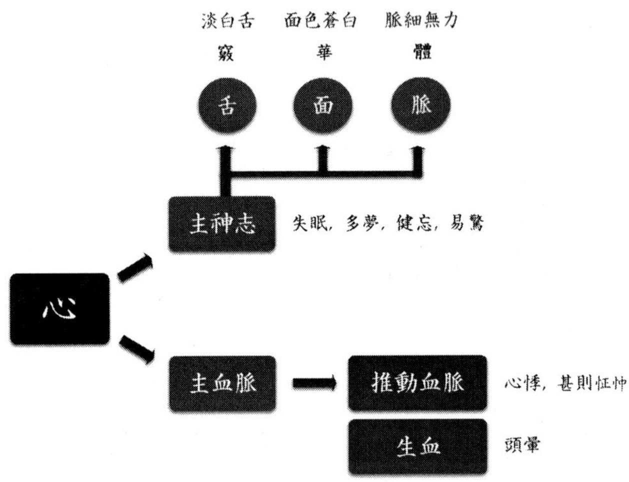

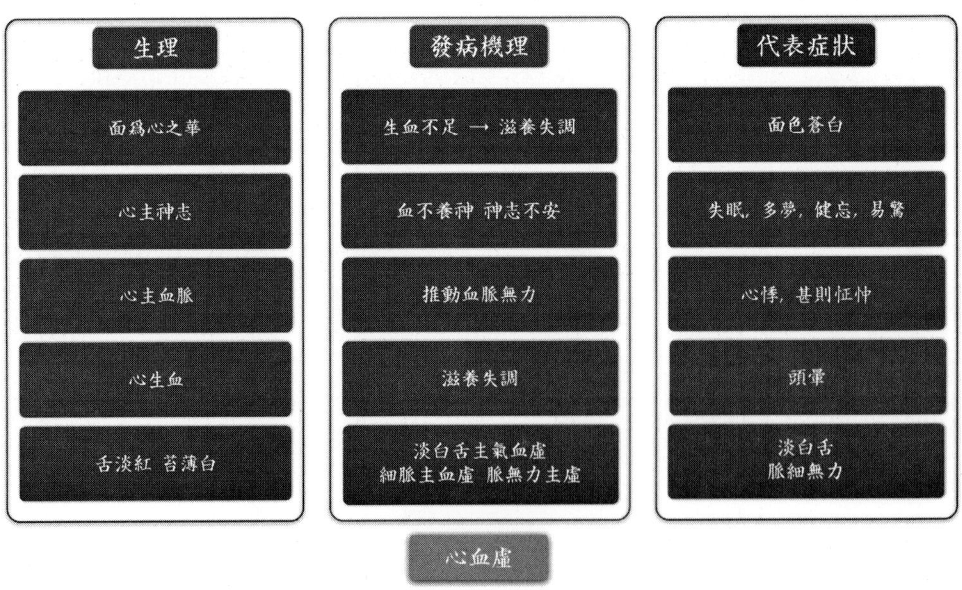

e. 心(腎)陰虛

陰主滋潤이다. 陰虛하면 虛熱內生, 心陰虛, 心神 血脈失滋養, 虛熱內生諸症 증상을 일으킬 수 있다.

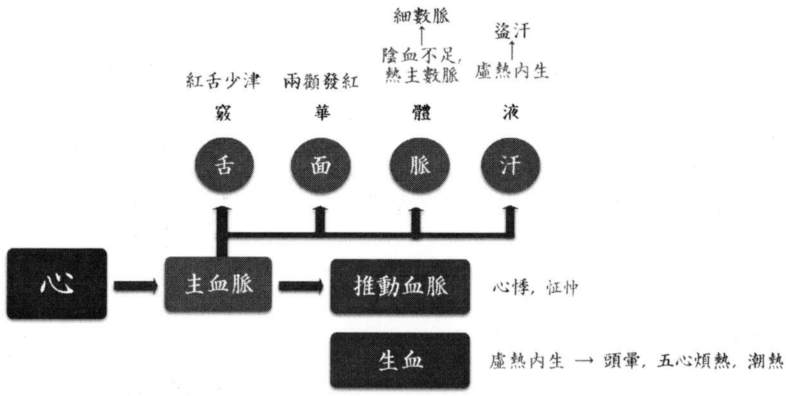

生理	發病機理	代表症狀
面爲心之華	虛火上炎	兩顴發紅
心主推動血脈	推動血脈無力	心悸, 怔忡
心生血	陰血虛 → 血不上升 淸竅失養	頭暈
心小腸表裏關係 小腸主泌別淸濁·前滲膀胱	心腎陰虛 → 小腸泌別淸濁失調	小便不利, 浮腫
陰陽互根互用	陰虛虛熱內生 虛火上炎	五心煩熱, 潮熱, 盜汗
舌淡紅 苔薄白	紅舌主熱 少津主津液不足 細脈主虛 數脈主熱	紅舌, 少津 細數脈

心陰虛

2) 肺(系統)의 病氣

대체적으로 實證과 虛證으로 나눌 수 있다. 實證은 크기로 感受外邪하나, 구체적으로 風寒犯肺, 風熱犯肺, 燥邪犯肺, 肺熱熾盛을 포함하고, 虛證은 肺氣虛, 肺陰虛, 燥邪內生을 포함한다.

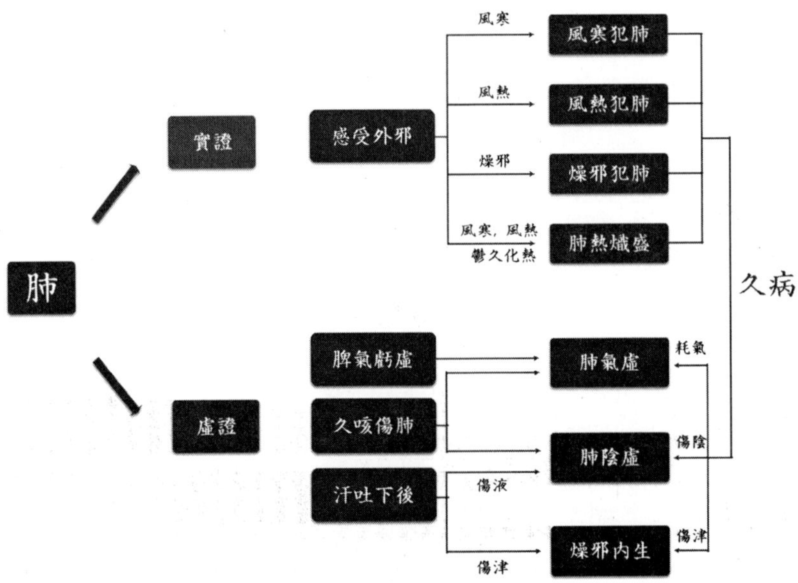

(1) 實證

a. 風寒犯肺

外感風寒之邪가 肺의 主宣發 肅降 기능에 영향을 주므로 鼻塞, 流淸涕, 喀痰淸稀, 氣喘 등의 증상을 일으킨다.

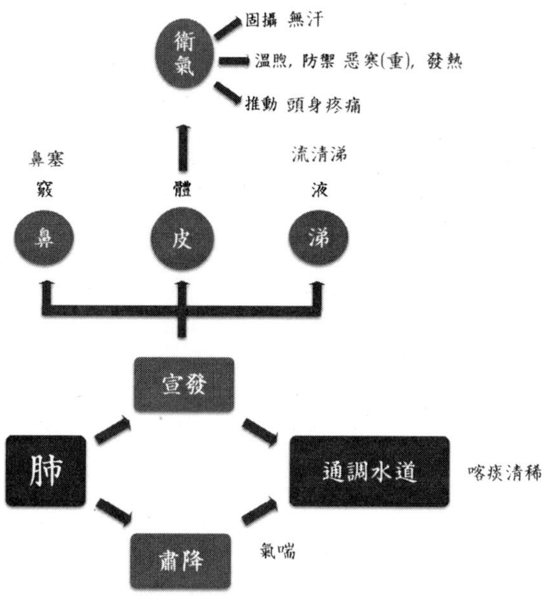

生理	發病機理	代表症狀
肺開竅於鼻	通暢失調	鼻塞, 流清涕
	寒邪凝滯 腠理閉塞	無汗
肺主宣發衛氣·津液 (衛氣主溫煦推動固攝)	衛氣溫煦失調	惡寒(重)
	衛氣鬱遏 鬱久化熱 正邪相爭	發熱
	寒邪凝滯 → 氣血津液停滯 → 不通則痛	頭身疼痛
肺主宣發肅降, 通調水道	通調水道失調 肺津不布 聚成痰飮	咳嗽, 咯痰清稀
肺主肅降	肅降失調	氣喘
苔薄白	白苔主氣虛 浮脈主表 緊脈主寒	薄白苔 浮緊脈

風寒犯肺

b. 風熱犯肺

外感風熱之邪가 肺主宣發 肅降 기능에 영향을 주므로 鼻塞, 黃稠涕, 咽痛, 咯痰稠黃 등의 증상을 일으킨다.

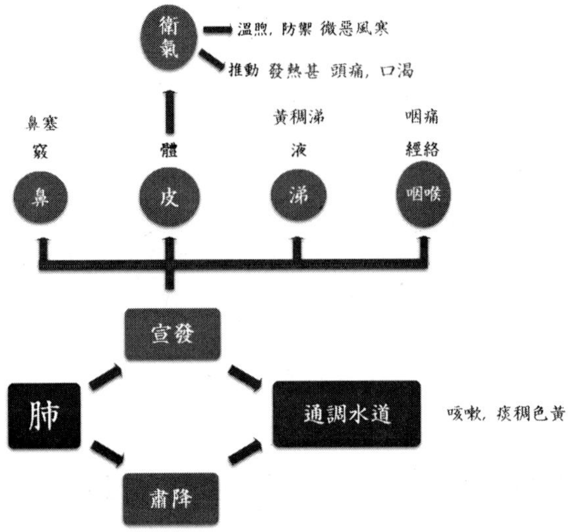

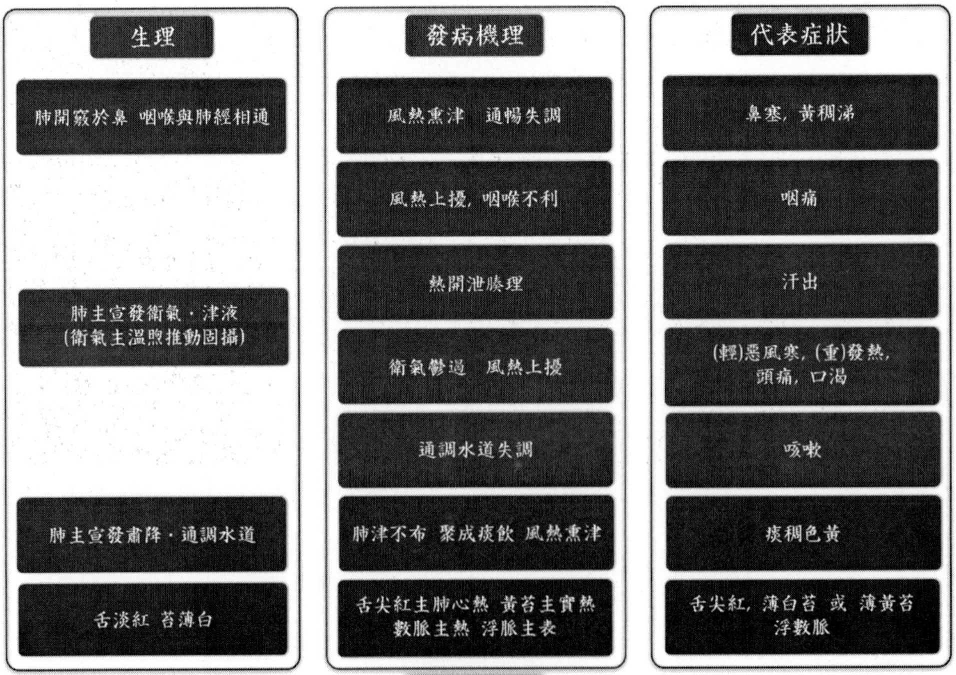
生理
肺開竅於鼻 咽喉與肺經相通
肺主宣發衛氣·津液
(衛氣主溫煦推動固攝)
肺主宣發肅降·通調水道
舌淡紅 苔薄白
發病機理
風熱熏津 通暢失調
風熱上擾, 咽喉不利
熱開泄腠理
衛氣鬱遏 風熱上擾
通調水道失調
肺津不布 聚成痰飮 風熱熏津
舌尖紅主肺心熱 黃苔主實熱
數脈主熱 浮脈主表
代表症狀
鼻塞, 黃稠涕
咽痛
汗出
(輕)惡風寒, (重)發熱,
頭痛, 口渴
咳嗽
痰稠色黃
舌尖紅, 薄白苔 或 薄黃苔
浮數脈

風熱犯肺

c. 燥邪犯肺

肺는 淸虛之體이므로 淸潤을 좋아하되 燥熱을 싫어한다. 燥邪犯肺하면 宣發 肅降 기능이 영향을 받아 鼻燥, 皮膚皸裂, 咽喉乾燥, 乾咳無痰 혹은 少痰 諸症의 증상을 일으킨다.

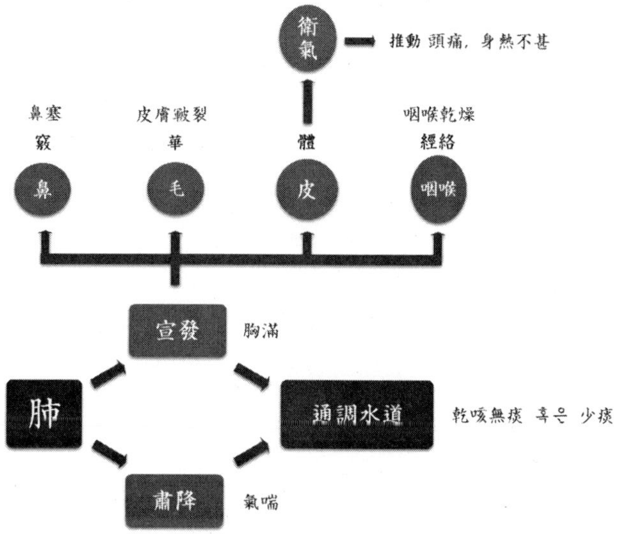

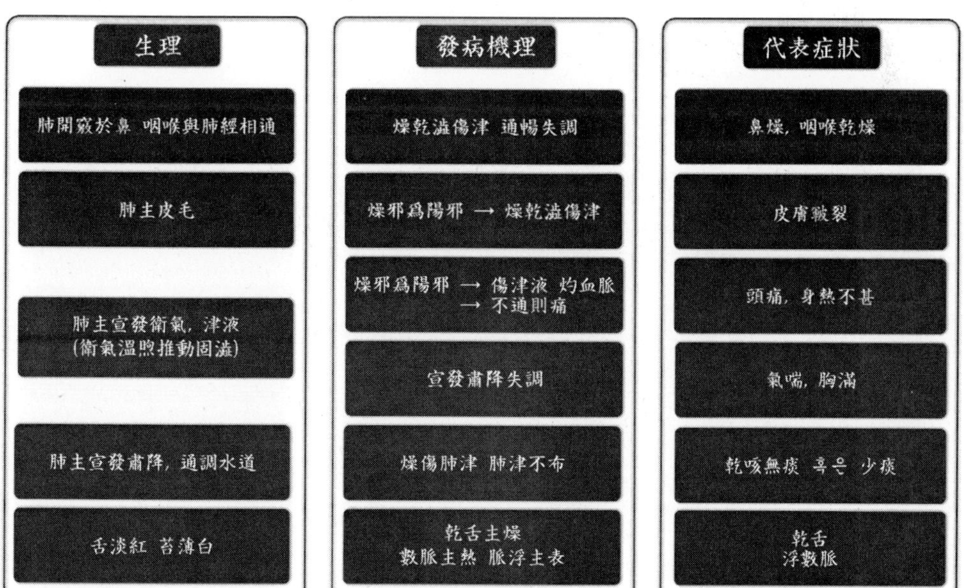

生理
肺開竅於鼻 咽喉與肺經相通
肺主皮毛
肺主宣發衛氣, 津液
(衛氣溫煦推動固澁)
肺主宣發肅降, 通調水道
舌淡紅 苔薄白
發病機理
燥乾澁傷津 通暢失調
燥邪爲陽邪 → 燥乾澁傷津
燥邪爲陽邪 → 傷津液 灼血脈
→ 不通則痛
宣發肅降失調
燥傷肺津 肺津不布
乾舌主燥
數脈主熱 脈浮主表
代表症狀
鼻燥, 咽喉乾燥
皮膚皸裂
頭痛, 身熱不甚
氣喘, 胸滿
乾咳無痰 혹은 少痰
乾舌
浮數脈

燥邪犯肺

d. 肺熱熾盛

火熱之邪는 燔灼의 特性이 있으므로 鼻翼扇動, 咽乾紅腫疼痛, 咳嗽, 胸痛, 大便乾結 증상을 일으킨다.

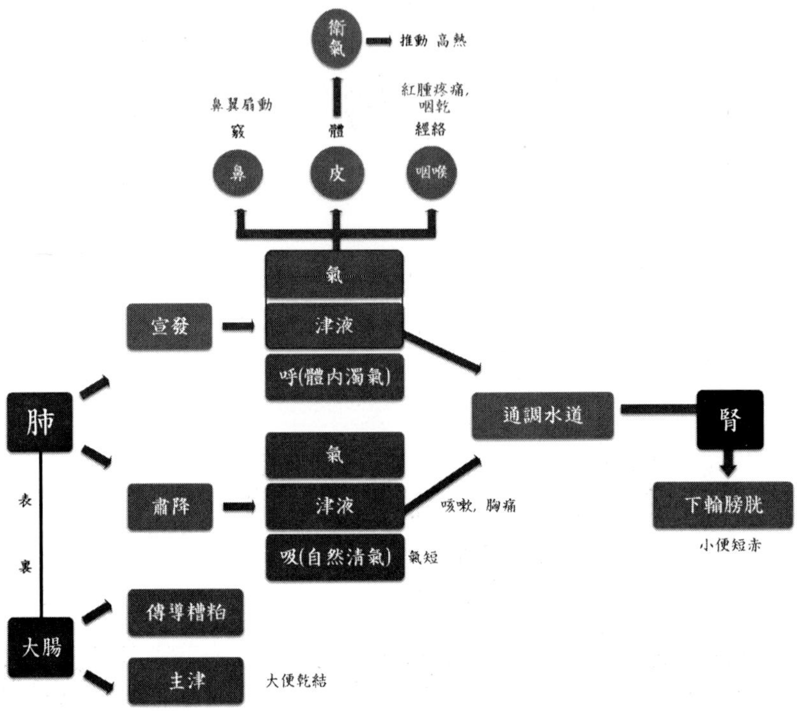

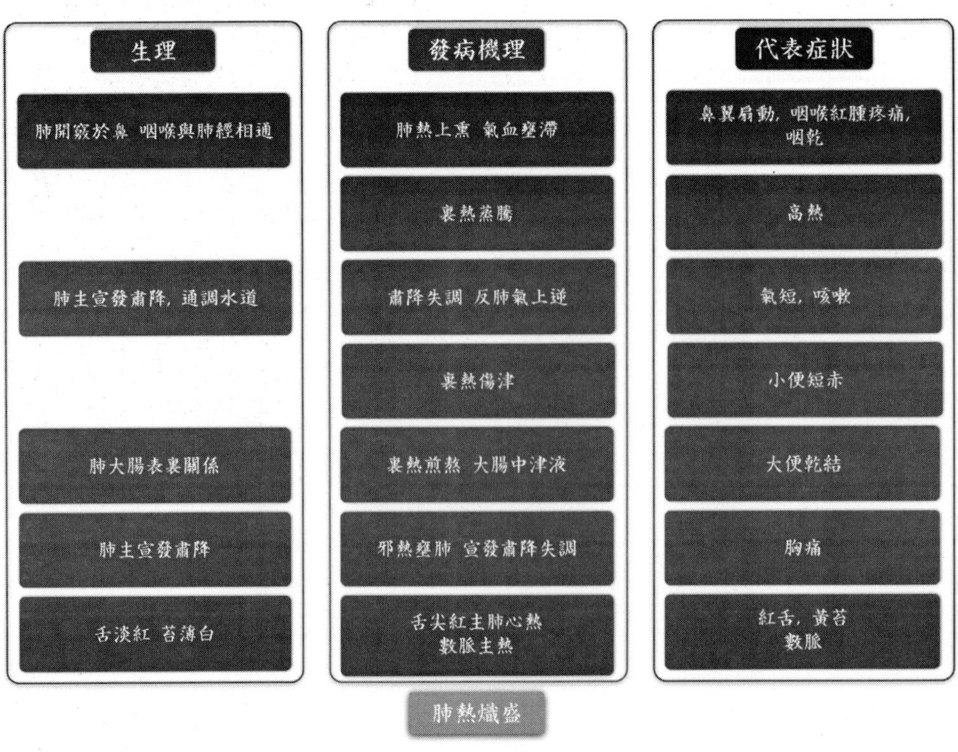
生理
肺開竅於鼻 咽喉與肺經相通
肺主宣發肅降, 通調水道
肺大腸表裏關係
肺主宣發肅降
舌淡紅 苔薄白
發病機理
肺熱上熏 氣血壅滯
裏熱蒸騰
肅降失調 反肺氣上逆
裏熱傷津
裏熱煎熬 大腸中津液
邪熱壅肺 宣發肅降失調
舌尖紅主肺心熱
數脈主熱
代表症狀
鼻翼扇動, 咽喉紅腫疼痛,
咽乾
高熱
氣短, 咳嗽
小便短赤
大便乾結
胸痛
紅舌, 黃苔
數脈
肺熱熾盛

(2) 虛證

a. 肺氣虛

肺主宣發 肅降, 通調水道이다. 肺氣가 虛하면, 宣發 肅降, 通調水道 기능이 失調되어 面色㿠白, 少氣短息(動則甚), 氣喘, 語聽低怯 증상을 일으킨다.

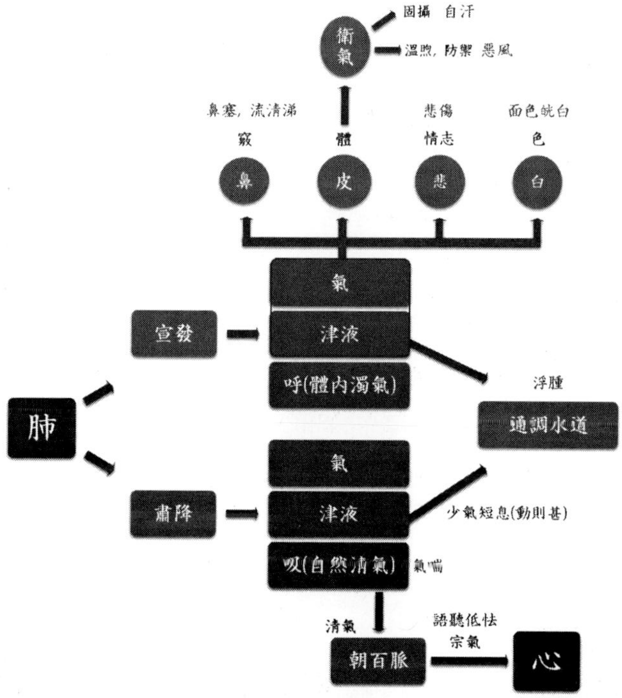

生理	發病機理	代表症狀
肺主宣發衛氣, 津液 (衛氣主固攝防禦)	衛氣虛	自汗, 惡風
肺開竅於鼻	通暢失調	鼻塞, 流清涕
肺主宣發衛氣, 津液 肺主白色	宣發失調, 五色(白) 顯露	神疲體倦, 面色㿠白
肺主一身之氣(朝百脈) 肺主聲	宗氣生成不足	語聲低怯
肺主宣發肅降, 通調水道	水液代謝失調	浮腫
肺主肅降 吸自然清氣	肅降失調 + 氣虛	氣喘, 少氣短息(動則甚)
悲爲肺之情志	滋養失調	悲傷
舌淡紅 苔薄白	淡舌白苔主氣虛 虛脈主虛	淡舌白苔 虛脈

肺氣 虛

b. 肺陰虛

陰主滋潤이다. 陰虛하면 虛熱內生으로 인해 肺陰虛하여, 宣發 肅降, 通調水道 기능이 失調되며, 또한 虛熱內生 증상을 일으킬 수 있다.

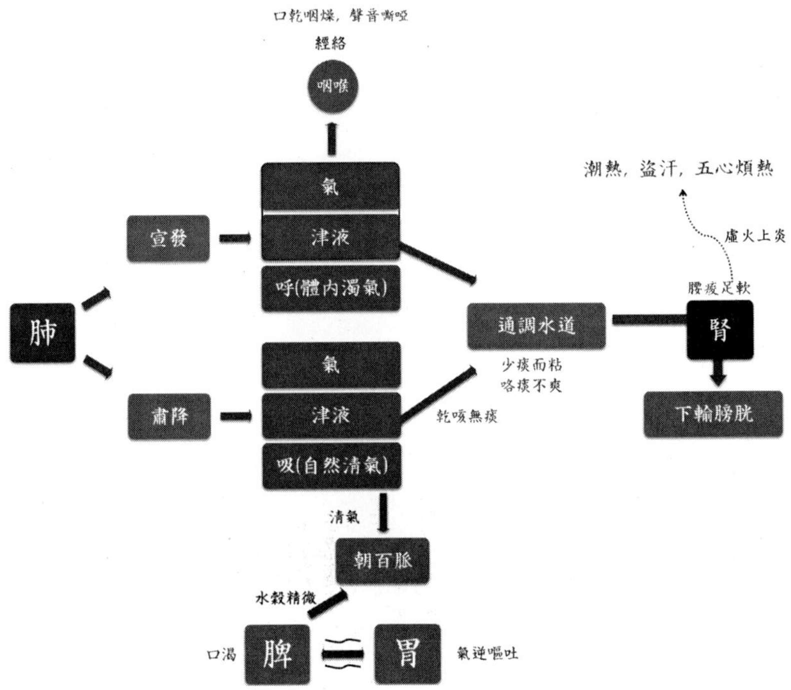

生理	發病機理	代表症狀
肺主宣發肅降 肺爲貯痰之器	肺失宣肅 虛火上炎 → 虛火煎津 生痰	乾咳無痰 혹은 痰少而粘 咯痰不爽
咽喉爲肺經絡	虛火上炎 虛火煎津 → 失滋養	口乾咽燥, 聲音嘶啞
陰陽互根互用	陰虛虛熱內生 虛火上炎	手足心熱, 午後潮熱, 顴紅, 盜汗
胃主降濁	胃降濁失調 反上逆	氣逆, 嘔吐
脾胃 母子關係	肺陰虛→消耗脾胃陰(子病累母) → 津液不足 滋養失調	口渴
腰者腎之府	肺陰虛 → 消耗腎陰(母病及子) → 腎失滋養	腰痠足軟
舌淡紅 苔薄白	紅舌少苔主陰虛 數脈主熱 虛脈主虛證	紅舌, 少苔 虛數脈

肺陰虛

c. 燥邪內生

水津不足, 燥邪內生이 발생한다. 肺系統失滋潤으로 인한 鼻燥, 口乾咽燥乾咳無痰 혹은 痰少而粘, 胸滿, 大便秘結 증상이 일어난다.

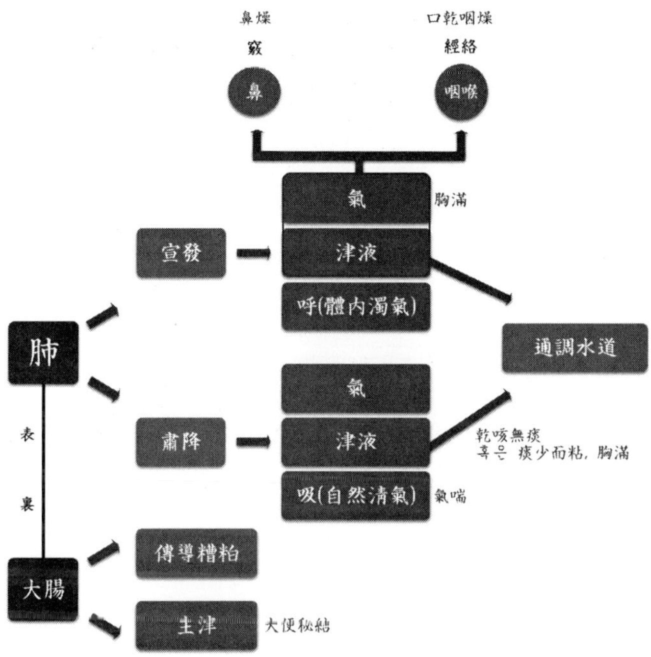

生理	發病機理	代表症狀
肺開竅於鼻 咽喉與肺經相通	燥乾澁傷津 通暢失調	鼻燥, 咽喉乾燥
肺主皮毛	燥乾澁傷津	毛髮乾枯, 皮膚皸裂, 煩燥
肺主宣發肅降	宣發肅降失調	氣喘, 胸滿
	燥傷肺津 肺津不布 凝聚成痰	乾咳無痰 혹은 痰少而粘
肺大腸表裏關係	燥邪傷大腸中津液	大便秘結
舌淡紅 苔薄白	乾舌主燥 細脈主裏虛 數脈主熱	乾舌 細數脈

燥邪內生

3) 脾(系統)의 병기

대체적으로 實證과 虛證으로 나눌 수 있다. 實證은 寒濕困脾, 濕熱蘊脾, 食滯胃脘을 포함하고, 虛證은 脾氣虛, 脾氣下陷, 脾不統血, 脾(腎)陽虛를 포함한다.

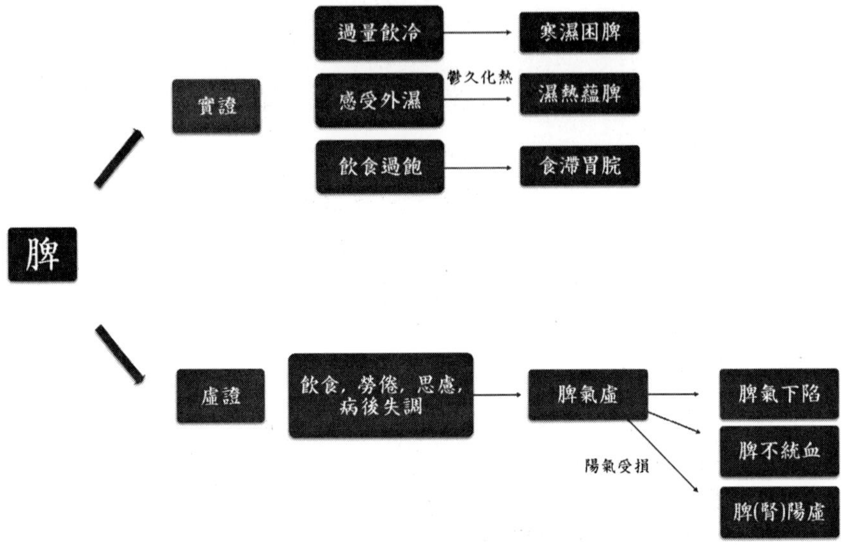

(1) 實證

a. 寒濕困脾

寒濕으로 인해 脾胃의 納腐, 運化기능에 영향을 주므로 食少, 納呆, 痞悶, 濕滿, 腫, 白帶下, 便溏, 頭重如裹 증상을 일으킨다.

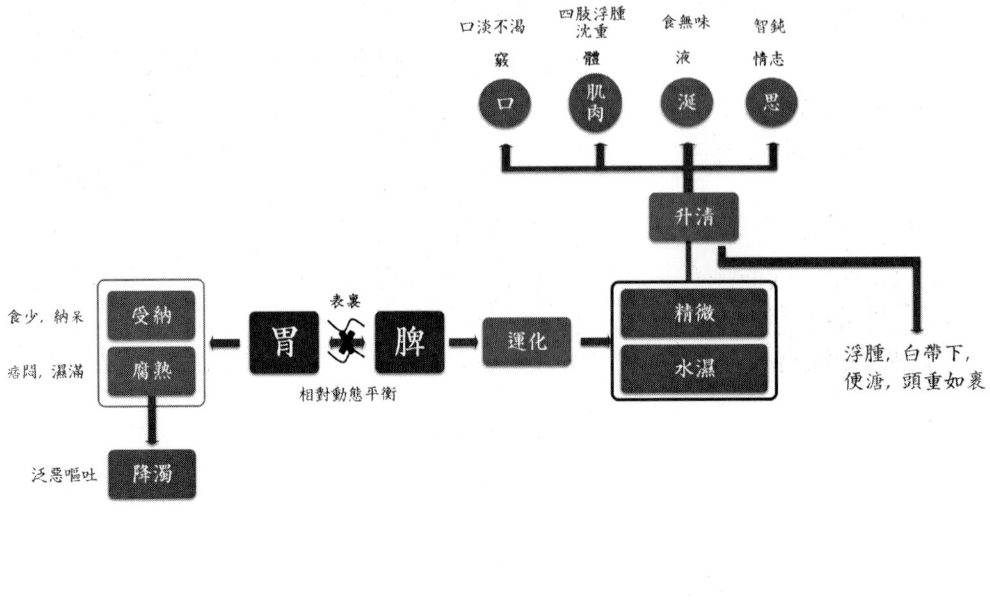

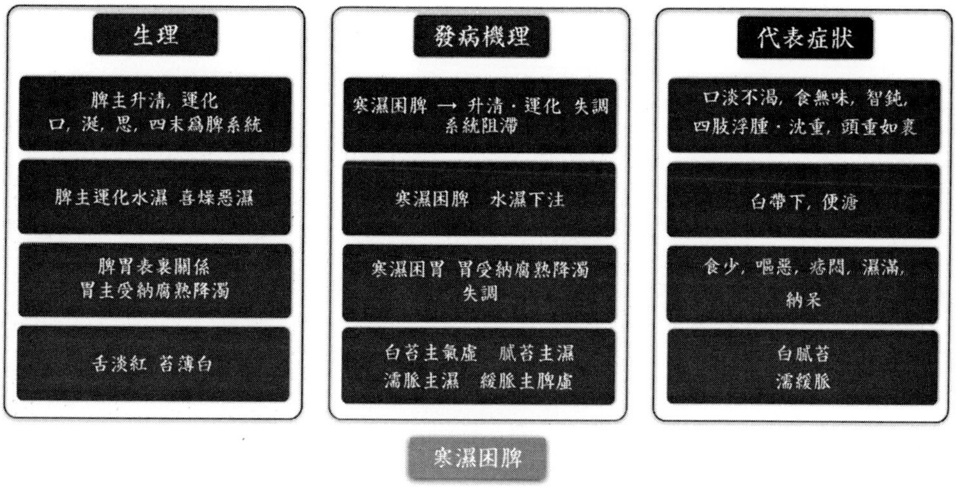

b. 濕熱蘊脾

濕熱로 인해 脾胃의 納腐, 運化기능에 영향을 주므로 浮腫, 頭身如裹, 帶下(黃色), 便溏不爽, 濕疹 증상을 일으킨다.

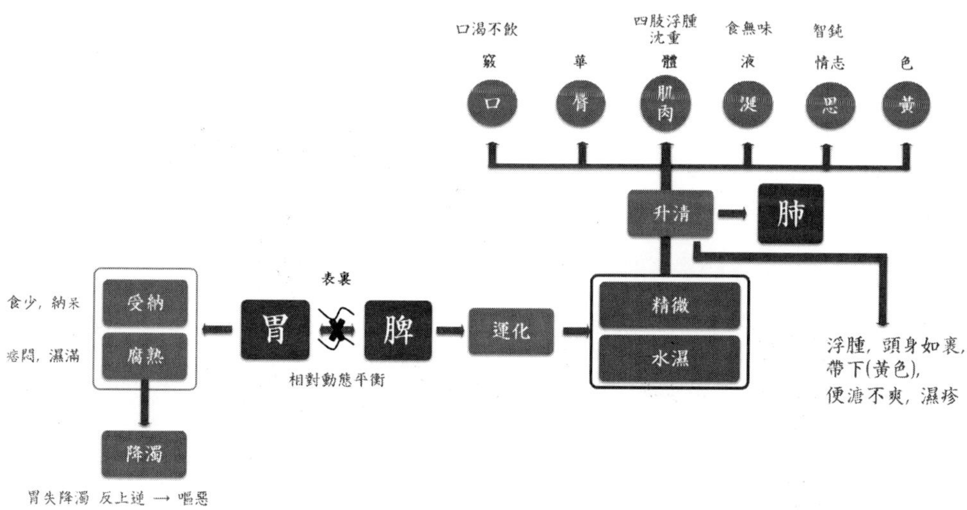

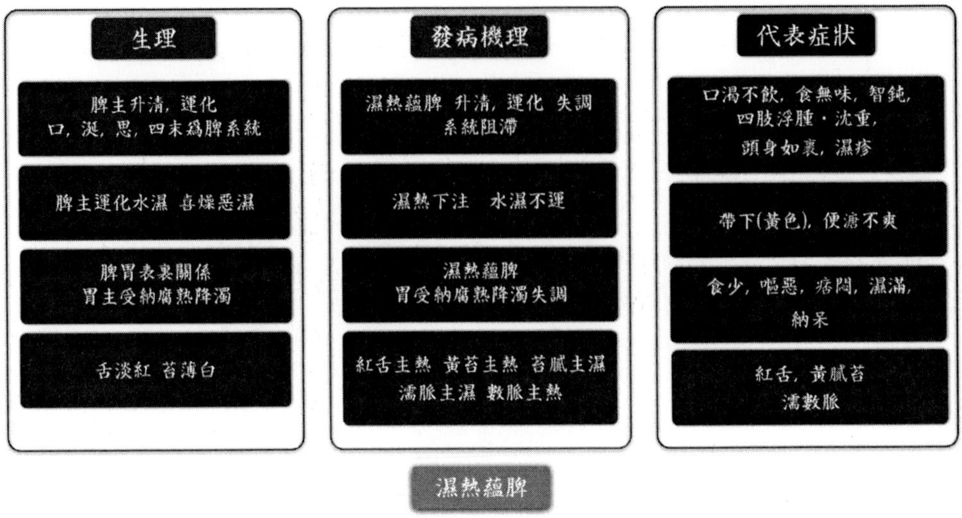

c. 食滯胃脘

食滯胃脘으로 인해 脾胃의 納腐降濁, 運化기능에 영향을 주므로 胃脘脹悶, 甚則疼痛, 嘔吐酸腐食物, 吐後脹痛得減, 噯氣呑酸, 便溏(瀉下物酸腐臭穢) 증상을 일으킨다.

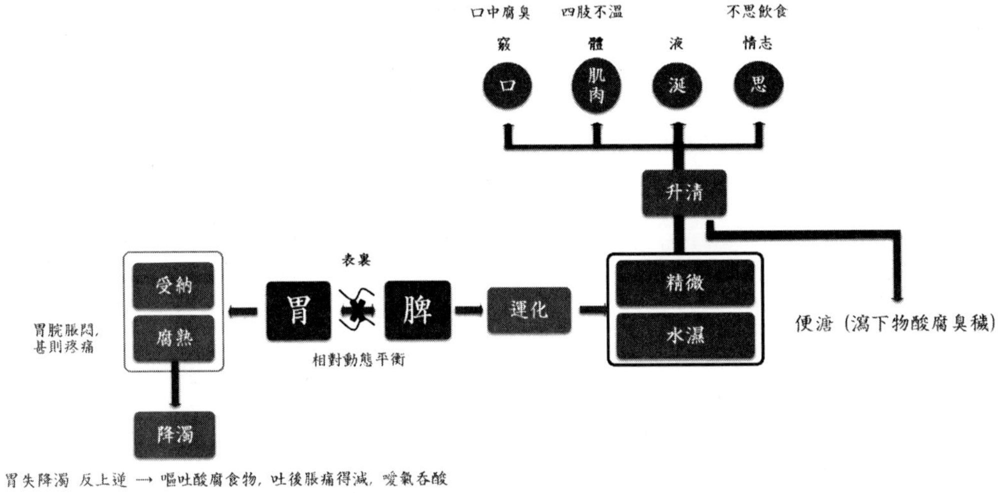

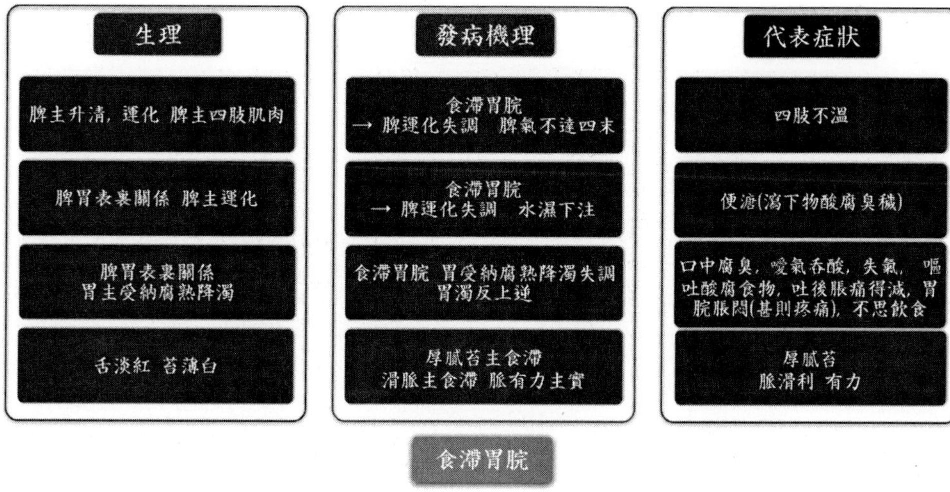

(2) 虛證

a. 脾氣虛

脾主運化水穀精微이다. 脾氣虛, 運化기능이 저하되므로 精微物質不足, 水濕內停, 나아가 胃의 納腐降濁 기능에 영향을 주어 倦怠乏力, 浮腫, 便溏, 食少, 納呆, 痞症, 脹滿, 噯氣, 呃逆, 嘔吐, 便秘 등의 증상을 일으킨다.

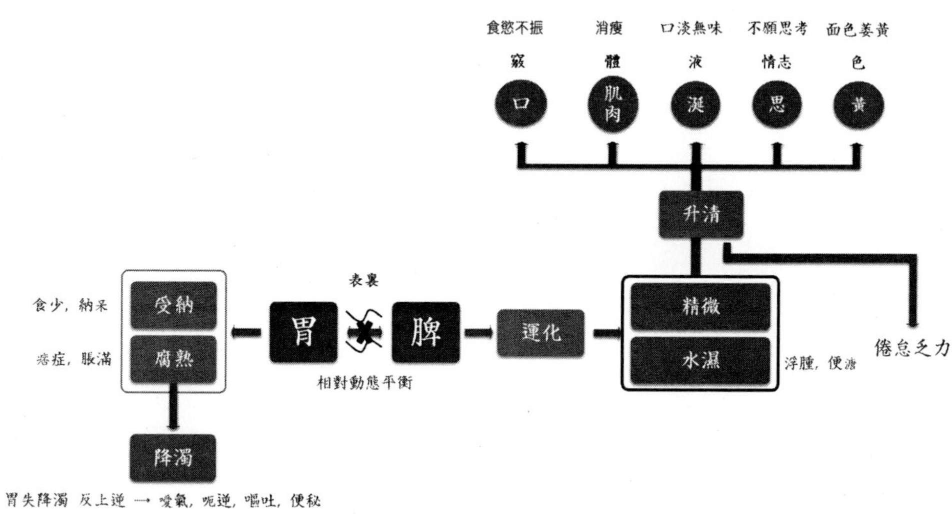

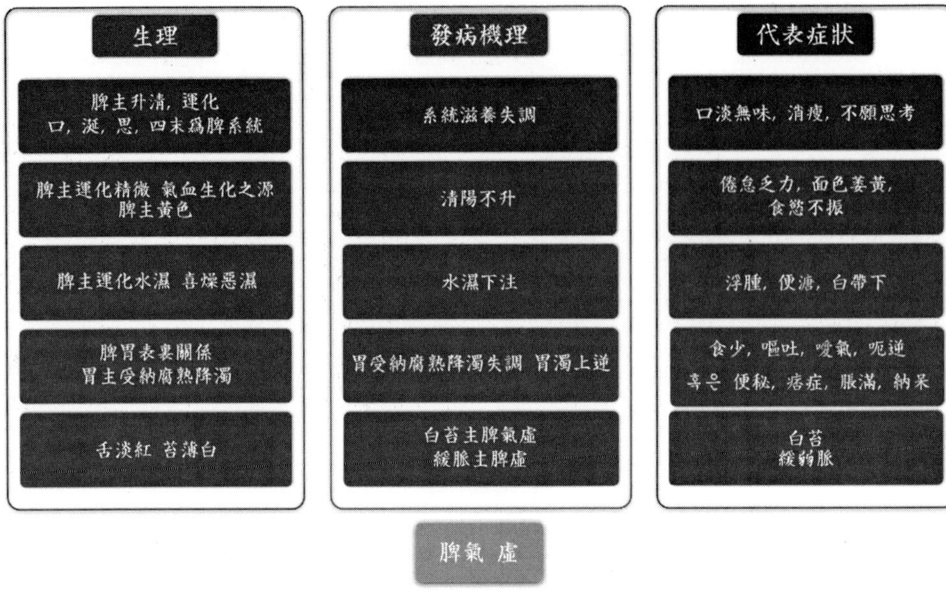

b. 脾氣下陷

脾主運化 主升淸하는 기능이 있어 脾氣虛가 심하면, 失運化뿐만 아니라 升淸기능도 영향을 받아 內臟失固托 되므로 白帶下, 胃下垂, 子宮下垂, 久痢脫肛 증상을 일으킨다.

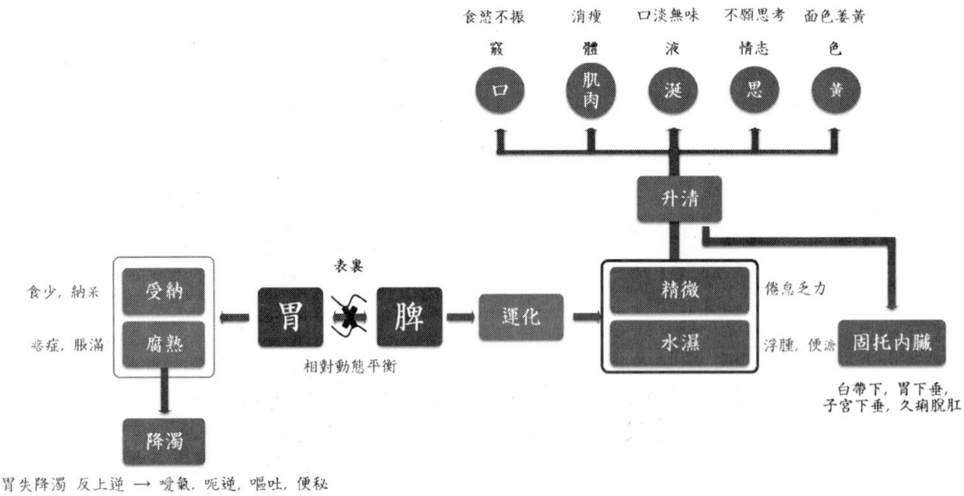

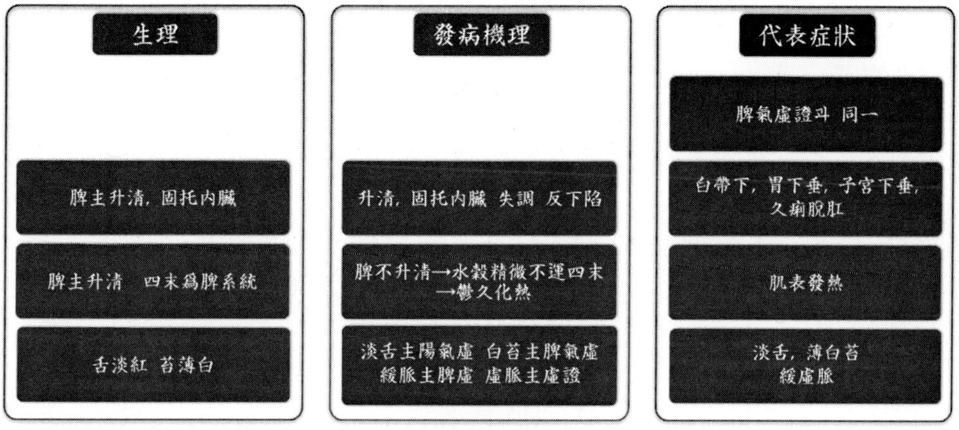

脾氣下陷

c. 脾不統血

脾主運化 主升淸 主統血하는 기능인데 脾氣虛가 심하면, 失運化 升淸뿐만 아니라 主統血 기능도 영향을 받아 인체 외로 出血하는 증상을 일으킨다.

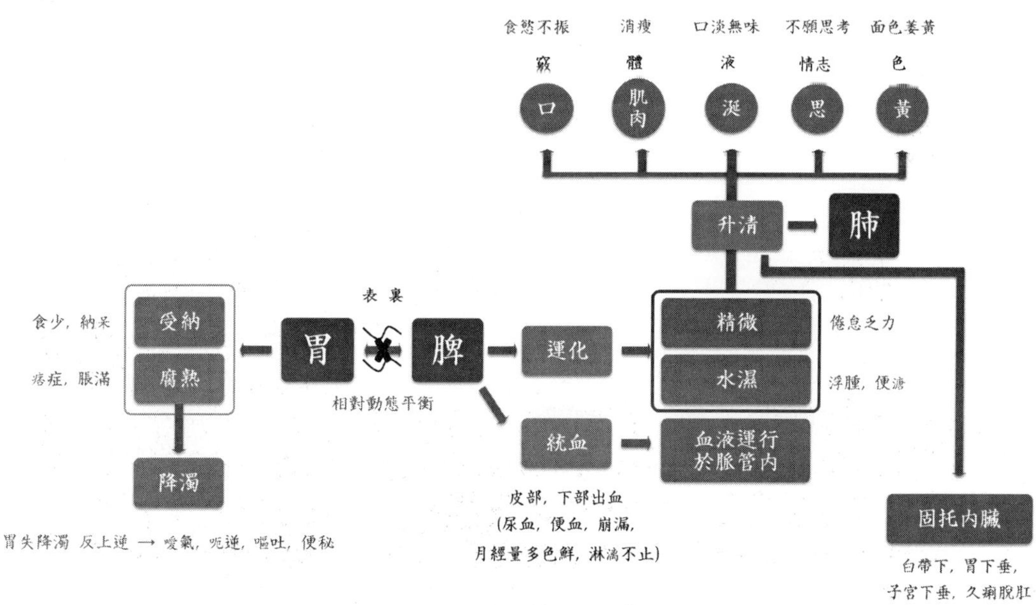

d. 脾(腎)陽虛

陽主溫煦이다. 陽虛하면 虛寒內生하게 된다. 脾陽虛는 脾氣虛보다 심한 상태이다. 즉, 脾氣虛로 인한 증상 외에도 腹痛喜溫喜按, 五更泄瀉, 畏寒肢冷 등의 증상도 나타난다.

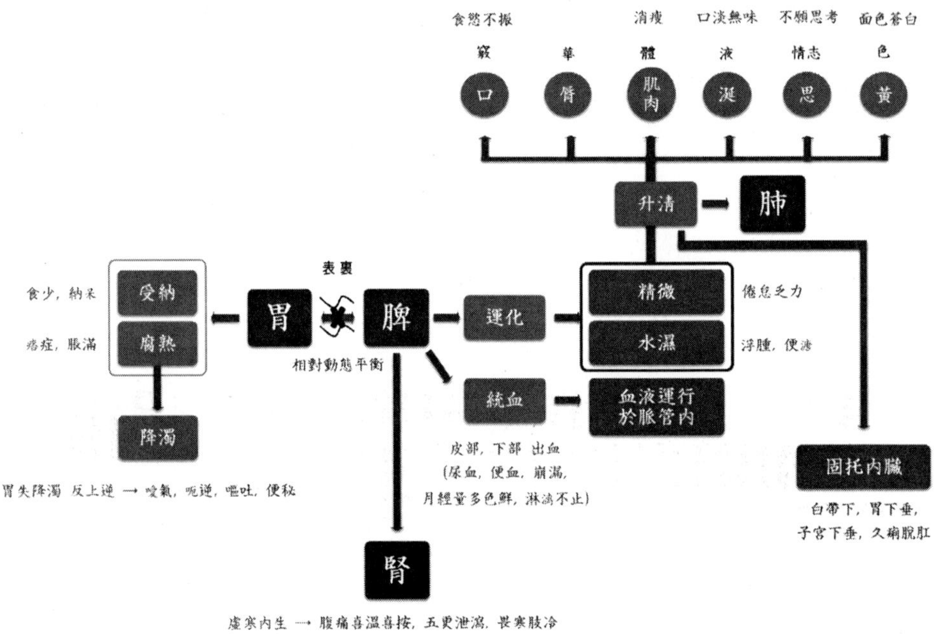

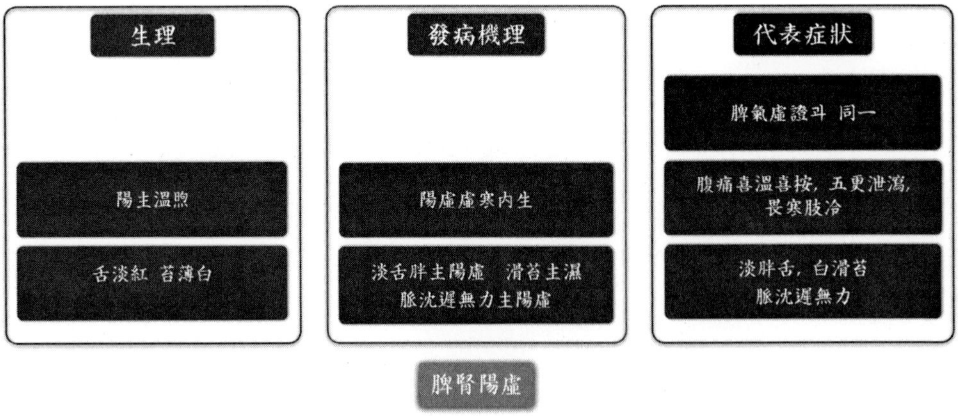

4) 肝(系統)의 病氣

대체적으로 實證과 虛證으로 나눌 수 있다. 實證은 肝氣鬱滯, 肝氣上逆, 肝火上炎, 肝陽上亢(實火), 熱極生風,肝膽濕熱, 寒凝肝脈을 포함하고, 虛證은 肝血虛, 血虛動風, 肝(腎)陰虛, 肝陽上亢(陰虛), 陰虛風動, 肝腎陽虛, 肝陽上亢(陽虛), 肝陽化風을 포함한다.

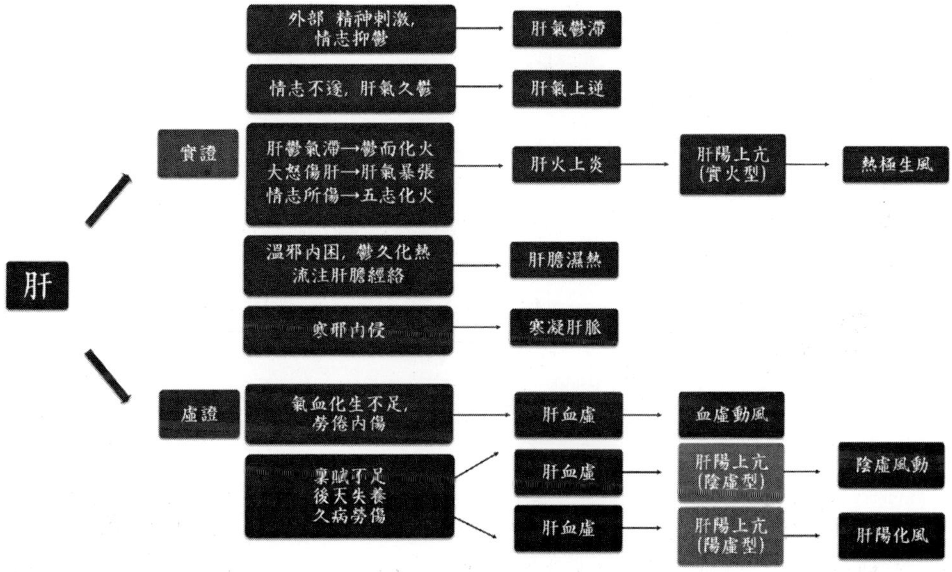

(1) 實證

肝氣鬱滯, 肝氣上逆, 肝火上炎, 肝陽上亢(實火), 熱極生風, 肝膽濕熱, 寒凝肝脈이 포함된다.

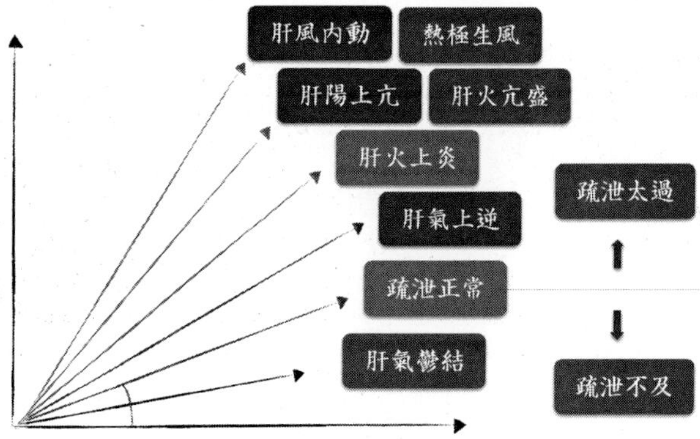

a. 肝氣鬱滯

肝主疏泄, 調暢氣機, 惡抑鬱이다. 肝氣鬱滯하면, 肝의 主疏泄, 調暢氣機기능, 運化기능이 영향을 받아 情志실조, 經絡 순행의 막힘, 脾胃運化失調, 肺失肅降 등의 증상을 일으킨다.

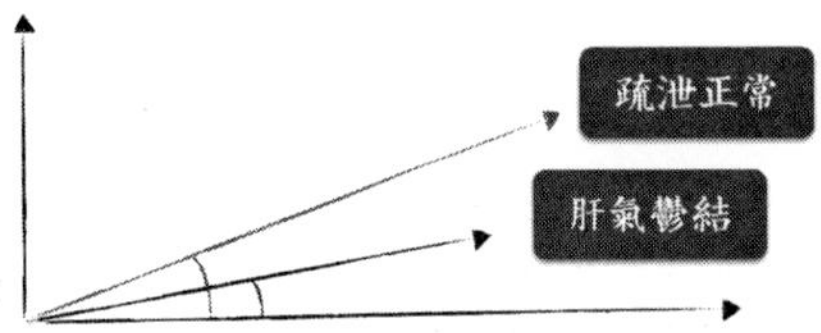

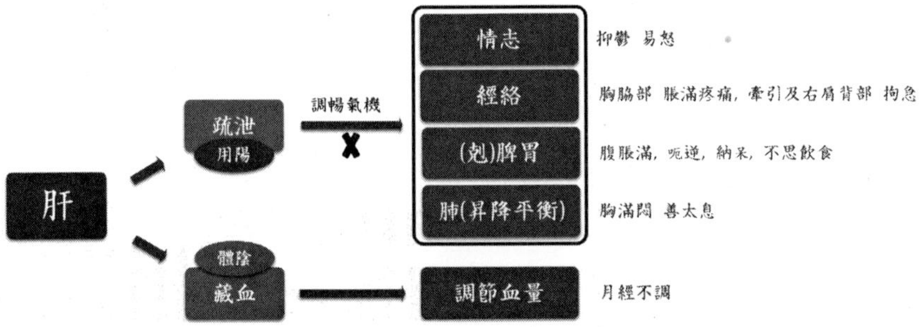

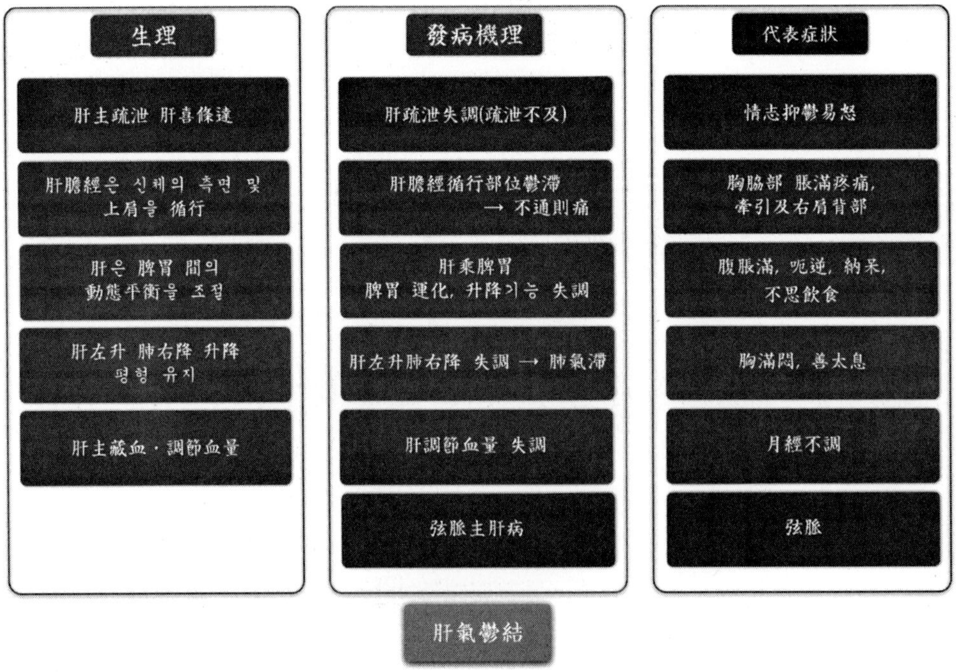

b. 肝氣上逆

肝主疏泄, 調暢氣機이다. 肝은 쉽게 怒하는 특징이 있으므로 肝氣上逆이다. 臨床에서 多怒 抑鬱, 噯氣, 呃逆, 惡心, 嘔吐, 梅核氣, 呼吸促急,月經不調 등의 증상을 일으킨다.

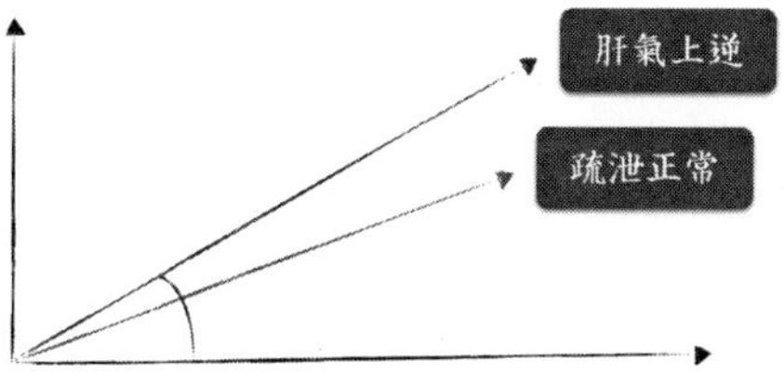

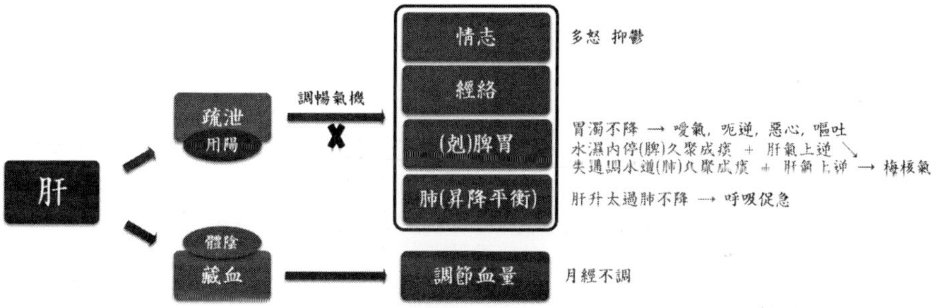

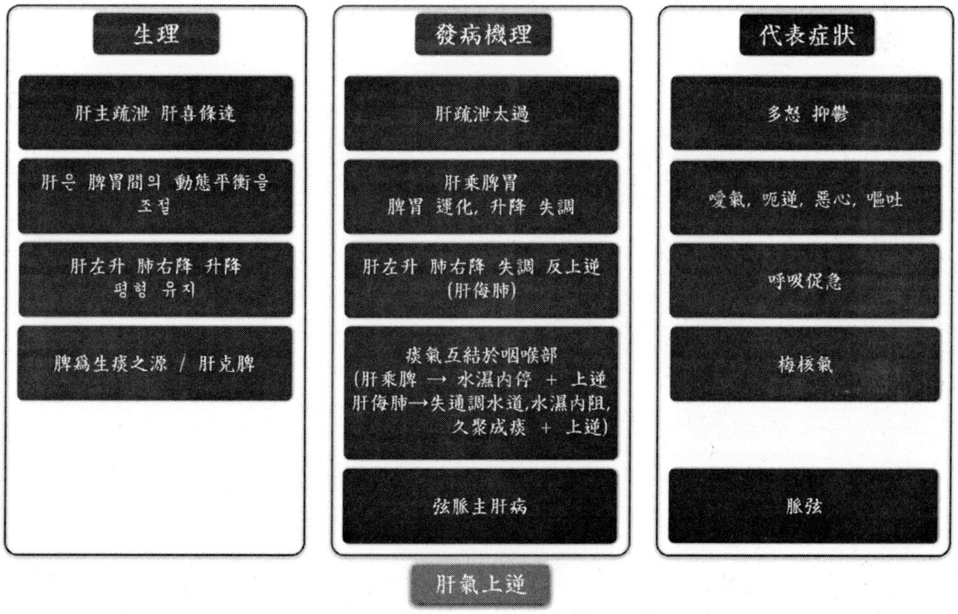

c. 肝火上炎

肝火가 있으면 循經上炎하여 目(華), 耳(膽經)에 영향을 주며, 나아가 肝主疏泄, 調暢氣機의 기능에도 영향을 줄 수 있다.

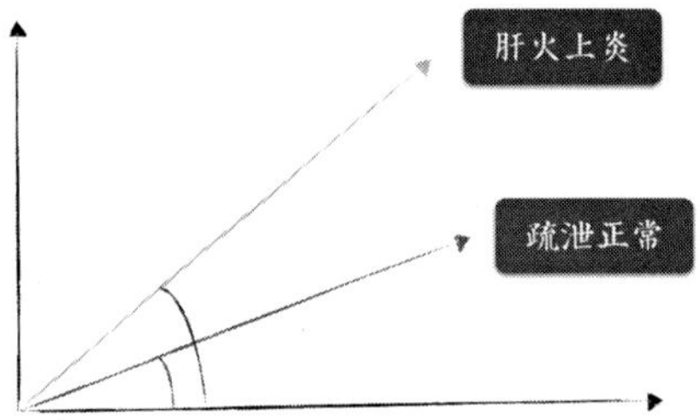

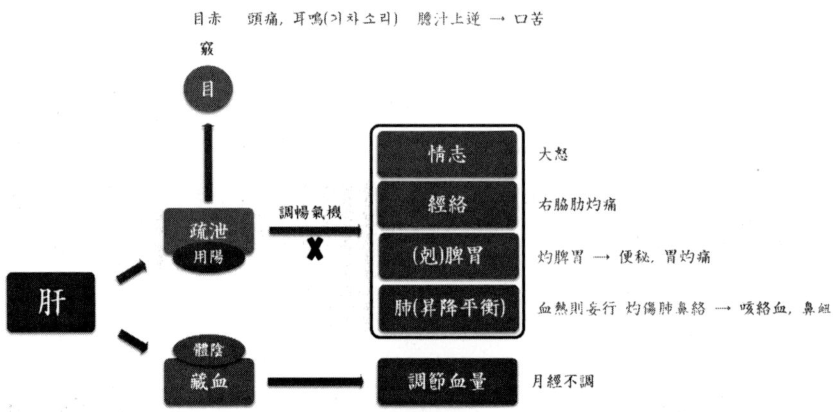

生理	發病機理	代表症狀
肝主疏泄 肝喜條達	肝疏泄失調(疏泄太過)	大怒
肝膽經은 偏頭部 및 耳를 循行 開竅於目	肝火循經上擾諸竅	頭痛, 目赤, 耳鳴(기차소리)
肝膽經은 신체의 측면 및 上肩을 循行	肝火灼經絡, 血脈	右脇肋灼痛
血得溫而行	血得熱則妄行 灼傷肺鼻絡	咳絡血, 鼻衄
木生火 面爲心之華	肝火生心火, 上炎	面紅
肝生成膽汁, 膽主膽汁貯藏排泄, 膽汁流入於腸腔 脾胃消化促進	膽汁上逆	口苦
肝克脾胃	肝灼脾胃絡脈	便秘, 胃灼痛
舌淡紅 苔薄白	紅舌黃苔主熱證 弦脈主肝病 數脈主熱證	紅舌黃苔 弦滑數脈

肝火上炎

d. 肝陽上亢(實火)

肝火上炎이 지나치면 頭痛欲裂, 眩暈, 兩目圓掙, 目赤目痛 등의 증상을 일으킬 수 있으며 이에 肝陽上亢(肝火旺型)이라고도 한다.

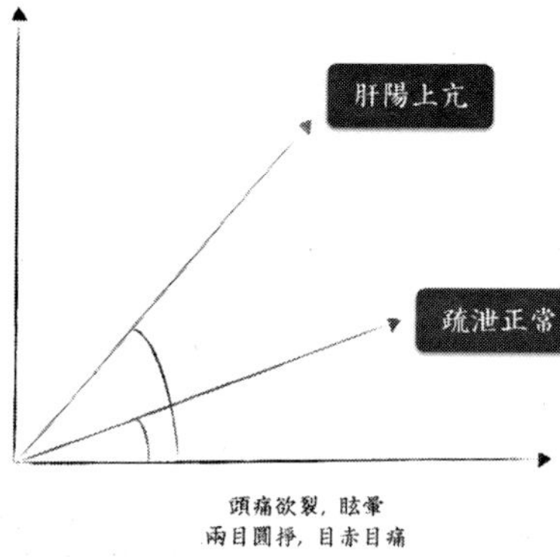

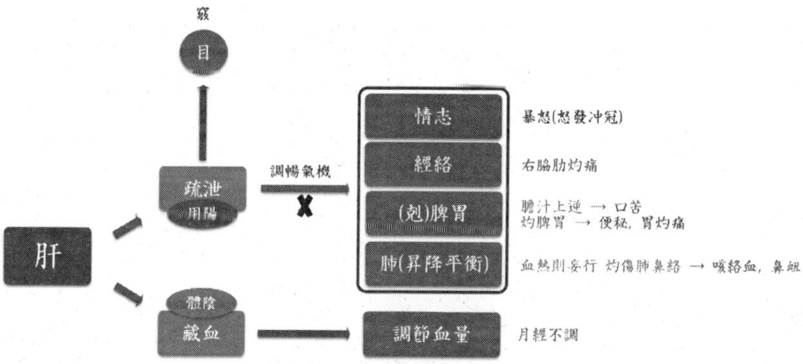

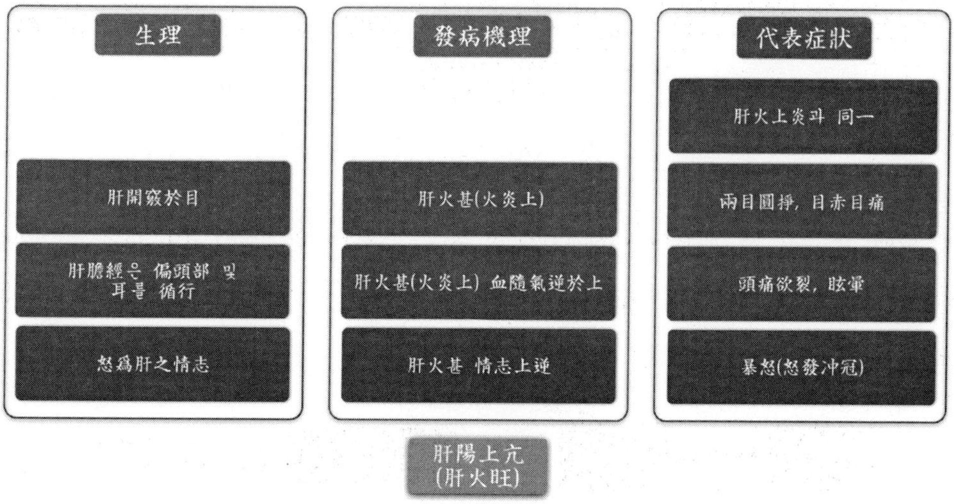

e. 熱極生風(肝風內動)

內生五邪 단원 참고

f. 肝膽濕熱

濕熱之邪가 肝膽經을 侵襲하면 경락을 따라 상부는 目面, 외부는 鼻部, 측면은 脇部, 아래는 陰器까지 영향을 주어 증상을 일으킨다.

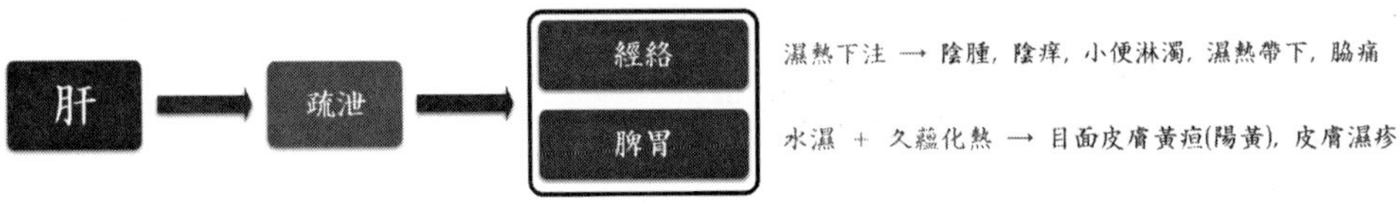

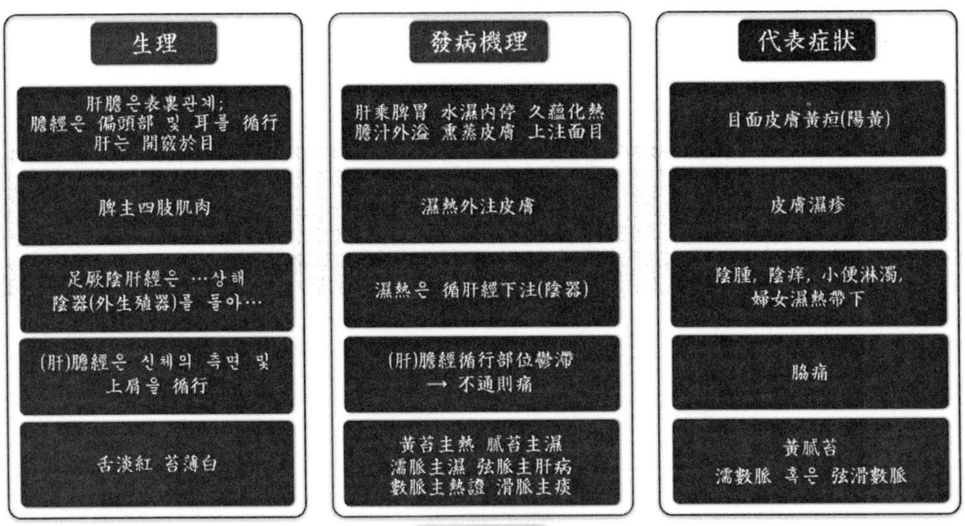
生理
肝膽은 表裏관계;
膽經은 偏頭部 및 耳를 循行
肝는 開竅於目
脾主四肢肌肉
足厥陰肝經은 …상해
陰器(外生殖器)를 돌아…
(肝)膽經은 신체의 측면 및
上肩을 循行
舌淡紅 苔薄白
發病機理
肝乘脾胃 水濕內停 久蘊化熱
膽汁外溢 熏蒸皮膚 上注面目
濕熱外注皮膚
濕熱은 循肝經下注(陰器)
(肝)膽經循行部位鬱滯
→ 不通則痛
黃苔主熱 膩苔主濕
濡脈主濕 弦脈主肝病
數脈主熱證 滑脈主痰
代表症狀
目面皮膚黃疸(陽黃)
皮膚濕疹
陰腫, 陰痒, 小便淋濁,
婦女濕熱帶下
脇痛
黃膩苔
濡數脈 혹은 弦滑數脈

肝膽濕熱

g. 寒凝肝脈

寒邪의 특징은 凝滯이다. 足厥陰肝經은 陰器(外生殖器)를 돌아 循行한다. 寒凝肝脈이니, 곧 寒邪가 肝經의 循行部位(陰器)를 凝滯하므로 少腹墜脹牽引陰部作痛, 疝氣, 睾丸偏墜 등의 증상을 일으킨다.

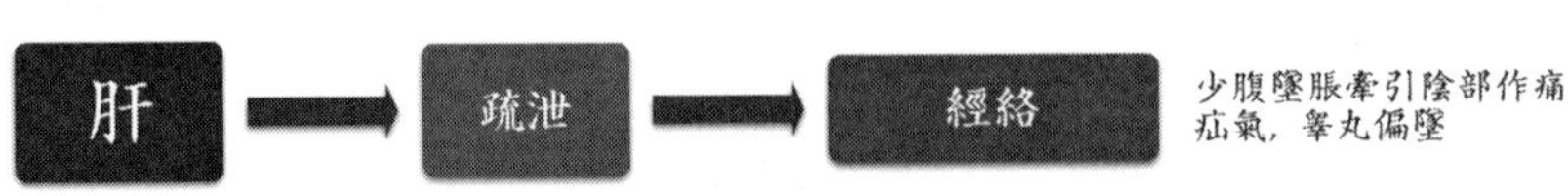
肝
疏泄
經絡
少腹墜脹牽引陰部作痛,
疝氣, 睾丸偏墜

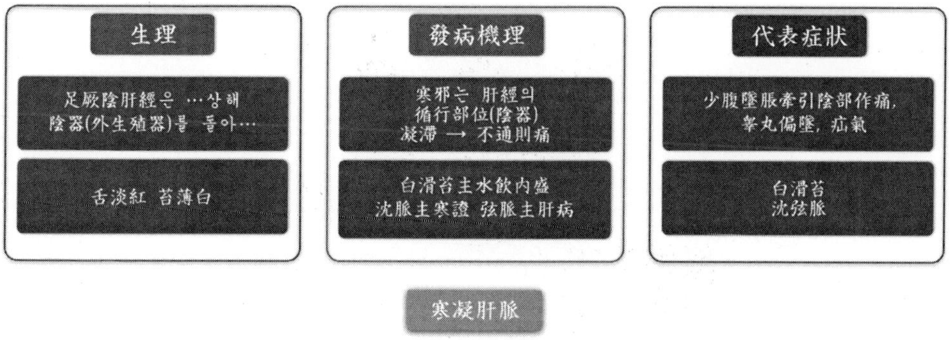
生理
足厥陰肝經은 …상해
陰器(外生殖器)를 돌아…
舌淡紅 苔薄白
發病機理
寒邪는 肝經의
循行部位(陰器)
凝滯 → 不通則痛
白滑苔主水飮內盛
沈脈主寒證 弦脈主肝病
代表症狀
少腹墜脹牽引陰部作痛,
睾丸偏墜, 疝氣
白滑苔
沈弦脈
寒凝肝脈

(2) 虛證

肝主藏血 主疏泄이다. 脾氣虛失運化, 氣血化生不足으로, 혹은 腎陰虛, 肝失滋養(水不涵木)으로 인해 肝血虛를 일으킬 수 있다. 그러므로 肝失滋養하여 兩目昏花, 肢體麻木, 肝鬱內生하므로 情志不舒,月經失調 등의 증상을 일으킨다.

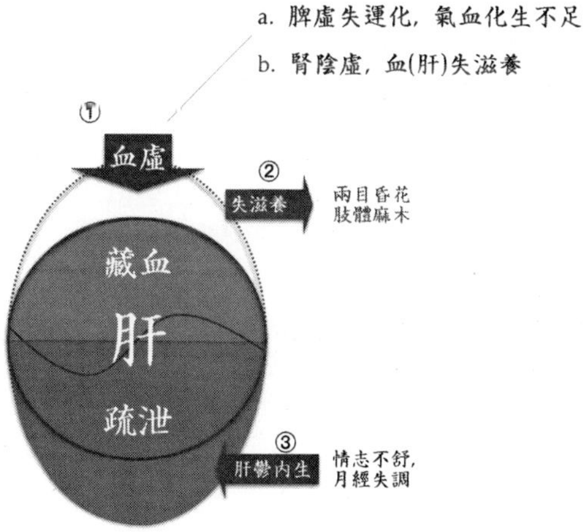

a. 肝血虛

肝主藏血 主疏泄이다. 肝血虛하면, 肝失滋養하므로 兩目昏花, 肢體麻木, 肝鬱內生하므로 情志不舒, 月經失調 등의 증상을 일으킨다.

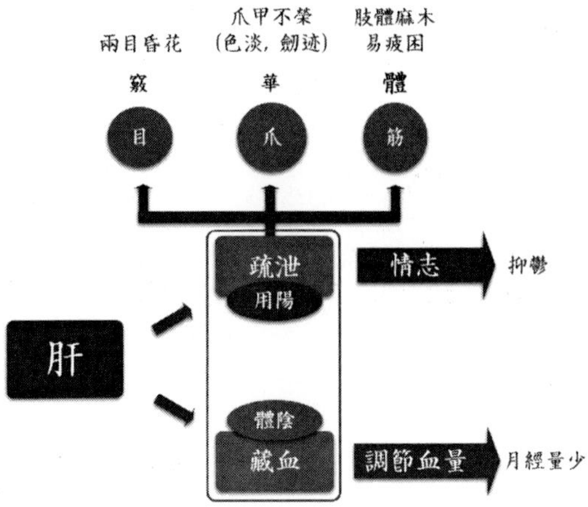

生理	發病機理	代表症狀
肝開竅於目	血滋養失調	兩目昏花
爪甲爲肝之華	血滋養失調	爪甲不榮(色淡, 劒迹)
筋爲肝之體	血滋養失調	肢體麻木, 易疲困
肝藏血 · 調節血量	調節血量 失調	月經量少
肝主疏泄 肝喜條達	肝血虛 → 疏泄失調	抑鬱
舌淡紅 苔薄白	淡舌主血虛 弦脈主肝病 細脈主血虛	淡舌 弦細脈

肝血虛

b. 肝(腎)陰虛

陰主滋養이다. 陰虛하면 虛熱內生한다. 그러므로 肝(腎)陰虛하면, 肝(腎)失滋養, 虛熱內生 등의 증상을 일으킨다.

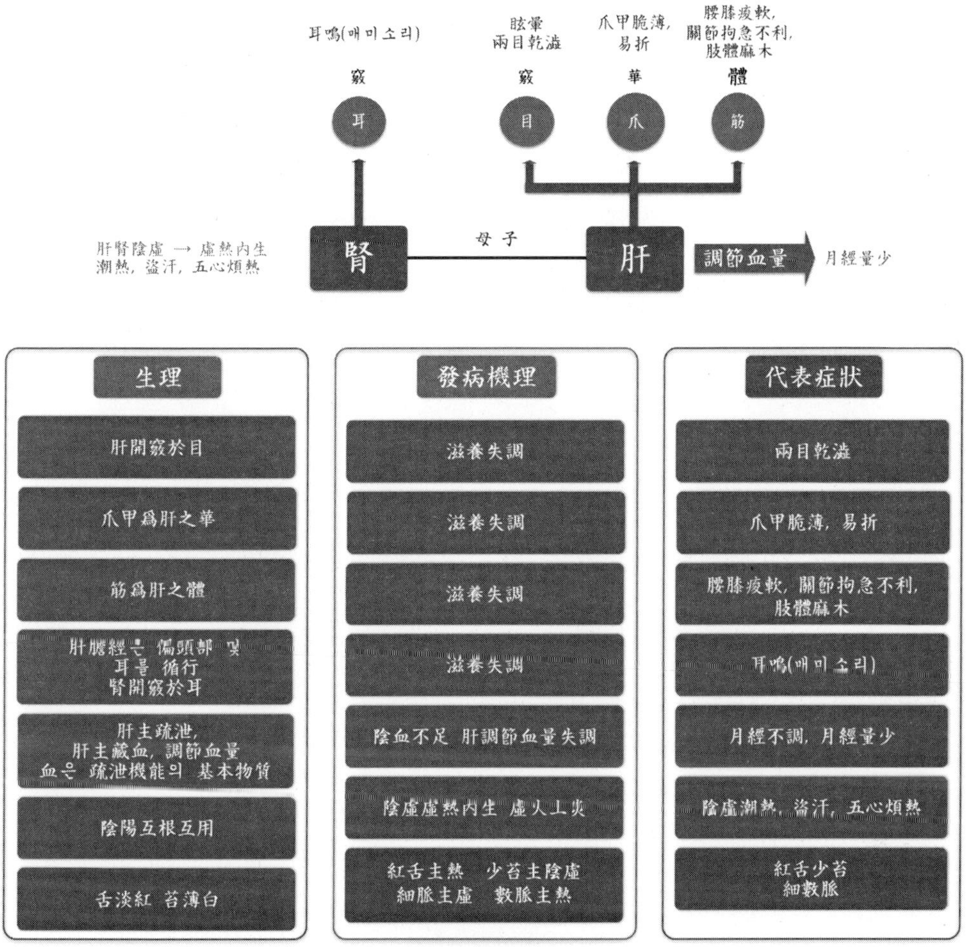

肝(腎)陰虛

* 肝陽上亢[肝腎陰虛가 심할 때]

肝(腎)陰虛가 지나치면 眩暈, 頭目脹痛, 筋骨萎弱 증상까지 일으킬 수 있는데, 이를 肝陽上亢(陰虛型)이라고 한다.

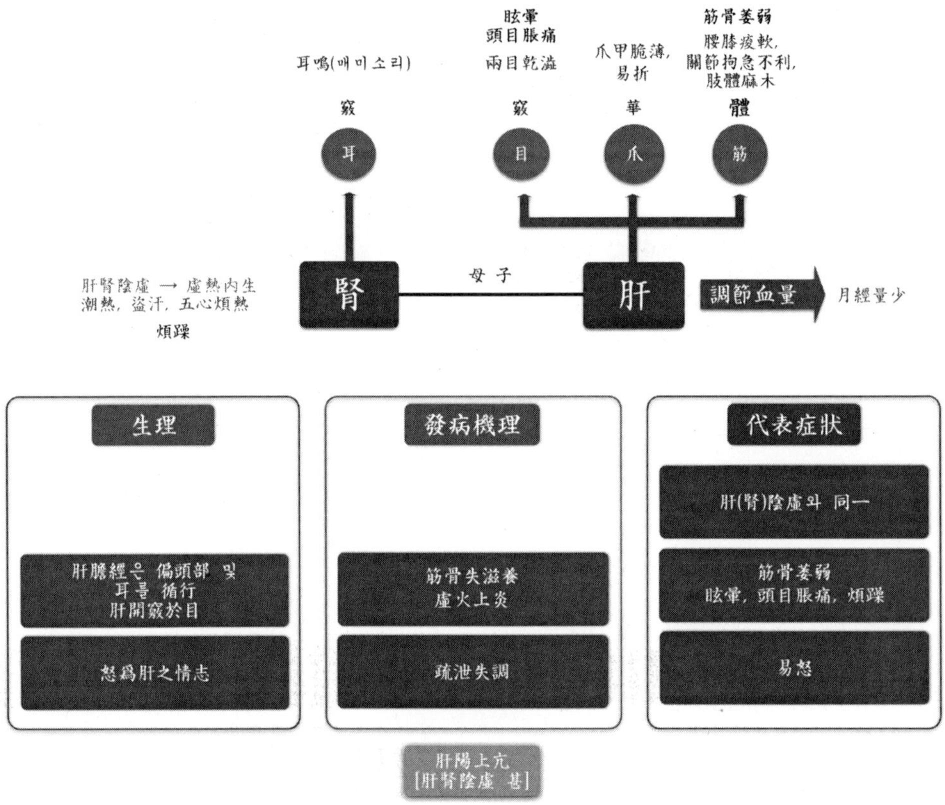

* 陰虛風動[肝腎陰虛가 심할 때]

內生五邪 단원 참고

c. 肝腎陽虛

陽主溫煦이다. 陽虛하면 虛寒內生한다. 肝腎陽虛하면 寒邪는 肝經의 循行部位(陰器)凝滯로 인한 증상을 일으킨다.

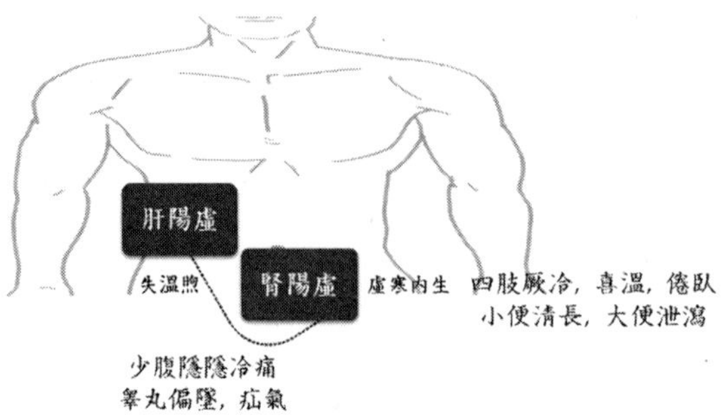

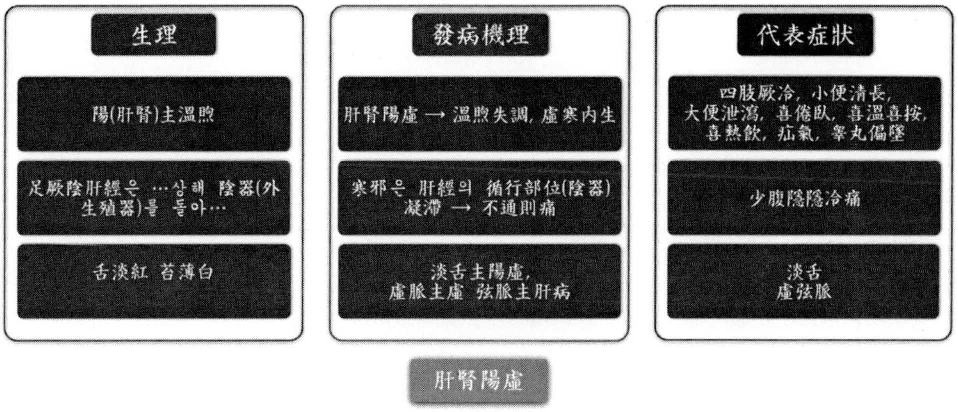

生理
陽(肝腎)主溫煦
足厥陰肝經은 …상해 陰器(外生殖器)를 돌아…
舌淡紅 苔薄白
發病機理
肝腎陽虛 → 溫煦失調, 虛寒內生
寒邪은 肝經의 循行部位(陰器) 凝滯 → 不通則痛
淡舌主陽虛, 虛脈主虛 弦脈主肝病
代表症狀
四肢厥冷, 小便清長, 大便泄瀉, 喜倦臥, 喜溫喜按, 喜熱飮, 疝氣, 睾丸偏墜
少腹隱隱冷痛
淡舌
虛弦脈
肝腎陽虛

* 肝陽上亢[肝腎陽虛가 심할 때]

肝(腎) 陽虛가 지나치면 頭暈, 頭痛, 目眩, 面如醉狀 증상까지 일으킬 수 있으며, 이를 肝陽上亢(陽虛型)이라고도 한다.

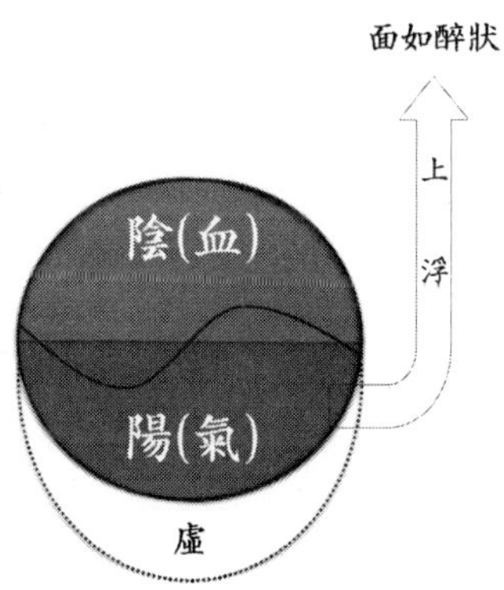

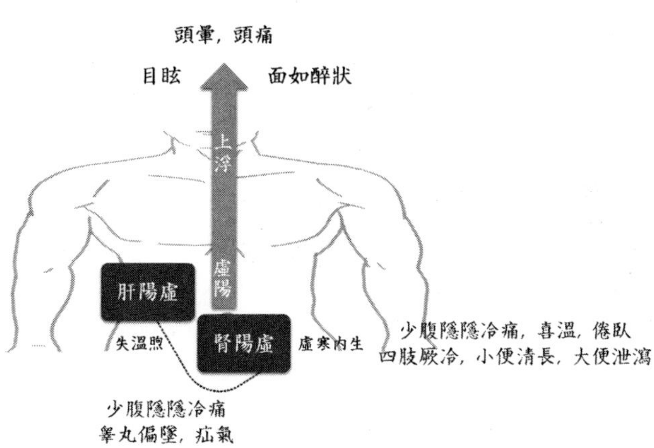

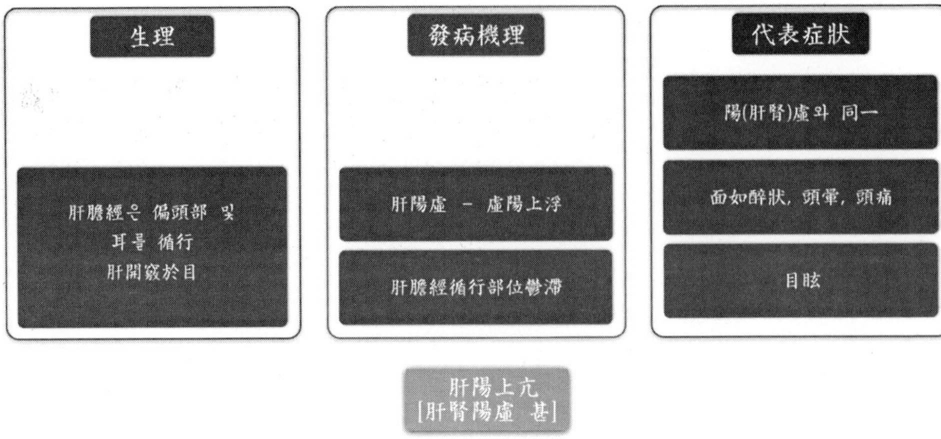

* 陽虛風動[肝腎陽虛가 심할 때]

內生五邪 단원 참고

5) 腎(系統)의 병기

腎은 주로 藏의 특징이 있는데, 實證이 없고, 虛證만 있다. 원인은 稟賦不足, 後天失養, 房勞過度, 久病及腎 등이 있다. 腎臟의 虛는 腎(臟)氣虛, 腎(臟)陽虛, 腎(臟)陰虛로 분류된다. 또한, 腎精의 虛는 腎精不足, 腎(精)氣虛, 腎(精)陽虛, 腎(精)陰虛로 분류된다.

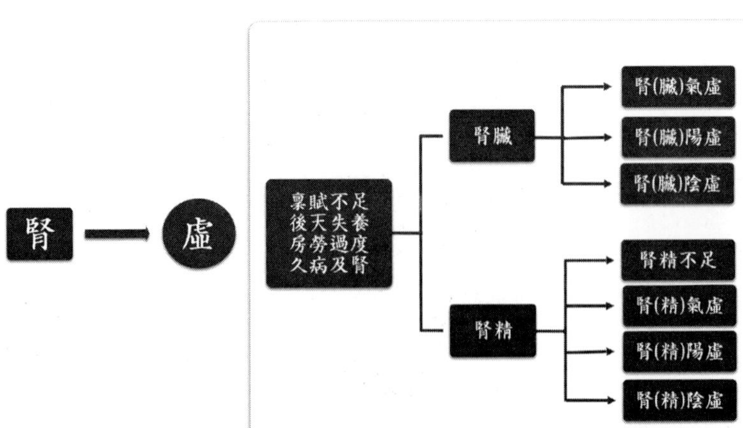

(1) 腎(臟)氣虛

腎은 主封藏 主水液한다. 腎(臟)氣虛하면, 모든 계통의 요소에 영향을 줄 수 있으며, 失主水液하게 되어 小便異常 증상이 나타난다.

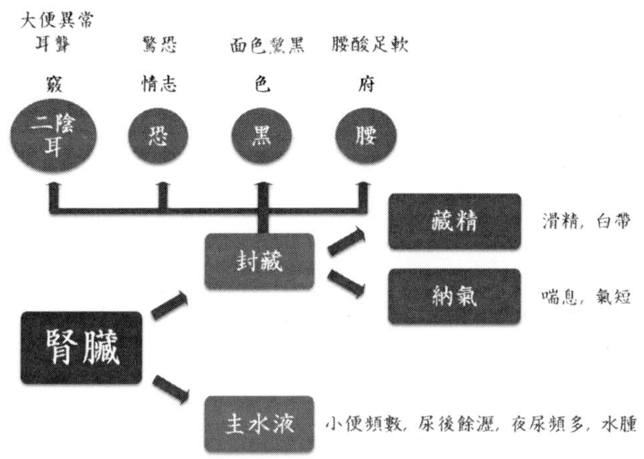

生理	發病機理	代表症狀
腎主骨 腰는 腎의 府이다	滋養失調	腰酸足軟
腎은 先天之本이다	封藏失調	滑精, 白帶下
腎主水 二陰爲腎系統	水液不輸	水腫, 大便異常, 小便短頻, 尿後餘瀝, 夜尿頻多
腎主納氣	納氣失調	喘息, 氣短
耳는 腎之竅	滋養失調	耳聾
恐은 腎之情志	滋養失調	驚恐
黑는 腎之色	滋養失調	面色黧黑
尺脈沈取有力	尺脈無力主腎虛	尺脈無力

腎(臟)氣虛

(2) 腎(臟)陽虛

陽主溫煦이다. 陽虛하면 虛寒內生한다. 腎陽虛하면, 腎의 主封藏 主水液기능이 쇠퇴하게 된다.

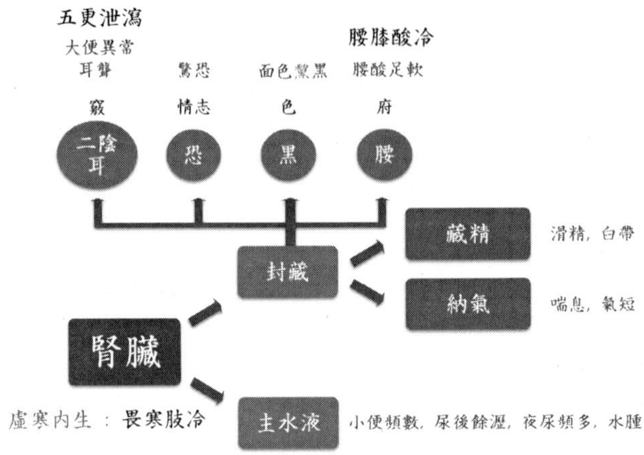

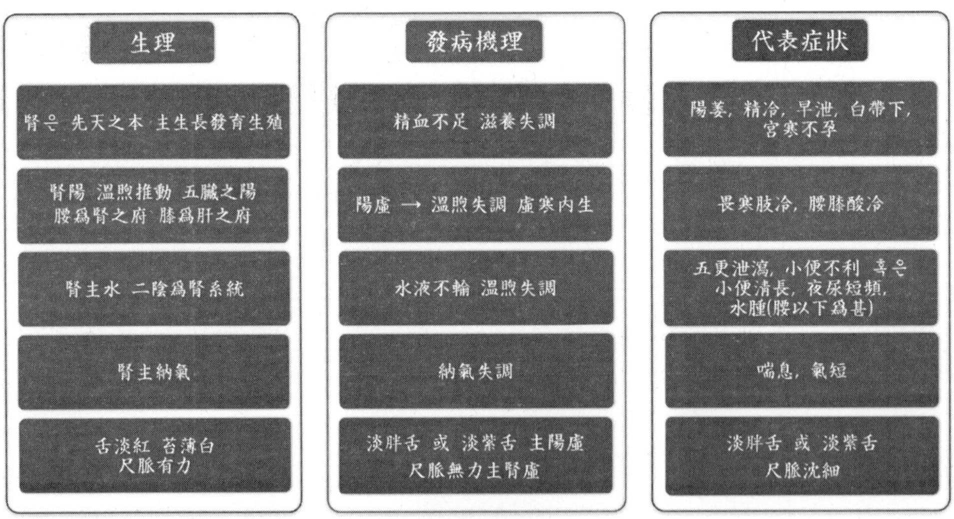

腎(臟)陽虛

(3) 腎(臟)陰虛

陰은 滋養을 주관한다. 陰虛하면 虛熱內生한다. 腎陰虛하면, 腎主封藏 主水液 기능이 쇠퇴하며, 虛熱內生 증상을 일으킨다.

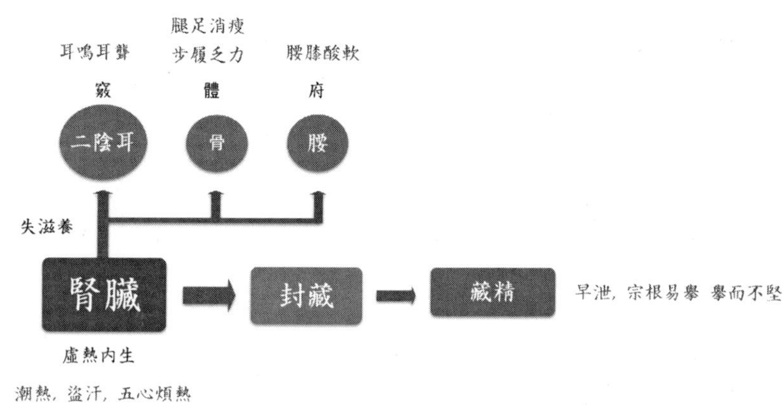

生理	發病機理	代表症狀
腎主骨 腰爲腎之府	滋養失調	腰酸腿軟
腎生髓通於腦 耳爲腎之竅	滋養失調	耳鳴, 耳聾
腎肝陰血滋養筋骨	筋骨滋養失調	腿足消瘦, 步履乏力
腎中之精 可分陰陽 陰陽互根互用	陰虛虛熱內生 虛火上炎	五心煩熱, 盜汗, 潮熱
腎爲先天之本 主生長發育生殖	邪火灼煎陰液邪氣生 滋養失調	宗根易擧 擧而不堅, 早泄
舌淡紅 苔薄白	紅舌少苔主陰虛 細脈主陰血虛 數脈主熱	紅舌少苔 細脈 或 數脈

腎(臟)陰虛

(4) 腎精不足

腎에 저장된 精은 몸을 이루는 근본이기도 하다. 즉, 精은 生長, 發育, 生殖의 根因이 된다. 腎精이 不足하면 腎臟의 모든 系統要素에 영향을 줄 수 있으며, 나아가 生長, 發育, 生殖에도 영향을 줄 수 있다.

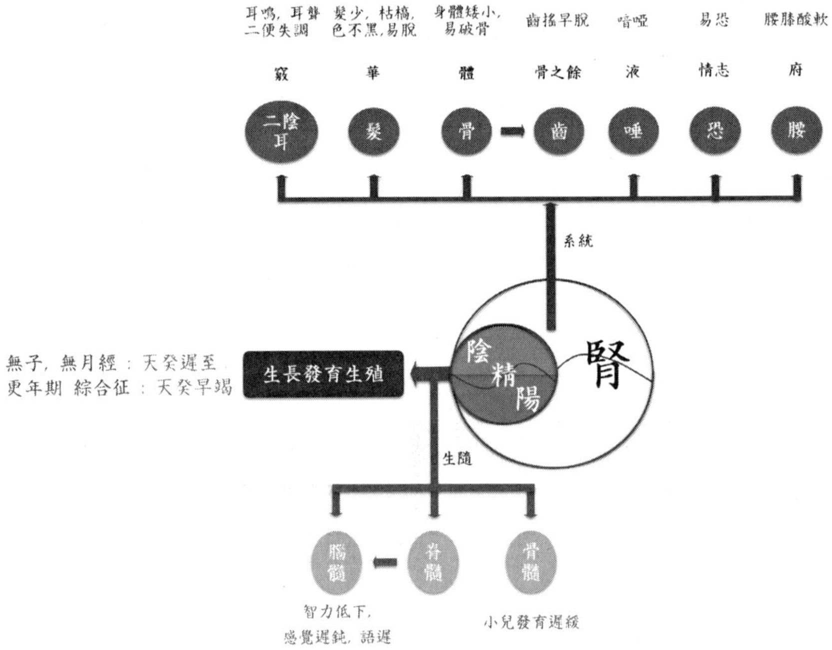

生理	發病機理	代表症狀
腎爲先天之本 主生長發育生殖 溫煦推動滋養濡潤五臟	精血不足 滋養失調	天癸遲至 → 無子, 無月經 天癸早竭 → 更年期綜合征, 全身瘦弱
腎主骨 齒爲骨之餘 腰爲腎之府	滋養失調	小兒發育遲緩, 身體矮小, 易破骨, 齒搖早脫, 腰膝酸軟
腎生髓通於腦 耳 · 髮爲腎系統	滋養失調	智力低下, 感覺遲鈍, 語遲, 耳鳴耳聾, 髮少, 枯槁, 色不黑, 易脫
恐爲腎之情志	腎虛則五志(恐) 異常	易恐
唾爲腎之液	滋養失調	喑啞
二陰爲腎之竅	封藏失調	二便失調
尺脈沈取有力	尺脈無力主腎虛	尺脈無力

腎精不足

(5) 腎(精)氣虛

腎(精)氣는 元氣라고도 한다. 이는 생명활동의 원동력이다. 臟腑의 기능을 溫煦, 推動하여 四肢와 諸竅를 濡養, 滋潤한다. 腎(精)氣虛하면, 臟腑의 기능이 모두 쇠퇴하게 된다.

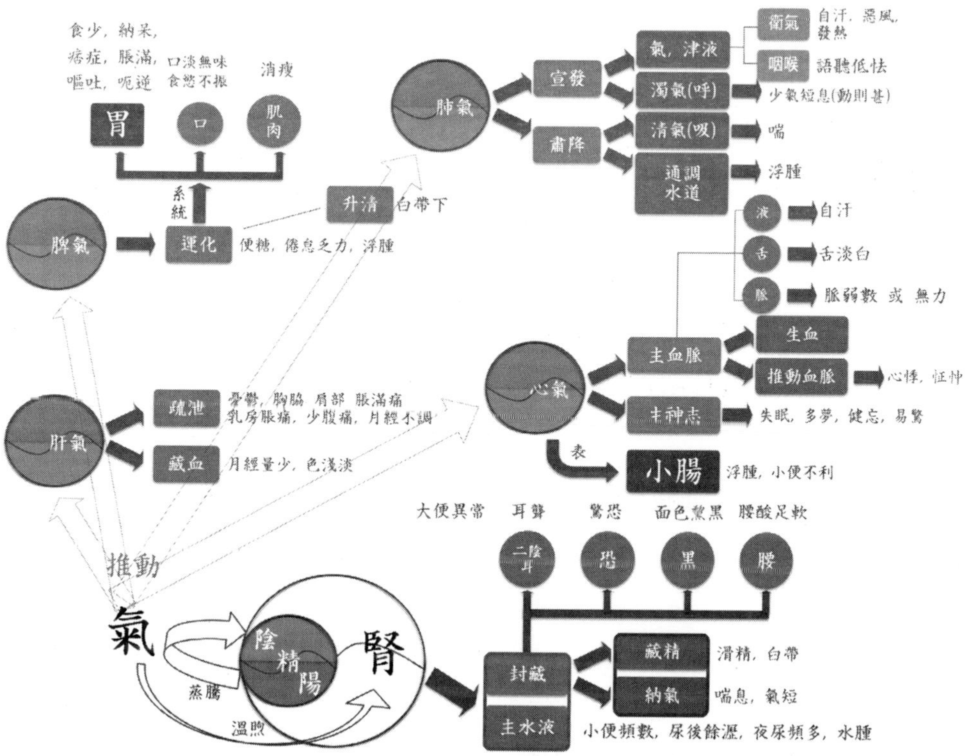

(6) 腎(精)陽虛

陽은 溫煦를 주관한다. 陽虛하면 虛寒內生한다. 腎精 중의 陽[腎(精)陽]은 臟腑의 기능을 溫煦, 推動해준다. 腎(精)陽虛하면 臟腑가 失溫煦, 失推動하므로 기능 쇠퇴 및 虛寒內生 증상을 일으킨다.

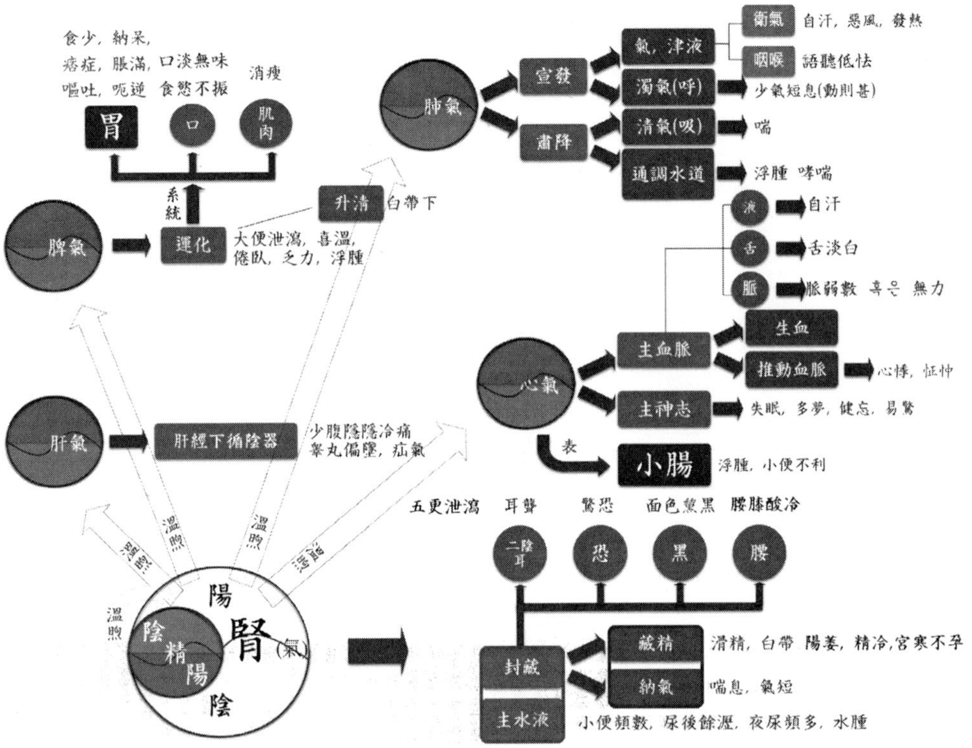

生理	發病機理	代表症狀
		腎陽虛證와 同一
心腎上下相濟	心陽虛→寒水內生→邪水凌心	心悸, 怔忡, 失眠
舌淡紅 苔薄白	淡胖舌 혹은 淡紫舌 主陽虛 弱脈主 虛 數脈主熱	淡胖舌 혹은 淡紫舌 弱數脈

腎(精)陽虛

(7) 腎(精)陰虛

陰은 滋養을 주관한다. 陰虛하면 虛熱內生한다. 心陰虛하면, 腎精 중의 陰[腎(精)陰]은 신체의 臟腑, 四肢와 諸竅를 濡養, 滋潤한다. 腎(精)陰虛하면, 臟腑, 四肢와 諸竅를 濡養, 滋潤하는 기능이 실조되어 虛熱內生 증상을 일으킨다.

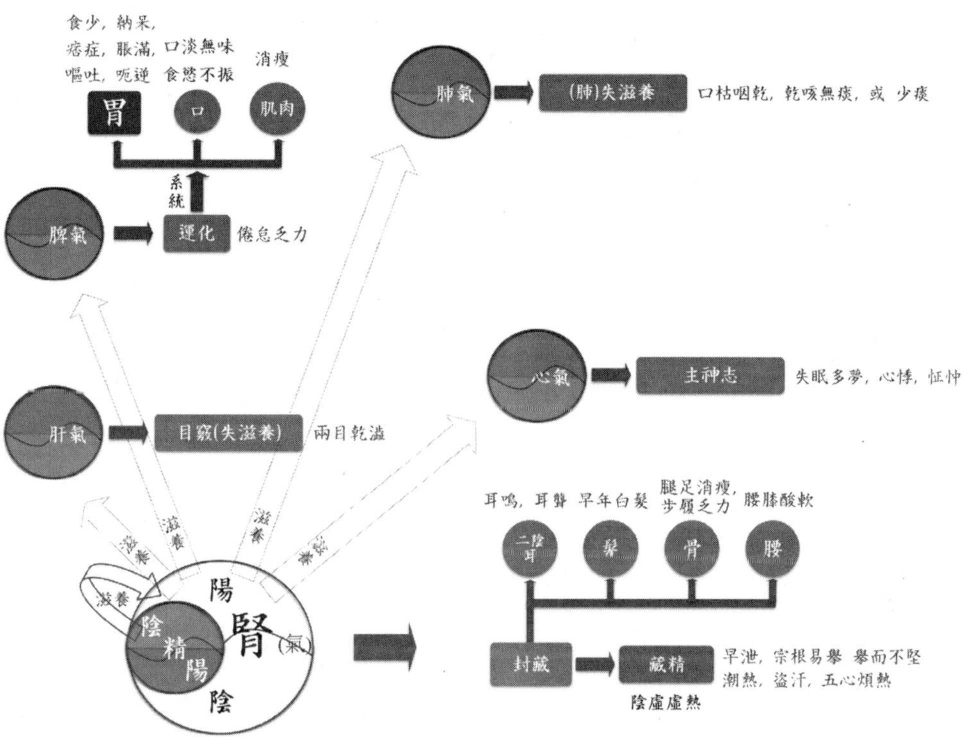

生理	發病機理	代表症狀
腎主骨 腰爲腎之府	滋養失調	腰酸腿軟
腎生髓通於腦 耳爲腎之竅	滋養失調	耳鳴 耳聾
腎生髓通於腦 髮爲腎之華	滋養失調	早年白髮
腎爲先天之本 主生長發育生殖	邪火灼煎陰液邪氣生 滋養失調	宗根易擧 擧而不堅, 早泄
腎中之精 可分陰陽 陰陽互根互用	陰虛虛熱內生 虛火上炎	五心煩熱, 盜汗, 潮熱
腎肝陰血滋養筋骨	筋骨滋養失調	腿足消瘦, 步履乏力
腎肝母子關係 肝開竅於目	腎陰失滋養肝陰 → 肝系統 滋養失調	兩目乾澁
腎陰 濡潤滋養 五臟之陰	肺陰滋養 失調	口枯咽乾
	心陰滋養 失調	失眠多夢, 心悸, 怔忡
舌淡紅 苔薄白 脈緩	紅舌少苔主陰虛 細脈主陰血虛 數脈主熱	紅舌, 少苔 細脈 혹은 數脈

腎(精)陰虛

부 록 : 病機十九條

부 록

1. 病機 十九條의 특징

病機 十九條는 ≪素問·至眞要大論≫에 기재되어 있는 疾病에 대한 據症求因의 강령이다. 서로 다른 病因들을 기초로 疾病의 수많은 현상들을 분류하고, 유사한 狀態들을 분석하여 一種의 病機에 귀속시킨 辨證論治의 條文으로 형성되었다. 後世 元代의 醫家 劉完素가 "諸澁枯涸干勁皸揭皆屬于燥"라 하여 一條를 추가해서 총 病機 二十條를 형성하였다. 二十條 중, 일곱 가지 條文의 내용은 五臟의 生理機能으로 歸納된다. 나머지 열세 가지 條文의 내용은 六淫病機이지만 臟腑病機範疇에서 벗어나지 않는다.

病機 二十條 는 고대의 醫書에 記載된 것으로 完璧無缺하지 않으며, 歷代의 醫家들도 이 설을 많이 따랐으나 임상실천을 통해 필요한 수정을 행하였고, 여러 가지 견해를 제시하여 의학의 발전에 많은 도움을 주었다.

2. 病機 二十條의 내용

1) 病機 二十條의 원문

一條	諸 風 掉 眩 皆 屬 于 肝
二條	諸 寒 收 引 皆 屬 于 腎
三條	諸 氣 憤 鬱 皆 屬 于 肺
四條	諸 濕 腫 滿 皆 屬 于 脾
五條	諸 痿 喘 嘔 皆 屬 于 上
六條	諸 厥 固 瀉 皆 屬 于 下
七條	諸 痛 痒 瘡 皆 屬 于 心
八條	諸 熱 瞀 瘈 皆 屬 于 火
九條	諸 禁 鼓 慄 如 喪 神 守 皆 屬 于 火
十條	諸 轉 反 戾 水 液 渾 濁 皆 屬 于 熱
十一條	諸 痙 項 强 皆 屬 于 濕
十二條	諸 逆 衝 上 皆 屬 于 火
十三條	諸 脹 腹 大 皆 屬 于 熱
十四條	諸 躁 狂 越 皆 屬 于 火
十五條	諸 暴 强 直 皆 屬 于 風
十六條	諸 病 有 聲 鼓 之 如 鼓 皆 屬 于 熱
十七條	諸 病 附 腫 疼 酸 驚 駭 皆 屬 于 火
十八條	諸 病 水 液 澄 澈 清 冷 皆 屬 于 寒
十九條	諸 嘔 吐 酸 暴 注 下 迫 皆 屬 于 熱
二十條	諸 澁 枯 涸 干 勁 皸 揭 皆 屬 于 燥

病機 二十條의 내용

2) 病機 二十條의 解說

第一條 諸風掉眩皆屬于肝

分析

掉 : 肢體動搖不定

眩(暈) : 眩 - 目旋
暈 - 頭暈

肝 : 系統 - 風(氣), 目(竅)
機能 - 肝藏血 → 血養筋 → 筋主動

皆 : 大多數

意味

肢體動搖不定, 眩暈은 대부분 肝風이 원인

解釋

肝腎陰血不足 → 筋脈失養 → 肢體動搖不定
↘ 血不上養 → 眩暈
↘ 肝風內動

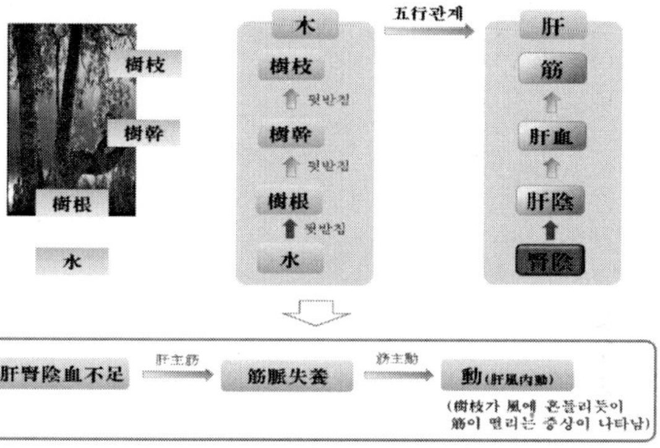

第二條 諸寒收引皆屬于腎

分析

寒 : 凝 → 凝血脈 → 血養筋 → 筋收縮

收引 : 收縮, 牽引 → 肢體倦臥, 屈伸不利

腎 : 陽 主溫煦(推動)

意味

肢體倦臥 筋骨關節 屈伸不利는 대부분
腎寒이 원인

解釋

腎陽虛 → 溫煦失調 → 虛寒內生
↘ 肢體倦臥, 筋骨關節, 屈伸不利

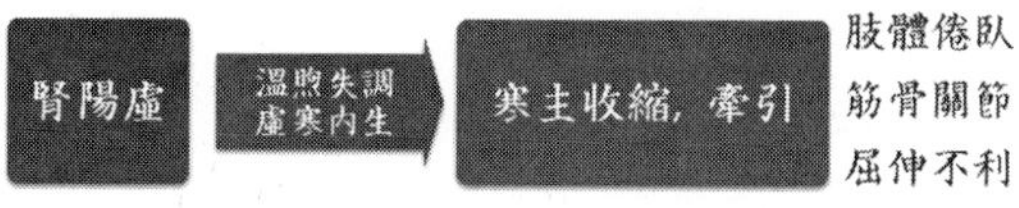

第三條 諸氣膹鬱皆屬于肺

分析

膹 : 呼吸急促 → 喘促

鬱 : 抑鬱不舒 → 胸悶

肺 : 主宣發・肅降

意味

喘促 胸悶은 대부분 肺氣虛가 원인

解釋

肺氣虛 → 失肅降 → 喘促
↘ 失宣發 → 胸悶

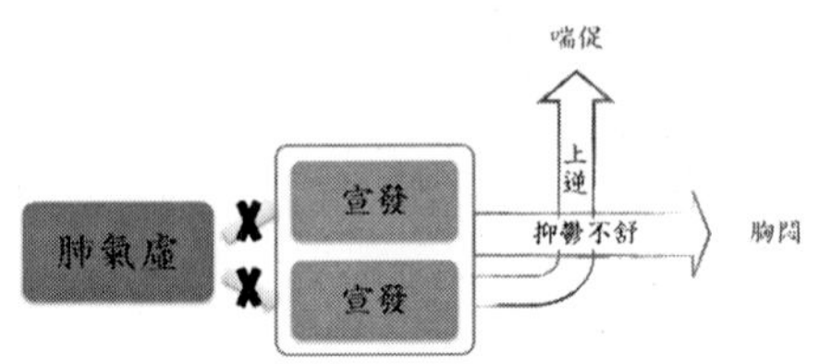

第四條 諸濕腫滿皆屬于脾

分析

濕 : 粘膩

腫 : 腫脹 → 浮腫
滿 : 痞滿[濕邪膩滯腸胃]

脾 : 運化水濕, 喜燥惡濕

意味

浮腫 痞滿은 대부분 脾濕이 원인

解釋

(1) 濕邪困脾 → 脾失運化
↓
(2) 脾失運化 → 水濕內停 → 浮腫, 痞滿

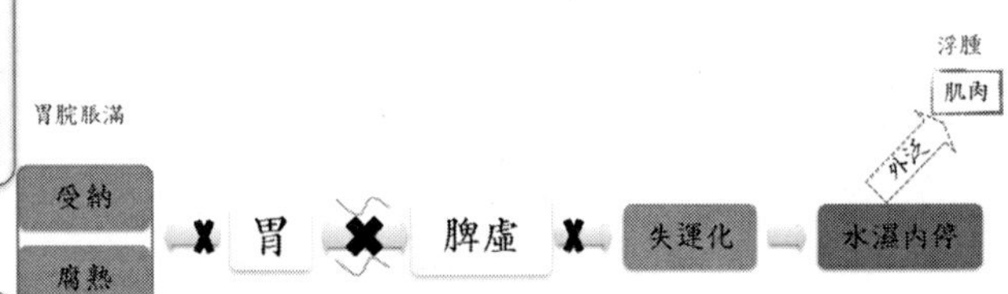

第五條 諸痿喘嘔皆屬于上

分析

- 痿 : 肺葉萎
- 喘 : 喘逆 - 肺氣上逆
- 嘔 : 嘔吐 - 胃濁不降 反上逆
- 上 : 上焦 - 心 肺

意味

乾嘔, 喘逆, 嘔吐는 대부분 肺陰虛가 원인

解釋

肺虛 → 肺氣上逆 → 喘逆
肺陰虛 → 肺葉萎縮 → 乾咳
↘肺陰을影響→胃陰虛→胃濁不降反上逆→嘔吐

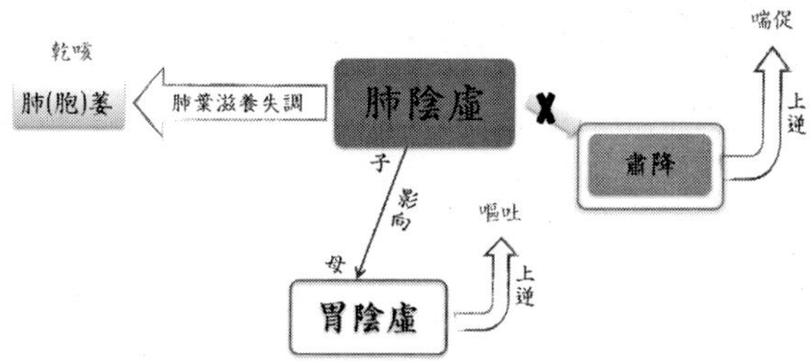

第六條 諸厥固瀉皆屬于下

分析

- 厥 : 厥冷 昏厥 痙厥
- 固 : 固閉 → 小便不利
- 瀉 : 下瀉 → 大便泄瀉
- 下 : 下焦 → 腎 膀胱 → 主封藏
  腎陽 → 主溫煦推動

意味

厥冷 小便不利 大便泄瀉는 대부분
腎陽虛가 원인

解釋

腎陽虛→ 主水液失調 → 小便不利, 大便泄瀉
↘ 溫煦推動失調 → 厥冷

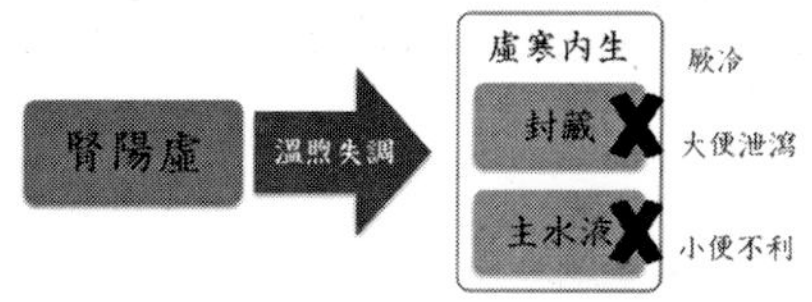

第七條 諸痛痒瘡皆屬于心

分析

痛 : 不通則痛 / 熱灼血脈 - 疼痛

痒 : 원인은 風·濕·熱·血虛

瘡 : [火毒 所至] 피부병, 부스럼

痒瘡 : 瘡瘍後 火毒의 內癰으로 딱지가 떨어진 후

心 : 火와 相應

意味

瘡瘍 疼痛은 대부분 心火가 원인

解釋

心火 → 血熱火毒 → 瘡瘍
　　＼ 熱灼血脈 → 疼痛

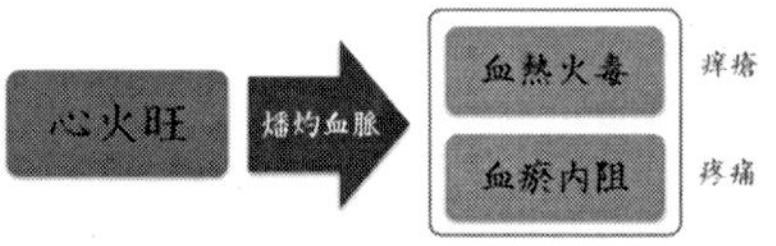

第八條 諸熱瞀瘛皆屬于火

分析

瞀 : 神志不安 昏蒙

瘛 : 抽搐 痙厥

火 : 心과 相應 → 主 神志

意味

神志昏蒙 肢體痙厥은 대부분 心火가 원인

解釋

心火 → 心神被擾 → 神志昏蒙
　　＼ 迫血妄行 → 筋脈失養 → 肢體痙厥

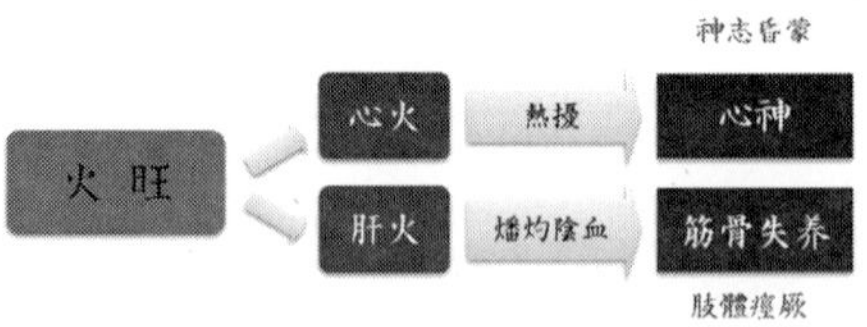

第九條 諸禁鼓慄如喪神守皆屬于火

分析

禁 : 口噤 閉 → 牙關緊閉

鼓 : 動 → 上下牙齒 碰

慄 : 戰慄 → 角弓反張

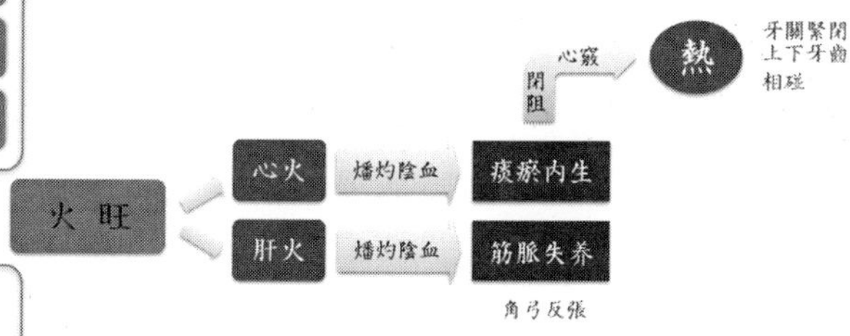

意味

牙關緊閉 上下牙齒 碰 角弓反張은 대부분 心火가 원인

解釋

↗ 筋脈 滋養失調 → 角弓反張
心火 → 熱毒蒸耗陰液 痰盛 → 閉阻心竅
→ 牙關緊閉, 上下牙齒 碰

第十條 諸轉反戾水液渾濁皆屬于熱

分析

轉 : 左右回轉

反 : 角弓反張

戾 : 全身曲俯

渾濁 : 小便渾濁

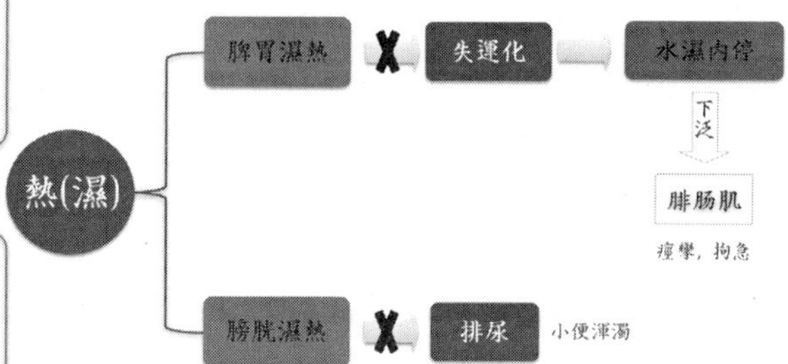

意味

左右回轉 角弓反張 全身曲俯와 동시에
小便渾濁이 나타나면 대부분 熱이 원인

解釋

↗小便渾濁
熱→陰液耗損→筋骨 滋養失調→角弓反張
全身曲俯, 左右回轉

第十一條 諸痙項强皆屬于濕

分析

痙 : 痙攣

項 : 後項

强 : 拘急

意味

後項部(肌肉)困重 拘急은 대부분
脾濕이 원인

解釋

濕邪困脾→脾失主肌肉→後項部(肌肉)困重, 拘急

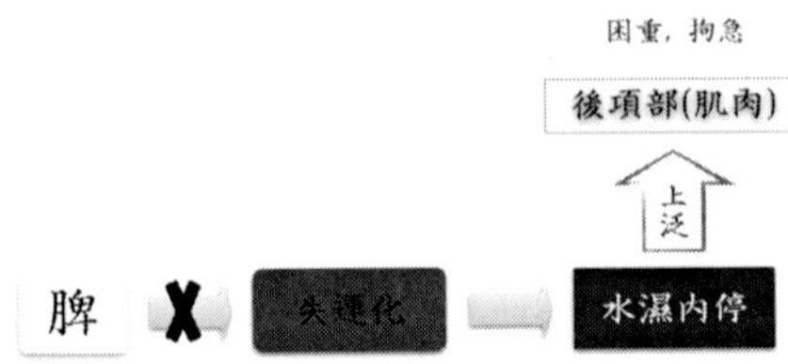

第十二條 諸逆衝上皆屬于火

分析

逆 : 上逆→肝氣上逆, 肺氣上逆, 胃濁上逆

衝上 : 向上

火 : 上炎(鬱久火化→上炎, 陰虛 虛火→上炎)

意味

肝氣上逆, 肺氣上逆, 胃濁上逆은 대부분 鬱久火化가 원인

解釋

鬱久火化 ↗ 肝氣上逆 → 易怒
鬱久火化 → 肺氣上逆 → 喘促
鬱久火化 ↘ 胃濁上逆 → 呃逆

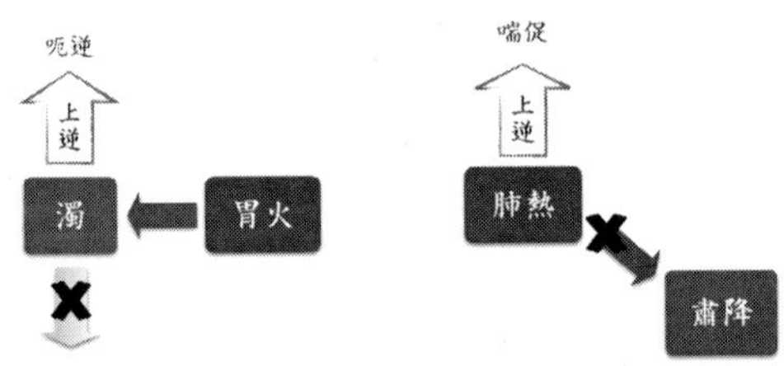

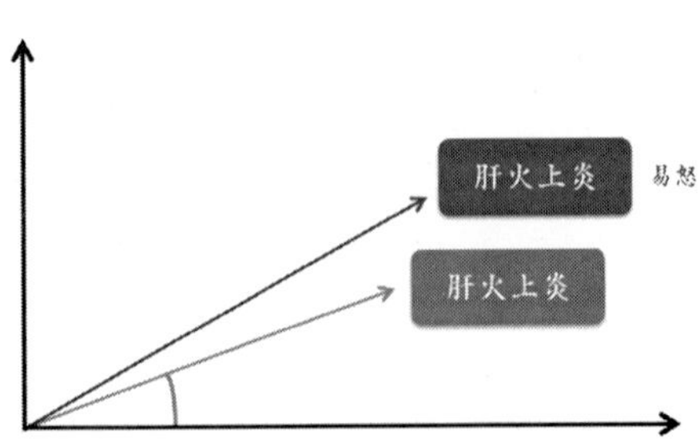

第十三條 諸脹腹大皆屬于熱

分析

脹 : 脹滿

腹大 : 腹部 大

意味

胃脘脹滿腹大는 대부분 胃濕熱이 원인

解釋

胃濕熱 → 胃脘脹滿

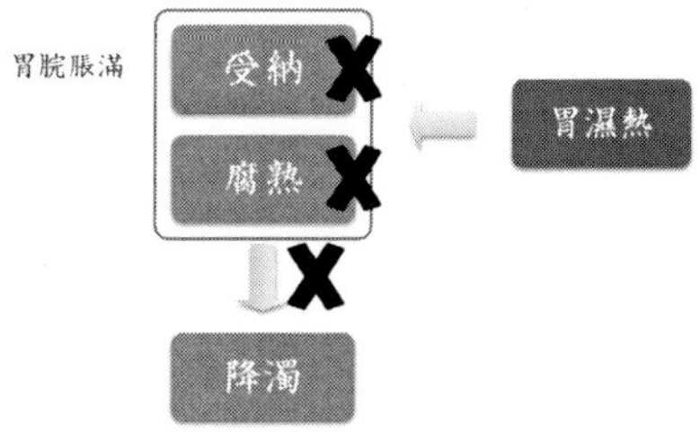

第十四條 諸躁狂越皆屬于火

分析

躁 : 躁動

狂 : 神志異常

越 : 上走

意味

神志異常, 躁動(登高)은 대부분 心火가 원인

解釋

心火→熱毒耗損陰液→痰生→痰火擾心
↘神志異常→躁動(登高)

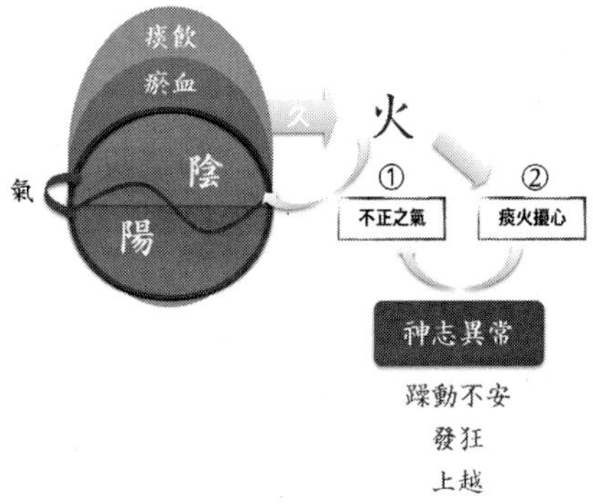

第十五條 諸暴强直皆屬于風

分析

暴 : 突然 急 重

强直 : 四肢 關節[角弓反張]

意味

四肢 關節 强直은 대부분 肝風이 원인

解釋

肝腎陰虛→筋脈 滋養失調→ 四肢 關節 强直

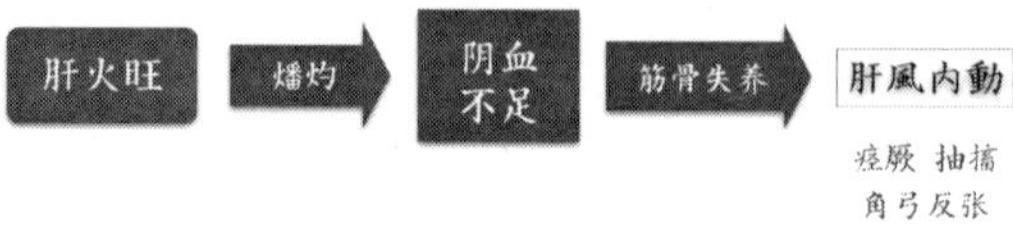

肝火旺
燔灼
阴血
不足
筋骨失养
肝風內動
痉厥 抽搐
角弓反张

第十六條 諸病有聲鼓之如鼓皆屬于熱

分析

有聲 : 腹腔 腸鳴

鼓 : 敲, 叩

如鼓 : 鼓聲

意味

腹腔 腸鳴音과 叩診時如鼓聲은 대부분 大腸濕熱이 원인

解釋

大腸濕熱 → 腹腔 腸鳴(叩之 中空)

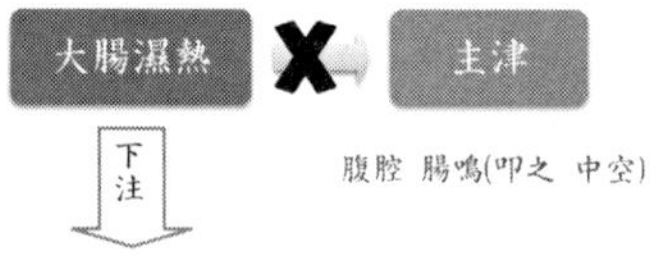

第十七條 諸病附腫疼酸驚駭皆屬于火

分析

附 : 脛, 足附

腫 : 腫脹

疼 : 疼痛

酸 : 酸痛

驚駭 : 吃驚[突然 - 不知間]

火 : 心과 相應

意味

脛部 浮腫 酸痛이 있고 겸해서 吃驚이 있는 경우는 대부분 心이 원인

解釋

↗推動血脈失調→酸痛
心氣虛→神志不安→吃驚
↘影向小腸→煎輸膀胱失調→脛部 浮腫

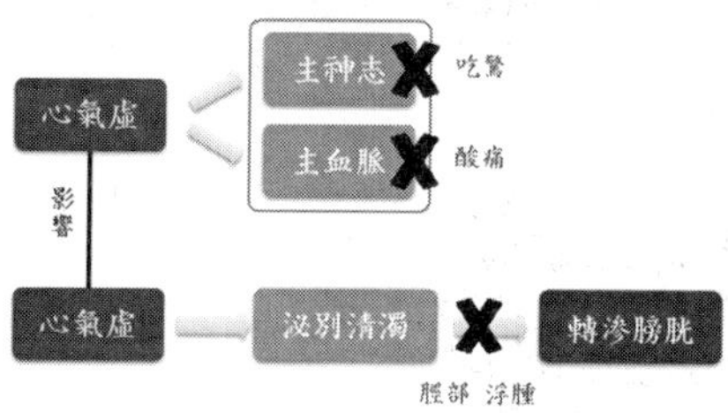

第十八條 諸病水液澄澈清冷皆屬于寒

分析

水液 : 小便

澄澈清冷 : 맑고 길다

意味

小便이 澄澈清冷한 것은 腎寒이 원인

解釋

陽虛 → 溫煦失調失封藏 → 小便澄澈清冷

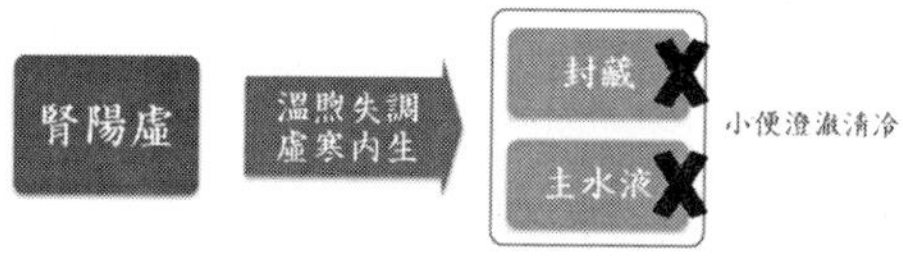

第十九條 諸嘔吐酸暴注下迫皆屬于熱

分析

嘔吐酸 : 上吐(胃液)

注下迫 : 下泄

暴 : 実然 急 重 大量

意味

実然 上吐(胃液) 下泄은 대부분 濕熱이 원인

解釋

脾虛胃熱 → 升清失調 → 注下迫 → 下泄
↘ 降濁失調 → 反上逆 → 上吐(胃液)

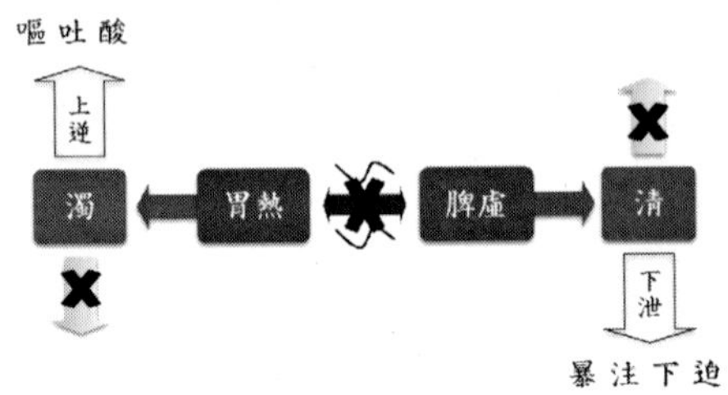

第二十條 諸澁枯涸干勁皴揭皆屬于燥

分析

澁 : 收澁 毛髮(汗毛)

枯涸 : 毛孔閉枯

勁 : 딱딱함

皴揭 : 皴裂 + 皮揭

意味

毛孔閉枯, 收澁毛髮, 皴裂, 皮揭는 대부분 肺燥가 원인

解釋

燥邪犯肺→皮毛滋養失調→毛孔閉枯, 收澁毛髮, 皴裂 皮揭

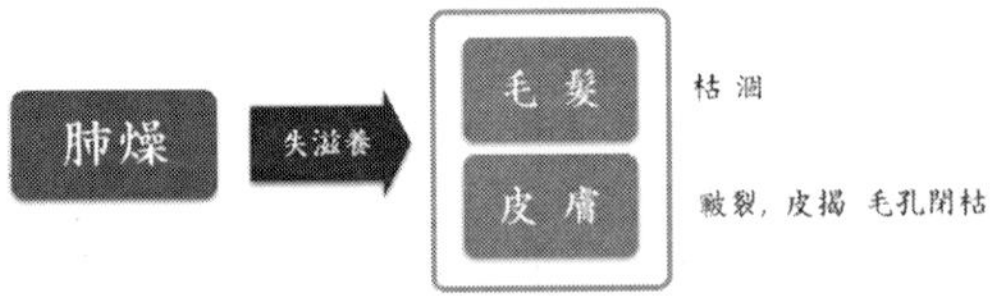

저자 소개

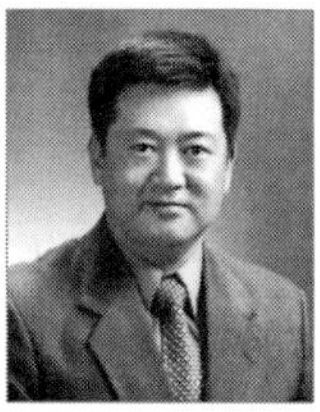

崔勛

❀ 학력

1980. 8－1985. 7 中國 黑龍江中醫藥대학 學士학위
1986. 8－1989. 7 中國 南京中醫藥대학 대학원 (中)醫學 碩士학위
1992. 8－1995. 7 中國 北京中醫藥대학 대학원 (中)醫學 博士학위
1998. 3－2001. 2 韓國 慶熙대학교 韓醫科대학 대학원 韓醫學 博士학위

❀ 경력

1985. 8－1986. 7 中國 黑龍江哈爾濱民族醫院 中醫師
1989. 8－1992. 7 中國 黑龍江中醫藥大學 鍼灸學院 專任講師
1995. 8－1997. 11 中國 北京中醫藥大學 基礎醫學院 副教授 역임
2001. 4－현재까지 韓國 又石대학교 韓藥學科 教授
2003. 3－2005. 2 韓國 又石대학교 韓藥學科 學科長, 大學院 主任敎授 역임
2005. 12－2009. 12 世界中醫藥聯合會 中藥專業委員會 副會長 역임
2009. 7－2011. 7 韓國 保健醫療人國家試驗院 韓藥師試驗 출제위원
2013. 11－2017. 11 世界中醫藥學術聯合會 副會長

❀ 주요저서

≪鍼灸眼科學≫(共著), ≪實用中醫臨床學≫(共著), ≪內經病理學≫(譯書),
≪方劑學 문제집≫(主編著), ≪本草學 문제집≫(主編著), ≪中國少數民族醫藥槪論≫(共著),
≪神奇藥草野罌粟≫ 主編著, ≪常用韓藥材眞僞鑑別≫(主編著)－학술원 선정 우수학술도서
≪東醫病理學圖表解≫(主編著), ≪方劑學圖表解≫(主編著), ≪診斷學圖表解≫(主編著)

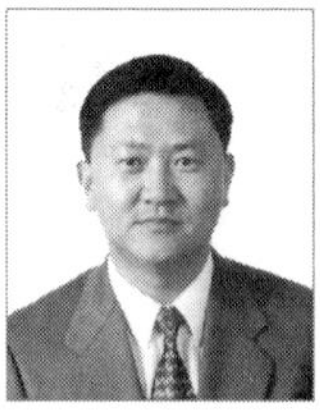

崔箭

❀ 학력

中國 (中)藥學 博士

❀ 경력

中國 少數民族傳統醫學硏究院 院長, 中國 教育部 創新팀(IRT0871) 책임자
中國 教育部 중점실험실 주임, 中國 國家科學技術奬 評審專門家

❀ 수상

中國 教育部寶鋼狀, 中國 少數民族優秀個人(稱號), 中國 北京市 우수교사(稱號)

❀ 특허

蒙藥 野罌粟抗腹瀉有效提取物及其制備方法(중국), 蒙藥阿給止血有效成分的炮制工藝(중국)

❀ 주요저서

≪方劑學 문제집≫(主編著), ≪本草學 문제집≫(主編著),
≪常用韓藥材眞僞鑑別≫(主編著)－학술원 선정 우수학술도서
≪東醫病理學圖表解≫(主編著), ≪方劑學圖表解≫(主編著), ≪診斷學圖表解≫(主編著)

東醫生理病理學 圖表解 값 20,000원

2014년 9월 1일 1판 1쇄
2019년 3월 15일 1판 2쇄

주 편 저 최훈 · 최전
발 행 인 임 동 규
발 행 처 **집 문 당**
주 소 03134 서울시 종로구 돈화문로 82 집문당빌딩 5층
등 록 1971. 3. 23. 제300-2012-69호
영 업 부 (02)743-3192~3 팩스(02)742-4657
sale@jipmoon.co.kr
편 집 부 (02)743-3096~7 팩스(02)743-0227
edit@jipmoon.co.kr
홈페이지 www.jipmoon.co.kr

ISBN 978-89-303-1647-7
978-89-303-1460-2(세트)

이 도서의 국립중앙도서관 출판예정도서목록(CIP)은 서지정보유통지원시스템 홈페이지(http://seoji.nl.go.kr)와 국가자료공동목록시스템(http://www.nl.go.kr/kolisnet)에서 이용하실 수 있습니다.(CIP제어번호: CIP2014024716)